健康

{图解你最想
知道的怀孕历程}

**JIANKANG
HUAIYUN SHENGJING**

怀孕圣经

赵艳晖 ◎ 主编

U0304808

吉林出版集团 ⅠC 吉林科学技术出版社

图书在版编目（CIP）数据

健康怀孕圣经 / 赵艳晖主编. -- 长春：吉林科学
技术出版社，2012.8
　　ISBN 978-7-5384-6190-9

　　Ⅰ.①健… Ⅱ.①赵… Ⅲ.①妊娠期－妇幼保健－基
本知识 Ⅳ.①R715.3

中国版本图书馆CIP数据核字(2012)第186931号

健康怀孕圣经

主　　编　赵艳晖
出 版 人　张瑛琳
责任编辑　许晶刚　端金香　赵　沫
图书模特　张莹楠　于　洋　张子璇　陈　悦　于　娜　任晓静　马寒冰
　　　　　贾中艳　于菲菲　曲丹丹　金雨歆　刘佩姝　叶丽李　张　卓
摄　　影　三毛摄影　关　宁　刘金荣
封面设计　南关区涂图设计工作室
技术插图　南关区涂图设计工作室
开　　本　720mm×1000mm　1/16
字　　数　250千字
印　　张　17
印　　数　20000册
版　　次　2012年10月第1版
印　　次　2012年10月第1次印刷

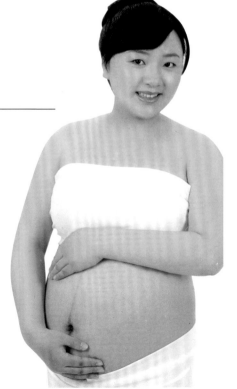

出版发行　吉林科学技术出版社
实　　名　吉林科学技术出版社
社　　址　长春市人民大街4646号
邮　　编　130021
发行部电话/传真　0431－85677817　85635177　85651759
　　　　　　　　　85651628　85600611　85670016
编辑部电话　0431－85635186
邮购部电话　0431－86037579
网　　址　www.jlstp.net
印　　刷　沈阳天择彩色广告印刷有限公司

书　　号　ISBN 978-7-5384-6190-9
定　　价　29.90元
如有印装质量问题　可寄出版社调换

前　言

　　从精子与卵子相遇的那一刻起，你的体内就发生了一场巨大的变革，你和准爸爸从此将开始新的人生之旅。也许你会狂喜，梦寐以求的宝宝终于来了；也许你会有小小的害怕，不知道这个小生命的来临将会给你带来怎样的变化，他会在你肚子里平平安安地长大吗？他会是个聪明健康的宝宝吗？

　　怀孕是一个自然而美好的生理过程，只要掌握一定的孕育知识，放松心情，就一定能拥有一次美好的怀孕与分娩经历！《健康怀孕圣经》会告诉您宝宝的身高体重、发育情况。从一个小小的卵细胞开始，您可以每天关注他的成长，什么时候醒来，什么时候睡觉，什么时候会动，什么时候能打嗝儿，都能第一时间知道，再也没有必要为胎儿的动静缓急担惊受怕，翻开本书就能准确把握宝宝的一举一动。

　　《健康怀孕圣经》以周为阅读单位，全程图解宝宝的发育过程，介绍怀孕过程中您与腹中宝宝每周的变化、常见不适和应对方法、产前护理、常规产检项目、孕期饮食及适量运动建议、分娩准备、分娩方式选择和入院时的必要物品、产后护理及母乳喂养等各方面的内容。本书还设立了每周专家问答，收录了临床孕妇的当周疑问和病症，给准妈妈作为参考。

　　愿天下所有的准妈妈都能够心想事成，愿你的宝宝像你想象中的那样健康、活泼、聪明、漂亮！

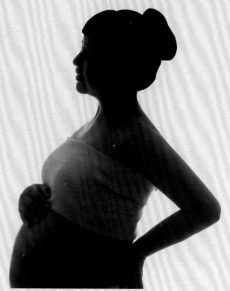

目录
CONTENTS

17 ········· **孕前准备**

了解自己的身体是否适合怀孕

18······备孕阶段
18······一般健康状况
18······调整饮食
18······调整体重
19······保持良好的情绪
19······调整避孕方式
19······重视孕前检查，可预防"胎停育"
20······孕前营养情况自测表
22······各种营养素食物来源

23 ······ **40周同步指导**

助你平安、顺利地度过整个孕期

怀孕1个月

怀孕1～2周（1～14天）

24······母婴变化
24······准妈妈的变化
24······胎儿的变化
24······生活指导
24······本周注意事项
25······最佳受孕时机
25······正确计算排卵日
26······饮食营养
26······营养重点

预产期计算

由于每一位孕妇都难以准确地判断受孕的时间，所以，医学上规定，以末次月经的第一天起计算预产期，其整个孕期共为280天，10个妊娠月。孕妇在妊娠38～42周内分娩，均为足月。主要的计算方法有以下几种：

根据末次月经计算

末次月经日期的月份加9或减3，为预产期月份数；天数加7，为预产期日。

根据胎动日期计算

如你记不清末次月经日期，可以依据胎动日期来进行推算。一般胎动开始于怀孕后的16～22周。

根据体温曲线计算

将基础体温曲线的低温段的最后一天作为排卵日，从排卵日向后推算264～268天，或加38周。

根据B超检查推算

医生做B超时测得胎头双顶间径、头臀长度及股骨长度即可估算出胎龄，并推算出预产期。

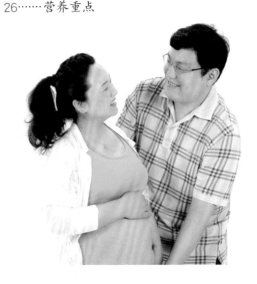

26……营养需求
26……吃什么、怎么吃
26……饮食专家建议
27……准妈妈的参考餐单
27……孕1周菜谱
28……同步胎教
28……准备胎教用品
28……提前进行运动准备
28……准备一本胎教日记
28……看一本书
29……专家问答

怀孕1个月
怀孕3周（15～21天）
30……母婴变化
30……准妈妈的变化
30……胎儿的变化
30……生活指导
30……本周注意事项
31……你的胎儿需要你的好好保护
31……远离噪声和振动
31……应回避的工作环境
31……防辐射服 帮你远离辐射
31……正确使用电热毯
31……避免与宠物接触
31……当心食物上的农药
32……饮食营养
32……营养重点
32……营养需求
32……吃什么、怎么吃
32……饮食专家建议
33……准妈妈的参考餐单
33……孕3周菜谱
34……同步胎教
34……准备一张可爱宝宝的照片
34……学习静心呼吸法
34……欣赏一幅画
35……专家问答

怀孕1个月
怀孕4周（22～28天）
36……母婴变化
36……准妈妈的变化
36……胎儿的变化
36……生活指导
36……本周注意事项
37……发现怀孕
38……饮食营养
38……营养重点
38……营养需求
38……吃什么、怎么吃
38……饮食专家建议
39……准妈妈的参考餐单
39……孕4周菜谱
40……同步胎教
40……给你的宝宝写一封信
41……专家问答

怀孕2个月
怀孕5周（29～35天）
42……母婴变化
42……准妈妈的变化
42……胎儿的变化
42……生活指导
42……本周注意事项
43……应对早孕反应
44……饮食营养
44……营养重点
44……营养需求
44……吃什么、怎么吃
44……饮食专家建议
45……准妈妈的参考餐单
45……孕5周菜谱
46……同步胎教
46……给胎宝宝讲《小蝌蚪找妈妈》
47……专家问答

怀孕2个月
怀孕6周（36～42天）
48……母婴变化
48……准妈妈的变化
48……胎儿的变化
48……生活指导
48……本周注意事项
49……体重增加
50……饮食营养
50……营养重点
50……营养需求
50……吃什么、怎么吃
50……饮食专家建议
51……准妈妈的参考餐单
51……孕6周的菜谱
52……同步胎教
52……讲一个故事给胎儿听
52……给胎儿取个小名
52……布置胎儿未来的房间
53……专家问答

怀孕2个月
怀孕7周（43～49天）
54……母婴变化
54……准妈妈的变化
54……胎儿的变化
54……生活指导
54……本周注意事项
55……关注胎儿心跳
55……孕早期不宜性生活
55……尽量让自己平静下来
56……饮食营养
56……营养重点
56……营养需求
56……吃什么、怎么吃
56……饮食专家建议
57……准妈妈的参考餐单
57……孕7周菜谱
58……同步胎教
58……学会正确的站姿
58……欣赏齐白石的《蛙声十里出山泉》
59……专家问答

怀孕2个月
怀孕8周（50～56天）
60……母婴变化
60……准妈妈的变化
60……胎儿的变化
60……生活指导
60……本周注意事项
61……孕8周生活检视
62……饮食营养
62……营养重点
62……营养需求
62……吃什么、怎么吃
62……饮食专家建议
63……准妈妈的参考餐单
63……孕8周菜谱
64……同步胎教
64……欣赏一幅国画
65……专家问答

怀孕3个月
怀孕9周（57～63天）
66……母婴变化
66……准妈妈的变化
66……胎儿的变化
66……生活指导
66……本周注意事项
67……孕期如何安排工作
68……饮食营养
68……营养重点
68……营养需求
68……吃什么、怎么吃
68……饮食专家建议
69……准妈妈的参考餐单
69……孕9周菜谱
70……同步胎教
70……进行美学胎教
70……做自己喜欢的事情

70……阅读一篇散文故事
71……专家问答

怀孕3个月

怀孕10周（64～70天）

72……母婴变化
72……准妈妈的变化
72……胎儿的变化
72……生活指导
72……本周注意事项
73……做绒毛膜采样
73……准爸爸要变成爱说话的爸爸
74……饮食营养
74……营养重点
74……营养需求
74……吃什么、怎么吃
74……饮食专家建议
75……准妈妈的参考餐单
75……孕10周菜谱
76……同步胎教
76……做柔软操进行锻炼
77……专家问答

怀孕3个月

怀孕11周（71～77天）

78……母婴变化
78……准妈妈的变化
78……胎儿的变化
78……生活指导
78……本周注意事项
79……预防流产的方法
79……预防便秘的方法
80……饮食营养
80……营养重点
80……营养需求
80……吃什么、怎么吃
80……饮食专家建议
81……准妈妈的参考餐单
81……孕11周菜谱
82……同步胎教

82……在大自然中进行芳香胎教
82……欣赏摄影作品
83……专家问答

怀孕3个月

怀孕12周（78～84天）

84……母婴变化
84……准妈妈的变化
84……胎儿的变化
84……生活指导
84……本周注意事项
85……第一次正式产检
86……饮食营养
86……营养重点
86……营养需求
86……吃什么、怎么吃
86……饮食专家建议
87……准妈妈的参考餐单
87……孕12周菜谱
88……同步胎教
88……听一首轻快的歌曲《儿时情景》
89……专家问答

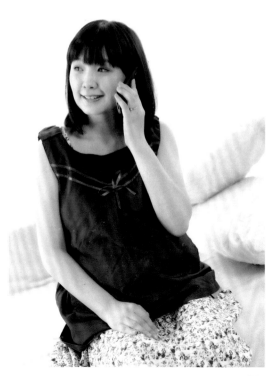

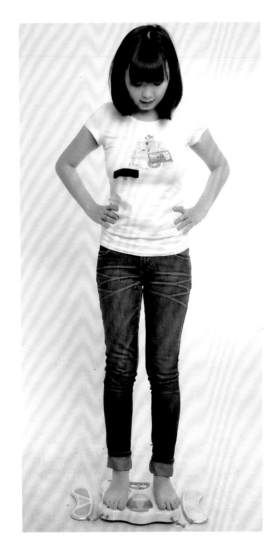

93……准妈妈的参考餐单
93……孕13周菜谱
94……同步胎教
94……进行抚摸胎教
94……给胎儿讲《小马过河》
95……专家问答

怀孕4个月
怀孕14周（92～98天）
96……母婴变化
96……准妈妈的变化
96……胎儿的变化
96……生活指导
96……本周注意事项
97……学会放松身体
98……饮食营养
98……营养重点
98……营养需求
98……吃什么、怎么吃
98……饮食专家建议
99……准妈妈的参考餐单
99……孕14周菜谱
100……同步胎教
100……欣赏《月光奏鸣曲》
100……欣赏《枫叶寒蝉》
101……专家问答

怀孕4个月
怀孕13周（85～91天）
90……母婴变化
90……准妈妈的变化
90……胎儿的变化
90……生活指导
90……本周注意事项
91……黑色素沉淀
91……妊娠纹
92……饮食营养
92……营养重点
92……营养需求
92……吃什么、怎么吃
92……饮食专家建议

怀孕4个月
怀孕15周（99～105天）
102……母婴变化
102……准妈妈的变化
102……胎儿的变化
102……生活指导
102……本周注意事项
103……乘公交车要注意的特殊情况
103……怎样在工作时保持舒适
104……饮食营养
104……营养重点
104……营养需求
104……吃什么、怎么吃

104·····饮食专家建议
105·····准妈妈的参考餐单
105·····孕15周菜谱
106·····同步胎教
106·····欣赏《松林的早晨》
107·····专家问答

怀孕4个月
怀孕16周 （106～112天）
108·····母婴变化
108·····准妈妈的变化
108·····胎儿的变化
108·····生活指导
108·····本周注意事项
109·····第二次产检
109·····选择孕妇装
110·····饮食营养
110·····营养重点
110·····营养需求
110·····吃什么、怎么吃
110·····饮食专家建议
111·····准妈妈的参考餐单
111·····孕16周菜谱
112·····同步胎教
112·····朗诵《雨巷》
113·····专家问答

怀孕5个月
怀孕17周 （113～119天）
114·····母婴变化
114·····准妈妈的变化
114·····胎儿的变化
114·····生活指导
114·····本周注意事项
115·····可以进行有规律的运动
115·····少去闹市散步
115·····晚上不要睡得太晚
115·····孕妇晒太阳，胎儿脑健康
116·····饮食营养
116·····营养重点

116·····营养需求
116·····吃什么、怎么吃
116·····饮食专家建议
117·····准妈妈的参考餐单
117·····孕17周菜谱
118·····同步胎教
118·····欣赏《秋日私语》
118·····教胎儿认识数字1和2
119·····专家问答

怀孕5个月
怀孕18周 （120～126天）
120·····母婴变化
120·····准妈妈的变化
120·····胎儿的变化
120·····生活指导
120·····本周注意事项
121·····与胎儿建立联系
121·····感受第一次的胎动
122·····饮食营养
122·····营养重点
122·····营养需求
122·····吃什么、怎么吃
122·····饮食专家建议
123·····准妈妈的参考餐单
123·····孕18周菜谱
124·····同步胎教
124·····教胎儿认识数字3和4
124·····欣赏海顿的弦乐四重奏
125·····专家问答

怀孕5个月
怀孕19周 （127～133天）
126·····母婴变化
126·····准妈妈的变化
126·····胎儿的变化
126·····生活指导
126·····本周注意事项
127·····第三次产检
127·····及时保护乳房

128·····饮食营养

128·····营养重点

128·····营养需求

128·····吃什么、怎么吃

128·····饮食专家建议

129·····准妈妈的参考餐单

129·····孕19周菜谱

130·····同步胎教

130·····教胎儿认识数字5和6

130·····学做呼吸操

131·····专家问答

怀孕5个月

怀孕20周 （134～140天）

132·····母婴变化

132·····准妈妈的变化

132·····胎儿的变化

132·····生活指导

132·····本周注意事项

133·····肩膀酸痛

133·····孕期运动，一举两得

134·····饮食营养

134·····营养重点

134·····营养需求

134·····吃什么、怎么吃

134·····饮食专家建议

135·····准妈妈的参考餐单

135·····孕20周菜谱

136·····同步胎教

136·····教胎儿认识数字7和8

136·····欣赏《A大调钢琴五重奏》

137·····专家问答

怀孕6个月

怀孕21周 （141～147天）

138·····母婴变化

138·····准妈妈的变化

138·····胎儿的变化

138·····生活指导

138·····本周注意事项

139·····为母乳喂养做准备

140·····饮食营养

140·····营养重点

140·····营养需求

140·····吃什么、怎么吃

140·····饮食专家建议

141·····准妈妈的参考餐单

141·····孕21周菜谱

142·····同步胎教

142·····教胎儿认识数字9和0

142·····朗读泰戈尔的抒情诗

143·····专家问答

怀孕6个月

怀孕22周 （148～154天）

144·····母婴变化

144·····准妈妈的变化

144·····胎儿的变化

144·····生活指导

144·····本周注意事项

145·····保持亲密关系

146·····饮食营养

146·····营养重点

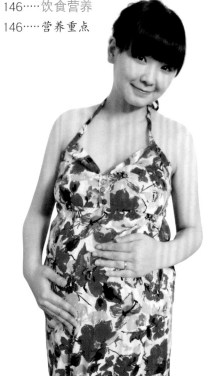

146·····营养需求
146·····吃什么、怎么吃
146·····饮食专家建议
147·····准妈妈的参考餐单
147·····孕22周菜谱
148·····同步胎教
148·····欣赏《维纳斯的诞生》
149·····专家问答

158·····营养需求
158·····吃什么、怎么吃
158·····饮食专家建议
159·····准妈妈的参考餐单
159·····孕24周菜谱
160·····同步胎教
160·····欣赏名画《西斯廷圣母》
161·····专家问答

怀孕6个月
怀孕23周（155～161天）
150·····母婴变化
150·····准妈妈的变化
150·····胎儿的变化
150·····生活指导
150·····本周注意事项
151·····胀气
151·····胃部灼热
152·····饮食营养
152·····营养重点
152·····营养需求
152·····吃什么、怎么吃
152·····饮食专家建议
153·····准妈妈的参考餐单
153·····孕23周菜谱
154·····同步胎教
154·····欣赏《小园丁》
155·····专家问答

怀孕6个月
怀孕24周（162～168天）
156·····母婴变化
156·····准妈妈的变化
156·····胎儿的变化
156·····生活指导
156·····本周注意事项
157·····第四次产检
157·····缓解腰酸背痛
158·····饮食营养
158·····营养重点

怀孕7个月
怀孕25周（169～175天）
162·····母婴变化
162·····准妈妈的变化
162·····胎儿的变化
162·····生活指导
162·····本周注意事项
163·····远离厨房空气污染
163·····尽量减少对皮肤的刺激
163·····准备婴儿房
164·····饮食营养
164·····营养重点
164·····营养需求
164·····吃什么、怎么吃
165·····准妈妈的参考餐单
165·····孕25周菜谱
166·····同步胎教
166·····欣赏玉器
166·····欣赏肖邦的华尔兹舞曲
166·····对胎儿进行光照训练
167·····专家问答

怀孕7个月
怀孕26周（176～182天）
168·····母婴变化
168·····准妈妈的变化
168·····胎儿的变化
168·····生活指导
168·····本周注意事项
169·····要控制体重，加强运动
170·····饮食营养

170·····营养重点
170·····营养需求
170·····吃什么、怎么吃
170·····饮食专家建议
171·····准妈妈的参考餐单
171·····孕26周菜谱
172·····同步胎教
172·····欣赏《金色的秋天》
172·····教胎儿认识圆形
173·····专家问答

怀孕7个月
怀孕27周 （183～189天）
174·····母婴变化
174·····准妈妈的变化
174·····胎儿的变化
174·····生活指导
174·····本周注意事项
175·····第五次产检
175·····头昏眼花
176·····饮食营养
176·····营养重点
176·····营养需求
176·····吃什么、怎么吃
176·····饮食专家建议
177·····准妈妈的参考餐单
177·····孕27周菜谱
178·····同步胎教
178·····欣赏《抱鹅的少年》
179·····专家问答

怀孕7个月
怀孕28周 （190～196天）
180·····母婴变化
180·····准妈妈的变化
180·····胎儿的变化
180·····生活指导
180·····本周注意事项
181·····分娩姿势提前练习
181·····注意围产期保健

181·····性欲降低
182·····饮食营养
182·····营养重点
182·····营养需求
182·····吃什么、怎么吃
182·····饮食专家建议
183·····准妈妈的参考餐单
183·····孕28周菜谱
184·····同步胎教
184·····欣赏莫奈的《睡莲》
185·····专家问答

怀孕8个月
怀孕29周 （197～203天）
186·····母婴变化
186·····准妈妈的变化
186·····胎儿的变化
186·····生活指导
186·····本周注意事项
187·····第六次产检
187·····舒缓水肿、静脉曲张
188·····饮食营养
188·····营养重点
188·····营养需求
188·····吃什么、怎么吃
188·····饮食专家建议
189·····准妈妈的参考餐单
189·····孕29周菜谱
190·····同步胎教
190·····做简单的操
190·····给胎儿讲分粥的故事
190·····哼唱《多来咪》
190·····准爸爸也参与抚摸胎教
191·····专家问答

怀孕8个月
怀孕30周 （204～210天）
192·····母婴变化
192·····准妈妈的变化
192·····胎儿的变化

192……生活指导
192……本周注意事项
193……手指发麻
193……呼吸不顺畅
194……饮食营养
194……营养重点
194……营养需求
194……吃什么、怎么吃
194……饮食专家建议
195……准妈妈的参考餐单
195……孕30周菜谱
196……同步胎教
196……欣赏《圣母的婚礼》
197……专家问答

204……本周注意事项
205……耻骨疼痛
206……饮食营养
206……营养重点
206……营养需求
206……吃什么、怎么吃
206……饮食专家建议
207……准妈妈的参考餐单
207……孕32周菜谱
208……同步胎教
208……给胎儿讲星星的故事
208……欣赏"泥人张"泥塑
208……教胎儿学唱字母歌
209……专家问答

怀孕8个月

怀孕31周（211～217天）

198……母婴变化
198……准妈妈的变化
198……胎儿的变化
198……生活指导
198……本周注意事项
199……腿部抽筋
200……饮食营养
200……营养重点
200……营养需求
200……吃什么、怎么吃
200……饮食专家建议
201……准妈妈的参考餐单
201……孕31周菜谱
202……同步胎教
202……准爸爸给胎儿讲故事
203……专家问答

怀孕8个月

怀孕32周（218～224天）

204……母婴变化
204……准妈妈的变化
204……胎儿的变化
204……生活指导

怀孕9个月

怀孕33周（225～231天）

210……母婴变化
210……准妈妈的变化
210……胎儿的变化
210……生活指导
210……本周注意事项
211……要以良好的心态面对分娩
211……及时进行臀位的矫正
211……不要进行性生活
212……营养重点

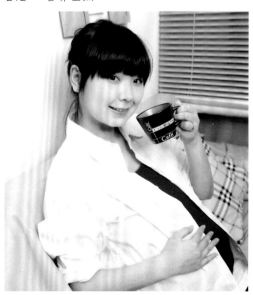

212·····营养需求
212·····吃什么、怎么吃
213·····准妈妈的参考餐单
213·····孕33周菜谱
214·····同步胎教
214·····欣赏《水上音乐》
214·····调节情绪
214·····给宝宝准备衣服
214·····教胎儿认识"心"字
214·····教胎儿认识"心"形
215·····专家问答

怀孕9个月

怀孕34周 （232～238天）
216·····母婴变化
216·····准妈妈的变化
216·····胎儿的变化
216·····生活指导
216·····本周注意事项
217·····第七次产检
217·····了解分娩过程
218·····饮食营养
218·····营养重点
218·····营养需求
218·····吃什么、怎么吃
218·····饮食专家建议
219·····准妈妈的参考餐单
219·····孕34周菜谱
220·····同步胎教
220·····给宝宝取正式名
220·····翻看前面写的孕期日记
220·····欣赏《有香有色》
221·····专家问答

怀孕9个月

怀孕35周 （239～245天）
222·····母婴变化
222·····准妈妈的变化
222·····胎儿的变化
222·····生活指导

222·····本周注意事项
223·····分娩呼吸法
224·····饮食营养
224·····营养重点
224·····营养需求
224·····吃什么、怎么吃
225·····准妈妈的参考餐单
225·····孕35周菜谱
226·····同步胎教
226·····给胎儿介绍家庭成员
226·····教胎儿简单的算术题
226·····给胎儿讲一则哲理故事
226·····教胎儿认识"人"字
226·····教胎儿认识桃花
227·····专家问答

怀孕9个月

怀孕36周 （246～252天）
228·····母婴变化
228·····准妈妈的变化
228·····胎儿的变化
228·····生活指导
229·····准妈妈应知道的"临产信号"
230·····饮食营养

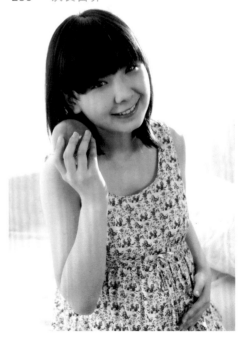

229·····第八次产检
230·····营养重点
230·····营养需求
230·····吃什么、怎么吃
230·····饮食专家建议
231·····准妈妈的参考餐单
231·····孕36周菜谱
232·····同步胎教
232·····想象胎儿的模样
232·····准备待产包
232·····教胎儿关于太阳的知识
233·····专家问答

怀孕10个月

怀孕37周 （253~259天）
234·····母婴变化
234·····准妈妈的变化
234·····胎儿的变化
234·····生活指导
234·····本周注意事项
235·····第九次产检
235·····怎样应对急产
236·····饮食营养
236·····营养重点
236·····营养需求
236·····吃什么、怎么吃
236·····饮食专家建议
237·····准妈妈的参考餐单
237·····孕37周菜谱
238·····同步胎教
238·····给胎儿讲述你期待的心情
238·····给胎儿讲一则动物故事
239·····专家问答

怀孕10个月

怀孕38周 （260~266天）
240·····母婴变化
240·····准妈妈的变化
240·····胎儿的变化
240·····生活指导

240·····本周注意事项
241·····随时做好分娩准备
241·····维持规律的生活
242·····饮食营养
242·····营养重点
242·····营养需求
242·····吃什么、怎么吃
242·····饮食专家建议
243·····准妈妈的参考餐单
243·····孕38周菜谱
244·····同步胎教
244·····教胎儿认识蓝色
244·····欣赏《蓝色多瑙河圆舞曲》
245·····专家问答

怀孕10个月

怀孕39周 （67~273天）
246·····母婴变化
246·····准妈妈的变化
246·····胎儿的变化
246·····生活指导
246·····本周注意事项
247·····缓解阵痛的姿势
248·····饮食营养
248·····营养重点
248·····营养需求
248·····吃什么、怎么吃
248·····饮食专家建议
249·····准妈妈的参考餐单
249·····孕39周菜谱
250·····同步胎教
250·····欣赏《星月夜》
251·····专家问答

怀孕10个月

怀孕40周 （274~280天）
252·····母婴变化
252·····准妈妈的变化
252·····胎儿的变化
252·····生活指导

252·····本周注意事项
253·····新生儿的医学检查
254·····饮食营养
254·····营养重点
254·····营养需求
254·····吃什么、怎么吃
254·····饮食专家建议
255·····准妈妈的参考餐单

255·····孕40周菜谱
256·····同步胎教
256·····欣赏《小淘气》
256·····别太在意宝宝的性别
257·····不要胡思乱想
257·····小便失禁了，怎么办
257·····以乐观的情绪迎接新生命的到来
258·····专家问答

259····· 分娩过程与产后护理

分娩时的用力

260·····半仰卧位的用力
261·····横向用力
261·····侧卧位的用力

顺产的进程

262·····分娩第一期
263·····分娩第二期
263·····分娩第二期三阶段
264·····分娩第三期
264·····宫缩痛、会阴部缝合
265·····简单了解剖宫产
265·····什么是剖宫产
265·····哪些准妈妈适合剖宫产
266·····顺产后如何护理
266·····新妈妈继续在产房观察2小时
266·····回到病房后，新妈妈还需做什么
267·····剖宫产后如何护理
267·····术后应该多翻身
267·····保持腹部切口清洁
267·····尽量早下床活动
267·····要尽早顺畅排尿
268·····忌食胀气食物
268·····躺着的姿势
268·····腹部放置沙袋
268·····坚持补液
268·····及时哺乳

269·····产后新妈妈的身体调养
269·····产后恶露
269·····乳房胀痛
270·····产后感染
270·····产后排尿
271·····产后排便
271·····下床眩晕

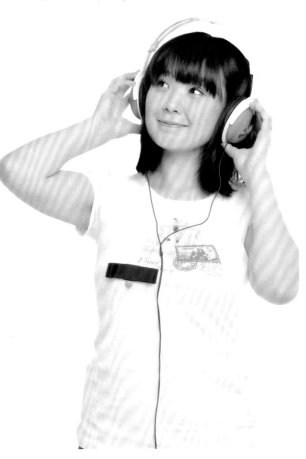

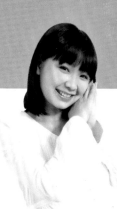

孕前准备

了解自己的身体是否适合怀孕

生儿育女是一件大事，不能盲目随意。提前一年制订生育计划，可使夫妻双方为宝宝的到来做好充分的身体、心理和物质准备。

备孕阶段

一般健康状况

孕前3个月夫妻俩要戒烟戒酒

香烟中的尼古丁以及酒中的乙醇，对精子和卵子都有损害。因此，在孕前3个月，夫妻两人都要停止吸烟和饮酒，让身体中的尼古丁和酒精浓度在血液中为零。

孕前3个月夫妻俩要慎用药物

怀孕和药物的关系非常密切，通常怀孕4～5周后才能被发觉。因此，在计划怀孕时，也就是孕前3个月就应慎重使用药物，特别是抗生素或感冒药。一般在医生开处方前就要说明自己的怀孕打算，包括丈夫在内，因为很多药物也会使精子受到损伤。

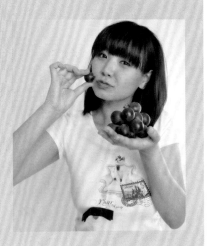

调整饮食

合理的营养能使后代遗传潜力得到充分发挥，所谓合理营养是指有充足的热量供应、蛋白质、矿物质、维生素、微量元素等。怀孕前，夫妻可多吃些鸡肉、鱼肉、瘦肉、蛋类、豆制品等富含蛋白质的食品，同时还应多吃蔬菜和水果，以保证生殖细胞的发育，给未来的胎儿准备好"全面营养基"。

另外，孕前3个月待孕妈妈开始服用叶酸增补剂。叶酸不足会影响胚胎的神经管发育，导致无脑儿、脊柱裂、脑膨出等畸形儿出生。我国的饮食结构往往使食物中的叶酸含量不足，因此，待孕妈妈从孕前3个月开始一定要注意补充叶酸增补剂。

调整体重

过胖或过瘦是营养不良或缺乏锻炼造成的，准备怀孕的女性，无论是过胖还是过瘦，都应该及时进行调整，力争达到正常的体重。

体重测量方法及标准

体质指数（BMI）=体重（kg）／身高（m）的平方

体质指数在18.5～23.9范围内，属于正常体重

体质指数在15～18范围内，表示体重过轻

体质指数小于15，属于严重营养不良

体质指数大于24，属于超重

体质指数在25～30范围内，属于轻度肥胖

体质指数在35～40范围内，属于中度肥胖

体质指数大于40，属于重度肥胖

你的体质指数：

必要的调理

	饮食	运动	其他
过瘦	多吃鱼肉、家禽、豆类和蛋类	需要参加一些强度稍大的运动	一定要吃早餐和午餐
过胖	控制热量摄取，少吃油腻及甜食	有计划地进行高耗能运动，比如慢跑	一定要吃早餐，午餐前喝杯水，降低食欲

保持良好的情绪

心绪，是指夫妻怀孕前在心境和情绪方面的状态，它对孕期母子健康有着十分微妙的影响。

心境是使人的一切活动和体验都染上情绪色彩的一种持续较长时间的状态，夫妻之间相互的心境有强烈的感染性，它的形成，同家庭、社会、工作、生活和环境等因素有关。当你们想要一个宝宝，首先要协调好夫妻关系以及与家庭成员的关系，共同交流怀孕后会发生的变化以及带来的挑战，尽快消除疑虑和不安全感，努力调整情绪，以一种积极、乐观的心态面对未来，让希望充满生活中的每一天。

调整避孕方式

孕前2～3个月要停止避孕。如果以服用口服避孕药或采取避孕环的方法进行避孕，应在准备怀孕前2～3个月或至少1个月前停止使用避孕器具，经历一次正常的月经再怀孕。一旦在服用避孕药期间意外怀孕，应该及时向医生说明，以免口服避孕药中含有的大量合成黄体酮对胚胎发育造成影响。

重视孕前检查，可预防"胎停育"

近年来，胚胎在母体内停止发育的比例有所上升，让准妈妈心痛不已。专家细究原因，发现可能与饲养宠物、乔迁新居有关。准妈妈在孕前3个月内到医院接受相关的病毒指标检测及优生咨询指导，可避免类似情况的发生。同时应避免新房装修等带来的污染，尽量少接触宠物，避免接触有毒有害之物。

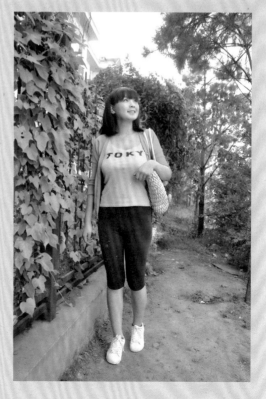

孕前营养情况自测表

下面表格提到的一些症状，如果待孕妈妈经常遇到，每一种可以得到1分。很多症状出现的频率都可能超过1次，因为这些症状是由多种营养素缺乏引起的。如果待孕妈妈出现了黑体字标明的任何一种症状，则得2分，其他每项1分。各种营养素对应的最高分值为10分，将待孕妈妈所得到的分值记录在下面的括号里。

维生素A	维生素D	维生素E
口腔溃疡	**关节炎和骨质疏松**	性欲低下
夜视能力欠佳	背部疼痛	**轻微锻炼便筋疲力尽**
痤疮	龋齿	**容易发生皮下出血**
频繁感冒或感染	脱发	静脉曲张
皮肤薄、干燥	**肌肉抽搐、痉挛**	皮肤缺乏弹性
有头皮屑	**关节疼痛或僵硬**	肌肉缺乏韧性
鹅口疮或膀胱炎	骨质脆弱	伤口愈合缓慢
腹泻		不易受孕
得分（　　　）	得分（　　　）	得分（　　　）

维生素C	维生素B$_1$	维生素B$_2$
经常感冒	脚气病	**眼睛充血、灼痛或沙眼**
缺乏精力	肌肉松弛	**对亮光敏感**
经常被感染	眼睛疼痛	舌头疼痛
牙龈出血或过敏	易怒	白内障
容易发生皮下出血	注意力不集中	头发过干或过油
流鼻血	手、脚部刺痛	湿疹或皮炎
伤口愈合缓慢	记忆力差	指甲开裂
皮肤出现红疹	胃痛	嘴唇干裂
	便秘	
	心跳快	
得分（　　　）	得分（　　　）	得分（　　　）

维生素B₁₂

头发状况不良

湿疹或皮炎

口腔对热或冷过度敏感

易怒

焦虑或紧张

缺乏精力

便秘

肌肉松弛或疼痛

肤色苍白

得分（　　　）

叶酸

湿疹

嘴唇干裂

少白头

焦虑或紧张

记忆力差

缺乏精力

抑郁

食欲缺乏

胃痛

得分（　　　）

α-亚麻酸

皮肤干燥或有湿疹

头发干燥或有头皮屑

有炎症，如关节炎

过度口渴或出汗

水分潴留

经常感染

记忆力差

高血压或高脂血

经前综合征或乳房疼痛

得分（　　　）

钙

抽筋或痉挛

失眠或神经过敏

关节疼痛或关节炎

龋齿

高血压

得分（　　　）

铁

肤色苍白

舌头疼痛

疲劳或情绪低落

食欲缺乏或恶心

经血过多或失血

得分（　　　）

锌

味觉或嗅觉减退

两个以上的手指甲有白斑

经常发生感染

有伸张纹

痤疮或油性皮肤

得分（　　　）

待孕妈妈在现有得分的基础上还要根据具体的营养素情况加上一定分值，才是最终得分；维生素D+1；维生素B₁₂+2；叶酸+2；α-亚麻酸+2；钙+2；锌+2

根据这个原则计算每一种营养素的总分值。营养素所得的分值越高，说明待孕妈妈对这种营养素的需求越大，就应该增加这种营养素的补充量。

各种营养素食物来源

维生素名称	功效与用量
维生素A	体内缺乏维生素A，胎儿有致畸（如唇裂、腭裂、小头畸形等）的可能。过量摄入维生素A又可引起中毒，并能导致先天畸形。中国营养学会建议：孕妇自孕中期开始每日维生素A的摄入量为900微克。提醒孕妇注意，切莫服用治疗痤疮和银屑病的维生素A类药物，因为这些药物是最剧烈的致畸药物
维生素D	孕期维生素D缺乏，可影响胎儿的骨骼发育，并能导致新生儿的低钙血症和牙齿发育不良。孕期过量摄入维生素D也可引起中毒，婴儿可出现动脉硬化、精神障碍和尿酸中毒。建议孕期每日维生素D的摄入量为10微克
维生素E	一般较少出现缺乏。孕妇过量服用维生素E可造成新生儿腹痛、腹泻和乏力。孕妇每日维生素E的推荐摄入量为14毫克
维生素C	孕妇适量补充维生素C（每日130毫克）可预防胎儿先天性畸形，但是如果摄入过量（超过1000毫克）则会影响胚胎发育，长期过量服用还会使胎儿在出生后发生坏血症
维生素B$_2$	随着孕期的进程出现维生素B$_2$缺乏症的人数增多。孕期维生素B$_2$的建议摄入量为每日1.7毫克
维生素B$_6$	孕20周以后需要量增加。在临床上，妇产科医生常用大剂量维生素B$_6$治疗妊娠呕吐。如果孕妇服用维生素B$_6$的剂量高于正常需要量的100倍，就有可能发生感觉中枢的神经痛，还可使胎儿发生肢体缩短的畸形。我国定为维生素B$_{12}$的摄入量1.9毫克
维生素B$_{12}$	对神经系统及造血功能亦十分重要。建议每日摄入2.6微克
叶酸	柑橘类水果与绿叶蔬菜中含量最为丰富。如莴苣、菠菜、番茄、胡萝卜、菜花、油菜、小白菜、扁豆、蘑菇、橘子、草莓、樱桃、香蕉、桃、葡萄、猕猴桃、梨等。动物肝脏、禽肉、蛋类、豆类、坚果、谷物中也含有一定量的叶酸
α-亚麻酸	在通常的食物中，α-亚麻酸的含量是极少的。只有亚麻籽、紫苏籽、火麻仁、核桃、蚕蛹、深海鱼等极少数的食物中含有丰富的α-亚麻酸及其衍生物。富含α-亚麻酸最理想的食品或保健品是：紫苏籽油、亚麻籽油、α-亚麻酸胶囊
钙	牛奶、奶酪、鸡蛋、豆制品、海带、紫菜、虾皮、芝麻、山楂、海鱼、金针菇、萝卜、香菇、木耳、西蓝花、芥兰、苋菜、菠菜等
铁	主要集中在动物肝脏、肾脏、瘦肉、蛋黄、鸡肉、鱼肉、虾肉和豆类中
锌	含锌较多的有牡蛎、肝脏、动物血、瘦肉、枸杞子、西蓝花、鸡蛋、粗粮、核桃、花生、西瓜子、板栗、干贝、榛子、松子、腰果、杏仁、黄豆、银耳、小米、萝卜、海带、白菜等

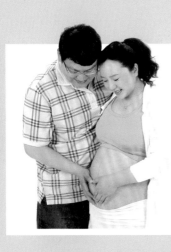

40周同步指导

助你平安、顺利地度过整个孕期

准妈妈和准爸爸要做好准备，迎接生活中最不寻常的变化，未来的几个月将是人生中最精彩的经历。

怀孕1个月
怀孕1～2周 （1～14天）

母婴变化

准妈妈的变化

怀孕1～2周 身体处于最佳状态

敏感的女性会感觉到排卵期子宫颈黏液又稀又滑，而且体温升高。还有一些变化，如激素水平的不同、子宫内膜的变厚等，一般感觉不到。排卵日同房受孕概率最高。

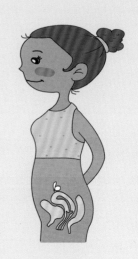

胎儿的变化

怀孕1～2周 父亲决定宝宝的性别

宝宝的性别由构成基因的46条染色体中的两条来决定，精子和卵子各带一条。卵子带X染色体，精子带X或Y染色体。如果是带X染色体的精子使卵子受精，就是女孩；如果是带Y染色体的精子使卵子受精，就是男孩。因此，父亲决定宝宝的性别。

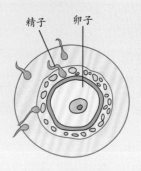

精子　卵子

生活指导

本周注意事项

生活计划	执行方案
做好计划	做好在排卵日同房的怀孕计划，在之前的1～2周要禁欲
谨慎用药	对有可能影响怀孕的药物要停服，服药一定要咨询医生
戒烟、戒酒	向周围人宣布戒烟、戒酒
制订营养计划	及早服用叶酸等微量元素，少吃让待孕妈妈感觉不舒服的食物，比如香肠、油炸食物、油腻食物、酸菜等

最佳受孕时机

夫妻双方的心理状态良好，特别是精神舒畅，无任何忧愁干扰时。双方身体无任何疾病时，长期口服避孕药的妇女应停用两个月后再受孕。受孕前三个月，男女双方最好忌烟酒，营养状态良好。

确定排卵日期后，选择风和日丽的好天气同房：排卵前5天避免性生活，以保证精子数量和质量；宫颈黏液开始有拉丝反应时，提示即将排卵，可隔天性交；拉丝度最佳的一天最接近排卵，应选择此日性交；在排卵后3天或基础体温处于上升水平后3天内仍有受孕可能，可隔日性交。

研究发现，做爱的最佳时间是下午5～7时。因为无论是精子的数量还是质量，一天中变化都很大，而这段时间则达到高峰，恰好也在此时，女性最容易受孕。按人体生理钟推算出智力、体力和情绪都在最佳状态时，此办法应以女方为主，想男女都处于最佳状态是不易的。

正确计算排卵日

1.推算法

女性的排卵日一般在下次月经来潮前的14天左右。从下次月经来潮的第一天算起，倒数14天或减去14天就是排卵日，排卵日及其前5天和后4天加在一起称为排卵期。例如，某女的月经周期为28天，本次月经来潮的第一天在12月2日，那么下次月经来潮是在12月30日，再从12月30日减去14天，则12月16日就是排卵日。排卵日及其前5天和后4天，也就是12月11～20日为排卵期。

2.测基础体温

女性排卵一般在基础体温上升前由低到高上升的过程中，在基础体温处于升高水平

的三天内为"易孕阶段"，但这只能提示排卵已经发生，不能预知排卵将何时发生。经6小时充足睡眠醒后尚未进行任何活动之前测体温并记录：正常情况下排卵后体温上升0.3℃～0.5℃；如无排卵，体温不上升，整个周期呈低平体温。此法需反复多次测试，并用点线相连进行分析；若月经不规律或生活不规律，不能用此法判断有无排卵。

3.观察宫颈黏液

月经干净后宫颈黏液常稠厚而量少，甚至没有黏液，称"干燥期"，不易受孕。月经周期中期随着内分泌的改变，黏液增多而稀薄，阴道分泌物增多，称"湿润期"。接近排卵期黏液清亮，滑润而富有弹性，如同鸡蛋清状，拉丝度高，不易拉断，出现这种黏液的最后一天前后48小时之间是排卵日，因此，在出现阴部湿润感时为"易孕期"。

4.排卵测试纸

首先确定月经周期，从月经周期第11天开始测试，每天一次。每日收取上午10点至下午8点之间的尿液进行观察。

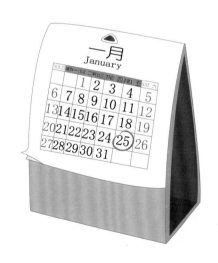

饮食营养

营养重点

营养全面、合理搭配为饮食原则	
重点补充	**适量补充**
蛋白质	糖类
各种维生素	无机盐
矿物质	钙

营养需求

我们这里所说的怀孕第一周，其实是末次月经开始后的第一周。此时的你，正处在月经期间。虽然第一周精子和卵子还只能以"前体"的状态存在于爸爸、妈妈体内，但这一周也要遵循营养全面、合理搭配的饮食原则。准妈妈应适当增加糖类和蛋白质的摄入量，糖类每天150克以上，蛋白质每日不少于40克。另外要确保无机盐、钙质和维生素的供给。

吃什么、怎么吃

为确保未来胎儿的正常发育，准妈妈应该调整自己的饮食习惯：

每天清晨空腹喝一杯白开水或矿泉水，可以起到清除肠胃毒素的作用，对改善器官功能，防止一些疾病的发生都有很大好处。

准妈妈一定要吃早餐，而且要保证早餐的质量。最好有50克面包或粥作为主食，1个鸡蛋，250毫升牛奶或豆浆，少量蔬菜，做到营养丰富均衡。

改掉以往的早餐吃油条的习惯，炸油条使用的明矾含铝，可通过胎盘侵入胎儿大脑，影响胎儿智力发育，准妈妈一定要避免可能对宝宝造成的伤害！

饮食专家建议

远离烟酒和其他有毒物质，如农药、麻醉药、铅、汞、镉等；远离电磁污染，煮饭时用电磁炉要保持一定的距离。尽量少用电脑、微波炉等，因为它们能产生电磁场，对你和未来的胎儿均有危害；避免饮浓茶、浓咖啡及碳酸型饮料。此外，在切生肉后一定要将手洗干净；炒菜、吃涮羊肉时一定要把肉炒熟涮透，以防生肉中的弓形体原虫进入体内。

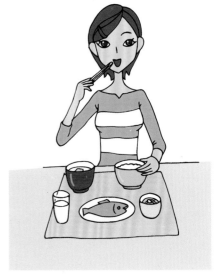

准妈妈的参考餐单

用餐时间	食物名称
早餐	牛奶、粥、汤，配着点心、面包、三明治、鸡蛋、蔬菜等吃。如果早餐不习惯喝牛奶，可以尝试豆干等豆制品
加餐	酸奶、奶酪配苹果
午餐	要吃好，不要选择外面的快餐（包括西式快餐）。如果不得已要吃，也记得帮自己点一份青菜，过于油腻的菜先泡过白开水后再吃；碳酸饮料尽量避免喝，可用果汁或矿泉水代替
加餐	坚果、豆制品、水果、饼干
晚餐	米饭1碗，清蒸鲫鱼，海带汤，番茄炒鸡蛋

孕1周菜谱

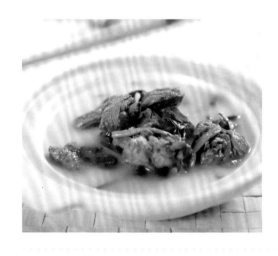

菠菜鸡煲

原料 鸡肉300克，菠菜100克，冬菇4朵，葱花、姜片、冬笋、蚝油、酱油、白糖、盐、淀粉、植物油各适量。

制作步骤

1 鸡肉，剁成小块；菠菜洗净，用沸水焯一下，切段；冬菇洗净，切成块；冬笋切成片。

2 锅中放油烧热，用葱花、姜片爆香，加入鸡块、冬菇及蚝油翻炒片刻。

3 放盐、白糖、酱油及冬笋，不停翻炒，炒至鸡熟烂，加水煲汤。

4 要起锅时加入菠菜，再炖10分钟即可。

香蕉薯泥

原料 香蕉50克，地瓜50克，玉米粒10克，蜂蜜1小匙。

制作步骤

1 香蕉去皮，用汤匙捣碎；地瓜洗净，去皮，放入电锅中蒸至熟软，取出压成泥状，放凉备用。

2 将香蕉泥、地瓜泥与玉米粒混合，淋上蜂蜜即可。

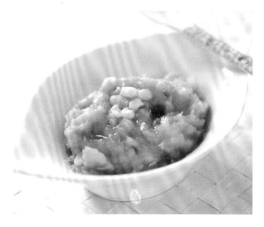

同步胎教

准备胎教用品

等待是一种折磨，但可以通过胎教的准备工作调整准妈妈和准爸爸的心态。

1.一张高质量的CD。

2.2～3本介绍怀孕知识的书籍。

3.学会几首欢快的童谣。

4.下载本书推荐的世界名画高清放大版。

5.准备画具。

6.画一些色彩鲜艳的数字、一些简单的汉字或者汉语拼音、几道简单的算术题。

提前进行运动准备

准妈妈健康的身体才是胎儿健康发育最大的后勤保障。适当的瑜伽运动、简单的舞蹈、一些音乐舒缓的手语舞如《感恩的心》等、在大自然中散步都非常有用，这段时间应当保持适当的运动。

准备一本胎教日记

送给宝宝最珍贵的礼物——胎教日记。准备一本胎教日记，这将是用10个月的时间给宝宝准备的一份最珍贵的礼物。这本饱含准妈妈和准爸爸的爱和关怀的日记，将是宝宝一生的珍藏。

看一本书

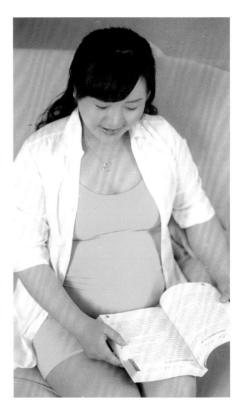

推荐准妈妈看一本英国儿童绘本画家艾伦的作品《小威向前冲》。小威是一个小精子，他住在布朗先生的身体里。小威数学不好，但他是一名游泳健将，他将和三亿个朋友进行游泳比赛，比赛的奖品是一颗美丽的卵子。大赛的日子一天天近了，小威每天都在努力地练习……

比赛的日子终于到了，他游得非常快。比赛结束时，发生了一件又神奇、又美妙的事！小威最后去了哪儿呢？

准妈妈可以购买这本绘本来阅读，相信你一定会喜欢并为你自己的小威感到高兴和骄傲的。

专家问答

问：如何推算月经周期？

答：如果是月经周期非常规律的女性，可以用数字法推算自己的排卵周期。从月经来潮的第一天算起，下次月经来潮的14±2天就是排卵期。不过，由于女性的月经周期有时会随外界因素而变化，或者本身月经就不规律，这种方法常常显得不够准确。

问：怀孕1周就可以看出来试纸吗？

答：一般最早在妊娠后10天，尿液早孕检测可呈阳性。

问：怀孕1周胸部会有反应吗？有怎样的反应？

答：早孕反应是由女性自己凭感觉或依自己的生理情形而发现的症状，每个人都不一样。有的人呕吐，有的人嗜睡，有的人尿频，有的人怕冷，有的人闻到油味会觉得不舒服，乳房一碰有疼痛感……这些症状通常出现在停经6周以后，一般持续到怀孕3个月。每个人的情况都会有所不同，这和个人激素有关，有的人早孕反应时间比较长，直到16～18周才消失。

问：怀孕2周能确诊是宫外孕吗？

答：一般停经30天后B超就可以检查出是否宫外孕，如果是宫外孕要尽快到医院处理。拖长时间会有生命危险。不可忽视。

问：怀孕2周吃了逍遥丸对胎儿有影响吗？

答：逍遥丸中的柴胡药性较强，一般来说孕妇是慎用的。但因其中量较少，应该不会有很大的问题的。

问：怀孕2周内会有症状吗？

答：早孕反应一般出现在怀孕6周左右，怀孕2周内一般不会出现症状。

问：刚刚怀孕2周左右，偶尔腹痛正常吗？

答：留意一下，如果不出血，暂时不要管它，只要不出血就暂时不考虑宫外孕的情况，所以不要太担心，再观察观察，现在不建议你去做B超。而且刚刚怀孕孕囊正在落胎，子宫有一些轻微的不舒服是正常的。

问：如何使用排卵试纸检测？

答：在早上10点到晚上8点之间的任何时间，用吸管吸取适量尿液滴在试纸指定的位置，静静等待几分钟后就能得到结果了。如果试纸显示的是阳性，说明会在14～48小时之内排卵；如果显现的是阴性，说明排卵期还需要一些时间，不用着急，耐心等待第二天再测。

问：排卵时有什么感觉？

答：排卵时，女性会感觉下腹，尤其是下腹部右侧隐隐作痛。有些对排卵痛敏感的女性，会在卵细胞从卵巢中排出的瞬间感到剧烈的疼痛。

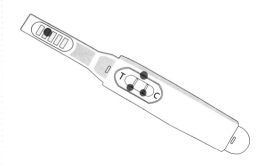

怀孕1个月
怀孕3周 （15～21天）

母婴变化

准妈妈的变化

怀孕3周 完成受精

在受精后的6～7天，桑葚胚开始植入子宫内膜，也就是着床。随着细胞团的发育，受精卵发育成胚泡，这会悄悄引发你身体内的巨大变化，包括月经周期的停止。

胎儿的变化

怀孕3周 受精卵开始细胞分裂

怀孕的最初几天，胚胎的发育速度惊人，每天都有很大的变化。仅仅7天时间里，一个单细胞就发展成了具有数百个细胞的细胞团，用显微镜观察可以看到，一些细胞发展成胚胎本身，另外一些发育成为胚胎提供营养的支持结构。

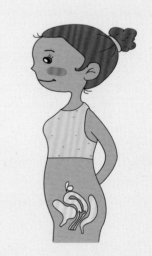

生活指导

本周注意事项

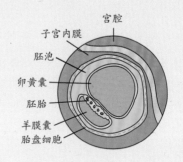

宫腔
子宫内膜
胚泡
卵黄囊
胚胎
羊膜囊
胎盘细胞

生活计划	执行方案
避免剧烈运动	虽然还不能确认是否怀孕，但是平时就要多留意自己身体的变化，避免剧烈运动和过多的家务事，同时取消比较消耗体力的旅行计划
避免过量放射线的危害	禁止做X射线检查、CT检查。受精后的1～15天为胎儿的器官分化前期，过量接受X射线，会导致胎儿畸形、流产及胎死宫内等
远离环境和物品危险	远离电磁污染，听音响、看电视时要保持一定的距离。尽量少用电脑、微波炉、手机等

你的胎儿需要你的好好保护

这个时候，准妈妈还没发现自己已经怀孕，还以为自己在备孕期里，即便如此，你也要好好保护身体，尽可能地为胎儿营造一个舒适的环境。

远离噪声和振动

噪声与振动会让你增加流产的机会，更有甚者还可能会引起胎儿低体重、新生儿生命力低下、听力受损害、听觉发育差等。如果有超过100分贝以上的强噪声，就会对你的宝宝的影响更大。

应回避的工作环境

1.接触放射线危险的工作，如医院放射科、单位的计算机房等。2.高强度的流水线工作。因为过度的疲劳也会导致流产。3.需频繁上下攀爬、弯腰下蹲等动作的工作。4.宠物医院。动物常携带有病菌，可通过你感染胎儿，导致胎儿发育异常。5.高热对胎儿也有影响：孕早期高热(即准妈妈发热39度以上)可能会引起胎儿中枢神经系统畸形。

防辐射服 帮你远离辐射

在怀孕的第二周里，你可能刚刚知道自己怀孕了，刚刚身为人母的担忧和喜悦一起携手而至。然后你就会变得格外地小心翼翼，生活中辐射源有很多，你想要尽可能地远离辐射源，但是还是会不可避免或多或少地接触到一些辐射源，比如电脑。在这个时候，你就需要一件防辐射服。现在市面上主要流通的防辐射服有多种材质，材质不同，功效也会有所差异。你需要根据自己的需求来进行选择。

正确使用电热毯

在严寒的冬天，你也许会因为希望可以让被窝暖和一点而使用电热毯，却又害怕电热毯辐射对胎儿的影响。正确使用电热毯的方法是：打开电源的电热毯是不宜躺上去的。而是应该先将电热毯预热半小时，在睡觉之前关闭开关，拔掉电源插头。

避免与宠物接触

准妈妈已经怀孕了，如果家里有猫狗，要尽量避免准妈妈与宠物接触。这时的胎儿很脆弱，你要保证准妈妈能够远离噪声和振动，远离电磁辐射，千万不要与准妈妈发生争执，尽量让她能够长期拥有良好的情绪。

当心食物上的农药

因为准妈妈的新陈代谢十分旺盛，对农药的吸收能力强，容易发生中毒现象。农药中毒不但会危害准妈妈的身体健康，而且还会影响胎儿的正常发育。因此准妈妈在吃蔬果之前，一定要将这些蔬果清洗干净，再进行食用。

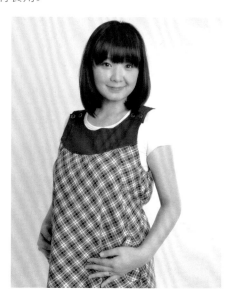

饮食营养

营养重点

营养全面、合理搭配为饮食原则	
重点补充	**适量补充**
叶酸	锌、铜

营养需求

在准妈妈与准爸爸享受完鱼水之欢后的24小时，精子和卵子会结合在一起形成受精卵，受精卵有0.2毫米大小，重1.505微克。受精卵经过3～4天的运动到达子宫腔，在这个过程中由一个细胞分裂成多个细胞，并成为一个总体积不变的实心细胞团，称为桑胚体。准妈妈自身可能还没有什么感觉，但在你的身体内却在进行着一场变革。受精卵已经进入子宫开始发育。准妈妈在补充叶酸的同时，应加强微量元素的摄取，微量元素锌、铜等参与了中枢神经系统的发育。可以适当吃一些香蕉、动物内脏，还有瓜子、松子等坚果类食品，都富含锌元素。

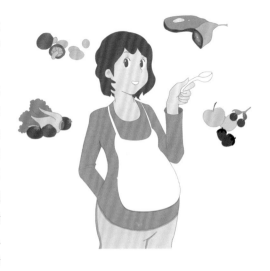

吃什么、怎么吃

保证营养均衡，适量摄入叶酸、维生素和微量元素。

早餐应该吃温热的食物，以保护胃气。享用热稀饭、热燕麦片、热牛奶、热豆花、热面汤等热食，可以起到养胃的作用。尤其是寒冷的冬季，这点特别重要。

饮食专家建议

人为了维持身体内环境的稳定，吃进去的钠与排出来的钠是相等的。当肾脏发生病变功能减退时，可使排钠减少，失去水电解质的平衡，引起血钾升高，导致心脏功能受损。因此，孕妇的盐量应根据身体所需摄取。如果孕妇多吃盐，就会加重水肿且使血压升高，甚至引起心力衰竭等疾病。但是如果长期低盐或者不能从食物中摄取足够的钠时，就会使人食欲缺乏、疲乏无力、精神萎靡，严重时发生血压下降，甚至引起昏迷。研究表明，正常孕妇每日的摄盐量以7～10克为宜。

准妈妈的参考餐单

用餐时间	食物名称
早餐	核桃芝麻红枣粥，1个鸡蛋和少许蔬菜
加餐	酸奶、水果、全麦面包
午餐	米饭1碗，甜椒牛肉丝，虾仁豆腐
晚餐	玉米饼，牛肉炖柿子，素什锦

孕3周菜谱

黄瓜拌猪肝

原料 猪肝300克，黄瓜100克，海米5克，香菜5克，酱油5克，醋3克，香油5克。

制作步骤

1 黄瓜洗净，切成片；猪肝切小片，放开水中烫一下，捞出凉凉沥水；香菜洗干净切成段。

2 黄瓜摆在盘内垫底，放入猪肝、海米、酱油、醋、香油，撒上香菜段拌匀即可。

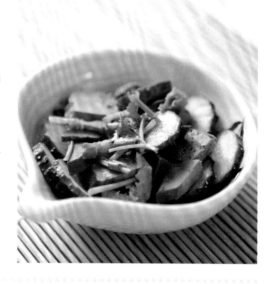

青柠煎鳕鱼

原料 鳕鱼450克，青柠檬1/2个，蛋清1个，植物油、淀粉、盐各适量。

制作步骤

1 将鳕鱼洗净，切块。

2 鳕鱼内加入盐腌制片刻，挤入少许青柠檬汁。

3 将备好的鳕鱼块裹上蛋清和淀粉。

4 锅内放油烧热后，放入鳕鱼煎至金黄，装盘时点缀青柠片即可。

同步胎教

准备一张可爱宝宝的照片

怀孕时应该多看漂亮、可爱的宝宝照片。看到这些照片，想象一下自己宝宝的样子，是一件非常开心的事情。

学习静心呼吸法

在孕早期，随着宝宝的到来，可能会带给准妈妈不适。这种不适会影响到准妈妈的心情，所以准妈妈需要提前学习静心呼吸法，帮助准妈妈保持平和、愉快的心情。

1. 先选择一种最自在的姿势。练习的场地可以自由选择，坐着和站着都可以。但腰背要舒展，全身放松，微闭双眼。

2. 保持有节奏的呼、吸。用鼻子慢慢地吸气，在心中默数5下。再慢慢地、平缓地呼出来，呼气的时间是吸气的两倍，也就是说要默数10下。

欣赏一幅画

这是一幅关于孕育宝宝的插画，画面非常温馨。

雪花飘扬的傍晚，爸爸妈妈依偎在窗前聊天。妈妈说："我们该有个宝宝了，那将是一件多么美妙的事情……"

天慢慢变黑，在雪花飘落的簌簌声中，爸爸妈妈非常相爱地在一起。一群可爱的小精灵，悄悄跑出爸爸的身体，又悄悄钻进妈妈的身体……

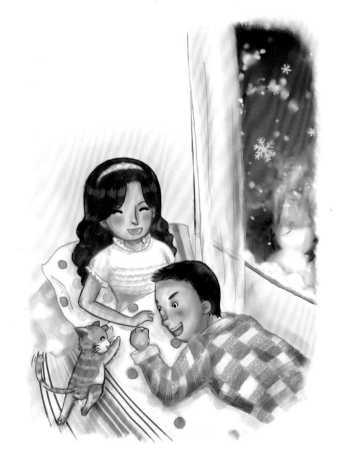

专家问答

问：因不知道怀孕而服用了感冒药怎么办？

答： 怀孕时要特别注意药物的服用，不过，不必为不知道已经怀孕而服用的1～2次感冒药或胃药感到担心。部分感冒药确实含有诱发畸形的成分，但是1～2次的服用量不足以影响胎儿。即便胃药、安眠药、止痛药等药物，只要不是经常性服用，也不会导致严重后果。但是，尽量避免神经安定剂等刺激神经的药物，如果怀孕时服用这些药物，应该及时向医生咨询。

问：服用了避孕药怎么办？

答： 在停止服用避孕药后立即受孕，大部分准妈妈会担心受精卵会不会出现异常。避孕药中的激素成分大多在服用后能及时在体内分解并被排出体外，所以残留在体内的小剂量激素不会影响胎儿。

问：有过烫发、染发怎么办？

答： 一次烫发中使用的药物量非常少，即使渗入到皮肤内也只是很少一部分，所以不用过于担心。若已确认怀孕，最好还是避免烫发或染发。

问：怀孕快3周了，B超可以显示清楚子宫里有形成胎儿的细胞吗？

答： 怀孕时间是从末次月经来的第一天算起的，一般孕40天左右可以做B超看到孕囊，怀孕时间太短是检查不出来的，如果到时间还是检查不出来，考虑有可能是宫外孕需要做进一步检查明确诊断。

问：已经怀孕3周了，补叶酸还来得及吗？

答： 在孕早期注意摄入叶酸，孕早期是叶酸补充的关键期。在整个孕期，胎儿脑的发育最早也最为迅速；孕早期(3～6周)正是胎儿中枢神经系统生长发育的关键时期，但不补充叶酸不一定就缺乏叶酸。

问：怀孕3周时，误饮了两杯红酒，一小口白酒，我这孩子还能要吗？

答： 应该不会有什么影响的，怀孕初期宝宝还没成型，而且喝得又是少量，所以影响不会很大，希望你能放轻松，不要过于担心，这样对宝宝反而不好。如果你实在还是不放心的话，可以去医院检查一下。

问：怀孕3周小肚有些胀痛怎么办？

答： 怀孕身体不舒服会对胎儿的发育有一定的影响，在怀孕期间要照顾好自己，才能让宝宝有个好的环境。建议你先去医院好好地检查下，然后咨询下专门的医生。让医生给你开些能治疼痛而又不影响胎儿发育的药，赶快把身体恢复健康。不过也不要太担心和过多焦虑，那样对胎儿也会有影响。

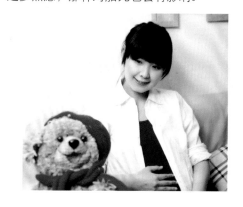

怀孕1个月
怀孕4周（22～28天）

母婴变化

准妈妈的变化

怀孕4周　月经没有如期到来

如果出现月经该来而没来，基础体温连续14天处于高温期，那就很可能已经怀孕。如果已经怀孕，基础体温在排卵后升高，且持续14日保持高温期。不能确定是否怀孕时，可以购买测孕试纸进行检查，或者到医院的妇产科做检查。

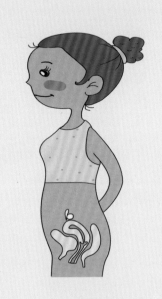

胎儿的变化

怀孕4周　胚泡发育成胚叶

胚泡开始发育成胚，并分化为外胚叶、中胚叶及内胚叶。这些胚叶最后形成不同的身体器官，最上层的外胚叶形成皮屑、毛发、手指甲、脚指甲、大脑、脊髓和神经；中间的中胚叶形成肌肉、骨骼、泌尿系统和生殖器、心脏以及其他器官；最下层的内胚叶形成各种脏器内部的黏膜、肺和肠子以及连接这些器官的分泌腺。

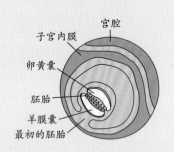

宫腔
子宫内膜
卵黄囊
胚胎
羊膜囊
最初的胚胎

生活指导

本周注意事项

生活计划	执行方案
及早检测是否怀孕	利用早孕试纸或血液检查或B超检查，检查是否怀孕
进行必要的检查	进行血液（血红蛋白、血细胞比容、血型、风疹、乙肝）、阴道、遗传疾病的检查

发现怀孕

1.停经

第一个信息就是停经，生育年龄、平时月经周期规则，一旦月经过期没来，应疑为妊娠。若停经已经8周，则妊娠的可能性更大。停经是已婚女性可能妊娠的最早与最重要的症状。当然，停经不一定就是妊娠。

2.明显的征兆

怀孕最初的征兆就是乳房敏感、胀痛。你会突然感到疲倦，甚至觉得筋疲力尽。在受孕后第11～12天，差不多在你发现自己错过月经的时候，一些女性会有少量的阴道出血。这种阴道出血可能是由于受精卵植入血液丰富的子宫内膜所引起的，这个过程在受精6天后开始。一般情况下，在你受孕一个月后会出现恶心、呕吐，对气味更加敏感、腹胀、尿频等，这些都可以证明，你已经怀孕了。

3.早孕试纸

试纸主要是检测尿中绒毛膜促性腺激素(HCG)的含量，当HCG的含量达到一定的诊断标准时，早孕试纸显示阳性结果。通常，试纸附带的说明都宣称在受精卵着床后3～4天内就能够发现妊娠；但是一般来说，除了受孕时间非常早的情况，在停经4周左右阳性率最高，检测结果也最准确。

4.医院检验

大型医院尿检的收费也就是8元左右，是经济实惠的测定怀孕的方法。或者也可以抽取静脉血进行血HCG浓度的检查。如果想要在第一时间知道自己是否怀孕；或是多次尿检均为阴性，但高度怀疑已怀孕；或是医生怀疑有宫外孕的可能；可以进行此项检查，费用比较昂贵，但结果准确可靠。

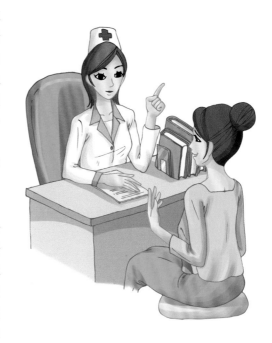

小贴士

预产期

计算预产期，只需在末次月经第一天加上9个月零1周（280天）即可。例如：末次月经是1月1日，加9个月为10月1日，再加1周（7天），为10月8日。10月8日就是预产期。真正分娩可能发生在预产期的前后2周内。如果你的月经周期不太规则，或记不清末次月经的日期，请在妊娠早期根据妇科检查来推算。

饮食营养

营养重点

营养全面、合理搭配为饮食原则	
重点补充	适量补充
叶酸	锌

营养需求

进入第四周了，准妈妈可能还没有什么感觉，而胚芽已经悄悄地在你的子宫里"着床"了！着床一般开始于受精后6～7天，于11～12天内完成。现在准妈妈的子宫内膜受到卵巢分泌的激素影响，变得肥厚松软并且富有营养，血管轻轻扩张，水分充足，为胚胎植入做好了准备。

在其后的2周里，胚胎的体积增加了七千倍之多，细胞的快速分裂过程需要大量的携带有父母遗传基因的脱氧核糖核酸，脱氧核糖核酸的生成需要大量的叶酸的参与。若孕妇缺乏叶酸，便会引起胚胎细胞分裂障碍，导致胚胎细胞分裂异常，胚胎细胞发育畸形，特别是由于神经管发育畸形，导致胎儿出现"无脑儿"或"脊柱裂"。因此，特别提醒准妈妈要加强叶酸的摄取量，每天多吃一些富含叶酸的水果，对你会更有帮助。

吃什么、怎么吃

吃饭时的环境和心情对用餐质量和餐后营养吸收都非常重要。准妈妈可以把自家餐厅布置得温馨美好，用餐时谈论开心的话题，都有助于对营养的吸收。

有条件的话，选择海产品时尽量选冰鲜食品，不要选用水发、干制的半加工食品。因为这类食品在加工时很有可能被小作坊式的加工点加入有害物质，因此要特别小心。

饮食专家建议

早餐吃水果吸收是最好的，建议准妈妈每天吃三种以上水果，如苹果、番茄、猕猴桃等。

这个时候补充叶酸的同时也应增加锌的补充，可以在两餐之间吃些香蕉、花生、松子等富含锌的食物。

虽然现在宝宝对营养的需求并不多，但准妈妈要从现在起，养成不挑食、不偏食、均衡饮食的良好习惯。

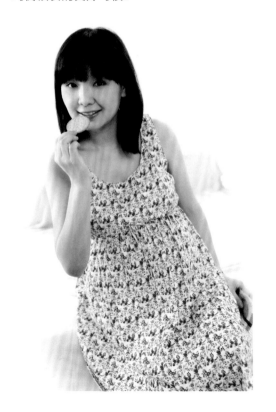

准妈妈的参考餐单

用餐时间	食物名称
早餐	薏米红枣粥，鸡蛋1个，香菇扒油菜
加餐	香蕉1根，苹果1个
午餐	蒸地瓜1个，熘肝尖，番茄炒鸡蛋
加餐	猕猴桃1个，松子10个
晚餐	粗粮饭1碗，素炒空心菜，红烧刀鱼

孕4周的菜谱

桃仁炖乌鸡

原料 乌鸡肉300克、核桃仁75克，枸杞、葱段、姜片、花椒、绍酒各适量。

制作步骤

1. 乌鸡肉洗净切块，汆水，去浮沫。
2. 加核桃仁、枸杞、花椒、绍酒、盐、葱段、姜片等，同煮。
3. 开锅后转小火炖，至肉烂即可。

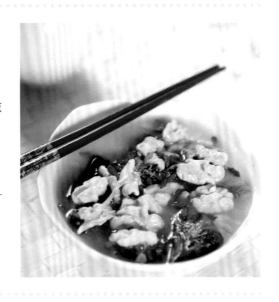

银丝羹

原料 日本豆腐300克、干贝250克、木耳、香菜、上汤、葱姜丝、盐各适量。

制作步骤

1. 把日本豆腐洗净，发好的黑木耳切丝，用冷水泡着。
2. 干贝蒸软，凉后搓碎，用上汤烧开后下入日本豆腐、木耳丝、葱姜丝。
3. 烧开放盐调味，最后撒入香菜末即可。

同步胎教

给你的宝宝写一封信

你可以给你未出生的宝宝写一封信，告诉他爸爸妈妈有多爱他，告诉他你们是多么地期待他的到来。作为胎教，你写完后可以轻轻地读给宝宝听。你可以在他长大后，将信送给他。下面是一位准爸爸写给宝宝的信，供准妈妈和准爸爸阅读与参考。其实没必要把自己当作一个特殊的人看待，如果身体不适，可以躺下来休息一下；尽可能地保持你原来的生活节奏，让自己惬意、从容。做些能让自己开心的事情，比如欣赏一些图画，也许看到一幅幅美丽的画，会让你暂时忘掉那些不舒服。

亲爱的孩子：

你好！

我是你的父亲，我正在给你写信，你的母亲正在厨房里忙活——她一边洗碗，一边猜测你是男是女。而现在，你正藏在你母亲的肚子里，做出一副不肯跟我们见面的高傲样子。可是，我的孩子，不管你怎么高傲，你最终还是要来跟我们见面。医生已经告诉我们你将在2012年1月21日前后来到这个世界上——所以，孩子，别跟我们做出一副迟迟不出来的样子，我们才不着急呢，看看谁更有耐心吧！

你现在正待在城堡里，也就是妈妈的子宫，那是孩子们来到世界前，在母亲肚子里睡觉的地方。现在，你就睡在你母亲的城堡里，你在这个城堡里成长，就像一颗种子在土地里发芽一样。等你睡够了，你就会把自己打扮一番，出来跟我们见面。我不知道你来的那一天，天空里是不是会下着雪，可是，孩子，不管你是不是在雪花的伴随下来到这个世界，我们都会把你当作老天送给我们的最好礼物，作为上天送到这个世界的一个精灵。

孩子，你的名字叫谢谢。我想告诉你的是，世界上的一切东西都有自己的名字，比如，麻雀的名字是"麻雀"，苹果的名字是"苹果"。名字是一件事物存在的符号，所以，当你来到这个世界后，你要珍惜自己的名字。现在，我来解释一下你为什么叫"谢谢"吧。孩子，在华人的语言系统中，"谢谢"这两个字表示对别人感恩的意思，我们拿它来做你的名字。孩子，我希望你能喜欢我们给你取的这个名字，不过，即使你不喜欢，也拜托你接受吧，这可是我给你取的名字啊，就这样定了吧，谁叫我是你父亲呢！

孩子，有很多人期盼着你早点来到，这些人，你今后会慢慢认识的，我就不在这里给你一一介绍了。孩子，你会慢慢成长，而我们，会慢慢变老……孩子，这是我写给你的第一封信，我不想写得太长，我会一直给你写信，直到你来到这个世界，在这些信里，我会给你说很多其他事情。好了，孩子，今天就谈到这里——天啊，我的孩子，你早点来吧，我都有点等不及了，我向你投降！

吻你！

爱你的父亲

2011年4月16日

专家问答

问：怀孕4周能做B超检查吗？

答：45天做B超比较好，B超观察也能看得到的，如果确诊怀孕了，医生会建议你做个孕产档案的。妊娠早期（1-3个月）：B超，化验（血型、甲肝、乙肝、丙肝、梅毒、肝肾功能、血尿常规、Torch）。

问：怀孕4周注射甲硝唑，宝宝可以要吗？

答：动物实验显示甲硝唑可以导致动物胎儿畸形，目前还没有导致人类胎儿畸形的报道。甲硝唑对胎儿的影响，主要与用药的剂量或用药时间的长短还有胎儿的生长时间有关（如一般孕3个月内不主张使用此类药物），如要继续妊娠，请定期产检，排除胎儿畸形。

问：怀孕4周，有点见红，请问属于着床出血还是先兆流产？

答：没其他症状如腹痛等不用怕，多休息应该没问题。叶酸和维C应该坚持吃，后期还要补钙等。

问：怀孕4周有畏冷和低热的感觉是否属于正常？

答：孕妇的身体要有一个适应的过程，具体表现就是厌食、恶心、呕吐、畏寒、发热、下肢麻木、四肢乏力等一系列妊娠反应，有的孕妇表现明显，有的表现就很不明显。像你说的这个症状就是刚刚怀孕身体机能对胎儿适应的症状表现。你注意观察应该很快就可以恢复的，否则就去产科咨询一下，具体检查一下血常规。

问：怀孕4周吃什么维生素？

答：维生素B、C、E是可以吃的。叶酸属于维生素B族的一种，你要搞清楚你吃的维生素B里面叶酸的含量，不可过多，否则再和你吃的叶酸片加起来，有超量的可能。

问：怀孕4周先兆流产保胎中采用什么睡姿比较好？

答：怀孕一个月，胎儿在子宫内发育仍居在母体盆腔内，外力直接压迫或自身压迫都不会很重，因此孕妇的睡眠姿势可随意，主要是采取舒适的体位，如仰卧位、侧卧位均可。但趴着睡觉或搂着东西睡觉等不良睡姿则应该改掉。怀孕中后期可应尽量采取左侧卧，此种卧位可纠正增大子宫的右旋，能减轻子宫对腹主动脉和髂动脉的压迫，改善血液循环，增加对胎儿的供血量，有利于胎儿的生长发育。

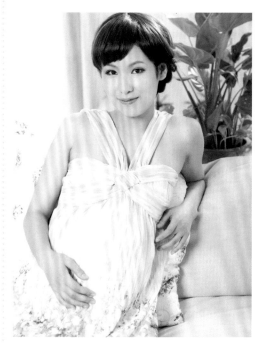

怀孕2个月
怀孕5周 （29～35天）

母婴变化

准妈妈的变化

怀孕5周 出现类似感冒症状

你会发现月经没有按时来，此时你需要购买怀孕试纸进一步确认是否怀孕。一旦证实了，要马上去医院检查。有些敏感的女性会出现类似感冒的症状。如果有这种症状，同时月经还没有来，就要去医院检查，不要随便吃感冒药。

胎儿的变化

怀孕5周 胎儿体长达到1.25毫米

现在的胚胎已经头尾可辨，下方沿着背部的一条斑纹状结构弯曲起来形成一条沟，随后合并起来形成管，即神经管。神经管会发育成脊髓和大脑。

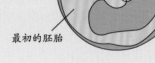

神经管　羊膜囊
胚胎
卵黄囊
最初的胚胎

生活指导

本周注意事项

生活计划	执行方案
减缓妊娠反应	早晨醒来先吃一些含蛋白质、碳水化合物的食物，如温牛奶加苏打饼干
小心病毒感染	尽量远离人群，注意环境卫生，室内要经常开窗通风
与上司和同事协商减轻工作量	远离影响胎儿发育的工作，遇到困难时向同事求援
补充营养	注意均衡饮食，保证充足的碳水化合物、叶酸、维生素等多种营养素

应对早孕反应

恶心

不要让自己的胃空着，空腹会让恶心和呕吐更严重。因此，要随身准备些零食，比如饼干或新鲜水果。将一日三餐改为少食多餐。

避免吃高脂肪的食物，它们难以消化。避免吃油腻、辛辣、酸味和油炸的食物，这些食物会刺激你已经变得脆弱的消化系统。

小口喝水。尽管喝水对预防脱水非常重要，但也不要一口气猛喝，把胃涨满，因为这样你的胃里就盛不下其他防吐食物了。

早晨起床后不要空腹服用孕期维生素，你可以试着在吃东西时服用维生素，也可以在晚上入睡前服用。

试试含姜的食物。研究显示，姜能够让你的胃感到舒服一些。把生姜切碎，用热水冲泡，给自己做一杯姜茶。姜糖也是不错的选择！

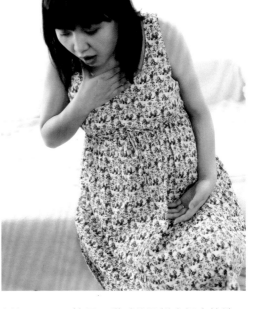

疲劳

无论如何疲倦难当，都不要想到以咖啡、浓茶、可乐、糖果、甜腻的蛋糕来振奋精神。准爸爸此时要特别理解和照顾准妈妈，包括身体上和精神上，现在准妈妈正经历着不受控制的疲倦。准妈妈应该尽量多休息，坐着的时候可以抬高脚的位置。晚上早点睡觉，每天进行适当的散步也可以缓解疲劳。

·小贴士·

流产和宫外孕

早期流产时，因绒毛与子宫底蜕膜的联系尚不牢固，常先有阴道流血，然后伴有阵发性下腹疼痛。出血由于绒毛和蜕膜分离，血窦开放引起，而腹痛由于宫腔积血刺激子宫收缩所致。怀孕头三个月容易流产，准妈妈应避免过度劳累，保持情绪稳定，不要同房。

宫外孕是指受精卵着床在子宫以外的地方，通常在输卵管，这是妇科一种危险的急腹症，一旦出现停经、腹痛并伴有阴道出血现象时，应立即去医院检查确诊。

饮食营养

营养重点

营养全面、合理搭配为饮食原则	
重点补充	**适量补充**
叶酸	维生素B_1、维生素B_2

营养需求

很多准妈妈在本周以前没有任何不适，反而会感到食欲旺盛，食量增加。如果有轻微的恶心、呕吐，可以采用少量多餐的办法。

注意不要缺水，每2小时喝一杯水，做到定时饮水，不要等到口渴时再喝，让体内的有毒物质能及时从尿中排除。每天至少摄入150克以上的碳水化合物和50克脂肪（植物油），这样才能保证必需的能量。

吃什么、怎么吃

维生素B_1（硫胺素）缺乏，可使孕妇全身无力，体重减轻，食欲缺乏。在孕期，身体组织对维生素B_1的需要量增加，易引起缺乏症。每日应补充维生素B_1约1.5毫克。维生素B_2（核黄素）缺乏时，由于体内物质代谢发生障碍，可出现口角炎、舌炎、皮炎、角膜炎等病症。孕妇每日需要维生素$B_2$1.6毫克。动物性食物中含维生素B_2较多，首先是内脏，其次是奶类和蛋类；鱼、蔬菜中含量很少。

饮食专家建议

准妈妈可以选择外形吸引你感官的、口感清爽、富有营养的食物，如番茄、黄瓜、彩色柿子椒、鲜香菇、新鲜平菇、苹果等，它们色彩鲜艳，营养丰富，可诱发食欲。

选择的食物要易消化、易吸收，同时能减轻呕吐，如烤面包、饼干、大米或小米粥及营养煲粥。干的食品能减轻恶心、呕吐症状，粥能补充因恶心、呕吐失去的水分。

食物要对味，烹调要多样化，并尽量减少营养素的损失。

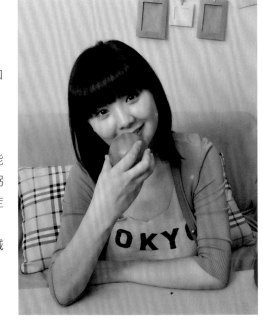

准妈妈的参考餐单

用餐时间	食物名称
早餐	豆包或蒸饼50克，二米粥1碗（大米和小米），煮鸡蛋1个，蔬菜或咸菜适量
加餐	牛奶300毫升，苹果1个
午餐	面条1碗，木樨肉，黄瓜炒肉
加餐	烤馒头片50克，橘子1个
晚餐	米饭1碗，红烧鲤鱼，番茄炖牛肉

孕5周菜谱

莲子糯米粥

原料　莲子30克，糯米100克，鲜莲叶1片，白糖、桂花卤各适量。

制作步骤

1. 将鲜莲叶洗净，用开水烫过待用。
2. 将糯米淘洗净后放入锅内，加入莲子及清水，上火烧开，转用小火煮成粥。
3. 粥好撤火，覆以鲜莲叶，盖上盖，5分钟后，拿掉莲叶，加入白糖、桂花卤即可食用。

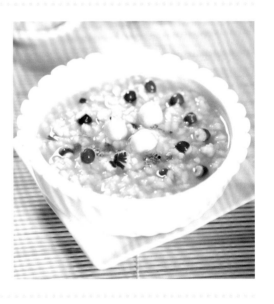

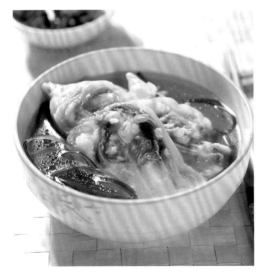

猪蹄炖海带

原料　水发海带100克，猪蹄1个，大蒜、姜片、花椒、干辣椒、陈皮、醋、盐、葱花各适量。

制作步骤

1. 水发海带泡发后洗净，切成丝备用。
2. 猪蹄放入冷水中，用大火烧开撇去浮沫。
3. 加入大蒜、姜片、花椒、干辣椒、陈皮、醋，改小火同煮。
4. 小火炖上40分钟后加入海带同煮。
5. 10分钟后加盐和葱花即可。

同步胎教

给胎宝宝讲《小蝌蚪找妈妈》

暖和的春天来了，池塘里的冰融化了，柳树长出了绿色的叶子。青蛙妈妈在泥洞里睡了一个冬天，也醒来了。她从泥洞里慢慢地爬出来，伸了伸腿，扑通一声，跳进池塘里，在碧绿的水草上，生下了许多黑黑的、圆圆的卵。

春风吹着，阳光照着，池塘里的水越来越暖和了，青蛙妈妈生下的卵，慢慢地活动起来，变成一群大脑袋、长尾巴的小蝌蚪。小蝌蚪在水里游来游去，非常快乐。

有一天，鸭妈妈带着小鸭到池塘来游水。小鸭子们跟在妈妈后面，嘎嘎嘎叫着。小蝌蚪看见了，就想起了自己的妈妈。

他们你问我，我问你："我们的妈妈在哪里呢？"可是谁也不知道。他们一齐游到鸭妈妈身边，问："鸭妈妈，鸭妈妈，您看见过我们的妈妈吗？您告诉我们，她在哪里？"

鸭妈妈亲热地回答说："看见过。你们的妈妈有两只大眼睛，嘴巴又阔又大。好孩子，你们到前面去找吧！""谢谢您，鸭妈妈！"小蝌蚪高高兴兴地向前面游去。

一条大金鱼游过来了，小蝌蚪看见大金鱼头顶上有两只大眼睛，嘴巴又阔又大。他们想：一定是妈妈来了，就追上去喊："妈妈！妈妈！"大金鱼笑着说："我不是你们的妈妈。我是小金鱼的妈妈。你们的妈妈肚皮是白的，好孩子，你们去找吧！""谢谢您！金鱼妈妈！"小蝌蚪又向前面游去。

一只大乌龟在水里慢慢地游着，后面跟着一只小乌龟。小蝌蚪看到四条腿的大乌龟，说："这回可找到妈妈啦！"小乌龟一听，急忙爬到大乌龟的背上，昂着头说："你们认错啦，她是我的妈妈。"大乌龟笑着说："你们的妈妈穿着好看的绿衣裳，唱起歌来'呱呱呱'，走起路来一蹦一跳。好孩子，快去找她吧！""谢谢您，乌龟妈妈。"小蝌蚪再向前面游过去。小蝌蚪游呀游呀，游到池塘边，看见一只青蛙，坐在圆圆的荷叶上"呱呱呱"地唱歌。小蝌蚪游过去，小声地问："请问您：您看见我们的妈妈吗？她有两只大眼睛，嘴巴又阔又大，四条腿走起路来一蹦一跳的，白白的肚皮绿衣裳，唱起歌来呱呱呱……"青蛙没等小蝌蚪说完，就"呱呱呱"大笑起来。她说："傻孩子，我就是你们的妈妈呀，我已经找了你们好久啦！"

小蝌蚪听了，一齐摇摇尾巴说："奇怪！奇怪！为什么我们长得跟您不一样呢？"青蛙笑着说："你们还小呢。过几天，你们会长出两条后腿来；再过几天，又会长出两条前腿。四条腿长齐了，脱掉尾巴，换上绿衣裳，就跟妈妈一样了。那时候，你们就可以跳到岸上去捉虫吃啦。"小蝌蚪听了，高兴得在水里翻起跟斗来："呵！我们找到妈妈了！我们找到妈妈了！"青蛙扑通一声跳进水里，带着小蝌蚪一块儿游玩去了。

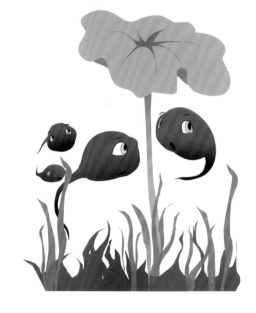

专家问答

问：怀孕5周出现先兆流产的症状，孩子能保住吗？

答：一般对孩子不会有影响，应卧床休息，严禁性生活，还应保持情绪稳定、避免紧张气氛的环境，补充足够的营养，口服一些维生素E。如果胚胎正常，经过休息和治疗后，引起流产的原因被消除，则出血停止，妊娠可以继续。

问：怀孕5周见血，B超查出有盆腔积液，对胎儿有没有影响？

答：怀孕初期见红，大多为先兆流产，如果血量很少可卧床休息或遵医嘱服用保胎药物。盆腔积液分两种，一种是病理性，一种是生理性的，如果尺度小于1厘米，也没有不适感。应该属生理性，慢慢会自动消失。

问：什么是黄体期？

答：黄体期：排卵后进入黄体期。残余的卵泡壁内陷，血液进入卵泡腔，凝固形成血体。随着血液被吸收，颗粒细胞与内膜细胞增殖、黄体化，形成外观为黄色的黄体。若卵子受精成功，胚胎分泌HCG，使黄体继续发育为妊娠黄体。

问：怀孕5周黄体酮结果是10.55，正常吗？

答：黄体酮太低，有先兆流产迹象，建议去看妇科门诊时挂专家门诊。黄体酮值<5ng/ml，属于异常胚胎；黄体酮值<10ng/ml，需保胎；黄体酮值>20ng/ml，可排除宫外孕；孕7周以前，黄体酮正常值为18ng/ml～32ng/ml（均值为24ng/ml）。

问：怀孕5周了，乳头一碰就疼，是怎么回事啊？

答：早孕的表现有：月经停止、尿频、白带增多、头晕、乏力、呕吐、乳房胀痛等，早孕反应是一种正常的生理现象，不必过分紧张，症状通常出现在停经6周以后，一般持续到怀孕3个月。每个人的情况都会有所不同，这和个人激素有关，有的人早孕反应时间比较长，直到16～18周才消失。

问：怀孕5周，因为肚子疼做了腹部B超，会对宝宝不好吗？

答：在整个怀孕期间，早、中、晚期各进行一次B超检查是必要的。做腹部B超一般对身体没有损害，对胎儿也不会有影响。目前用于医学诊断的超声都是低强度的，至今未有超声检查引起胎儿畸形的报道。

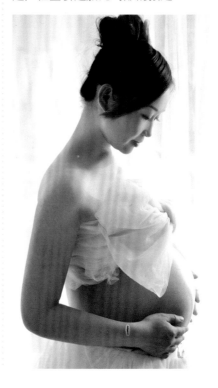

怀孕2个月
怀孕6周 （36～42天）

母婴变化

准妈妈的变化

怀孕6周 感到乳房胀痛

这个时期，由于激素刺激乳腺，会感到乳房胀痛，乳头突出会更加明显，还会出现乳晕，也就是乳头周围出现一圈棕色。由于乳房的血液供应增加，可以透过皮肤看到静脉。

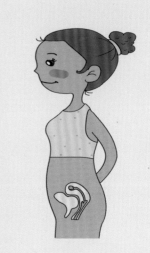

胎儿的变化

怀孕6周 开始出现心跳

从怀孕第六周开始，胎儿逐渐呈现雏形。虽然后面还拖着小尾巴，但此时手脚四肢已开始像植物发芽一样长出来，能看到明显的突起。尽管此时胎儿的心脏只是一根小管子，但有可能从本周起开始跳动。

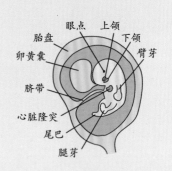

眼点　上颌
胎盘　　　　　下颌
卵黄囊　　　　　臂芽
脐带
心脏隆突
尾巴
腿芽

生活指导

本周注意事项

生活计划	执行方案
预防便秘	多吃一些能预防和缓解便秘的食物
注意出行安全	不要追赶公共汽车，出门时尽量避开高峰时段
第一次产前检查	全套检查，了解胎儿发育情况

体重增加

整个孕期体重增长正常情况下应该是12.5千克左右，孕早期（孕期前3个月）体重只会增加0.9～2.3千克，孕中期大约增重6千克，孕晚期约增重5千克。

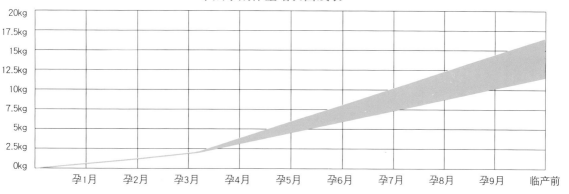

孕妇孕期体重增长曲线表

孕早期就要注意控制体重，孕妇体重增加过多会造成许多危险的并发症，如妊娠高血压综合征、先兆子痫、妊娠糖尿病、肾盂肾炎、血栓症、过期妊娠及胎儿过大和难产等。当然剖宫产的比率也会相对增高，而手术及麻醉的困难度、麻醉后的并发症及手术后伤口的复原等都是问题，尤其是妊娠高血压综合征、妊娠糖尿病在分娩前后都易引起心脏衰竭。

体重增长过快的准妈妈应适当锻炼身体，晚饭适当减量，并减少主食，增加蔬菜和水果的摄入量，因为瓜果中热量相对少并含有多种维生素，瓜果中的纤维素还能缓解或消除便秘现象，还可以减少身体吸收热量。

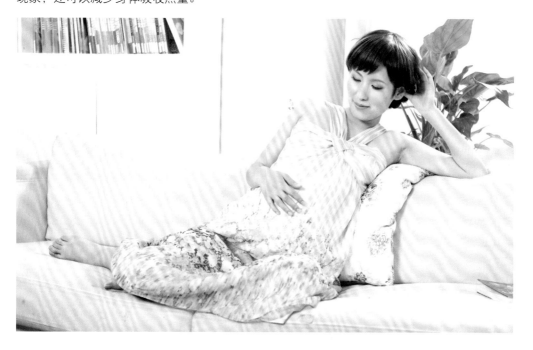

饮食营养

营养重点

营养全面、合理搭配为饮食原则	
重点补充	**适量补充**
叶酸	复合维生素

营养需求

孕早期，由于血糖偏低、进食不足产生酮体，孕妇易发生食欲缺乏、轻度恶心和呕吐，这时可以多吃粗粮等含糖较多的食物，以提高血糖，降低酮体。在这段时期宜多吃鱼，因为鱼营养丰富，滋味鲜美，易于消化，特别适合孕早期食用。

吃什么、怎么吃

为了防止恶心、呕吐，要少食多餐，少吃油腻和不易消化的食物，多吃稀饭、豆浆等清淡食物。还可以在起床和临睡前吃少量面包、饼干或其他点心。

每周都可以痛痛快快地大吃2～3次鱼，但是三文鱼、金枪鱼、北极贝等海鲜，孕妇原则上是可以吃的，但是因为生鲜食物较难保鲜，过程中可能受到污染，所以建议少吃为妙。因此孕妇最好的选择是海鱼，

另外，准妈妈还可以多吃核桃、黑木耳等，这些健脑食品有助于胎儿神经系统发育。

饮食专家建议

虽然本阶段建议准妈妈多吃鱼，但是不同种类的鱼体内会积聚着不同量的汞，这是一种对人体有害的元素。因此，准妈妈要避免吃鲨鱼、鲭鱼、旗鱼及方头鱼，因为这四种鱼的汞含量非常高。汞进入孕妇体内之后，会破坏胎儿的中枢神经系统，影响胎儿的大脑发育。胎儿在母体内吸收过量的汞，会影响脑部神经发育，导致将来学习能力缺陷，并出现智力发展迟缓等后遗症。

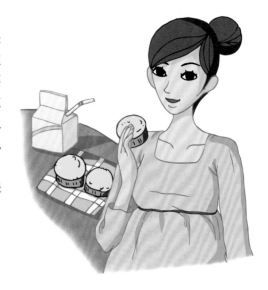

准妈妈的参考餐单

用餐时间	食物名称
早餐	煮鸡蛋1个，豆浆1杯，全麦面包2片，鸡肝或牛肉适量
加餐	苹果1/2个
午餐	红烧刀鱼，西蓝花炒肉，黏玉米1个，米饭适量
加餐	核桃仁2个，香蕉1个
晚餐	小米粥1碗，馒头1个，牛肉炖萝卜，芹菜土豆丝

孕6周的菜谱

糖醋排骨

原料　排骨500克，植物油、酱油、醋、白糖、湿淀粉各适量。

制作步骤

① 将排骨剁成块，将酱油、醋、白糖、湿淀粉混合在一起调成糖醋汁待用。

② 油锅烧至六成热，将排骨一块块放入炸2分钟，捞出，等油锅热至九成再炸1分钟，捞出，油倒出。

③ 锅内留少量油，将糖醋汁倒入，烧到汁浓后倒入排骨翻炒几下即成。

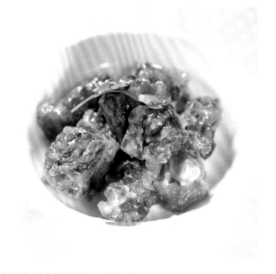

醋熘白菜

原料　白菜400克，植物油、盐、醋、水淀粉、高汤、酱油各适量。

制作步骤

① 白菜除去老叶和梗，洗后切成约4厘米见方的片，加盐拌匀腌约1分钟。

② 用碗将酱油、盐、醋、水淀粉等调成酱汁。

③ 炒锅置火上烧热，加植物油烧至七成热时，下白菜炒熟，加高汤和酱汁，待汁收浓起锅。

同步胎教

讲一个故事给胎儿听

妈妈孕育宝宝是一件非常辛苦但又非常美好的事。其实动物界中也有许多这样美好的故事，讲一个美丽蝴蝶的故事给宝宝听。

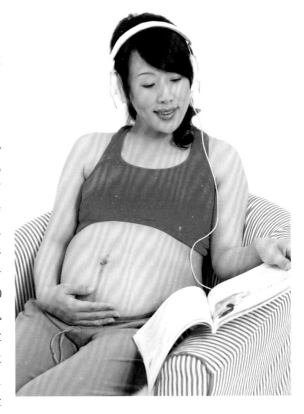

美洲王蝶在蝴蝶谷里熬过冬季，熬到春暖花开，爱情与繁殖的季节就到来了。雌雄王蝶或在枝头流连，或在溪边缠绵交尾，或在路旁嬉戏，演绎生命的礼赞。受孕后，母蝶会选择草叶背面，排下针头般微小的卵。大约一周后，蝶卵孵化出毛虫，并吃掉卵壳及草叶的汁液。毛毛虫体重不断增加，成虫时甚至达到刚出生时的100倍。它们在树枝上吐丝成茧，吊成优美的灯笼形。两周后，美丽的王蝶破茧而出，流质的胎粪会注入起皱的软翅，令其完整及坚硬。艰辛的蜕变后，它们便自由地蹁跹于丛林，享受温暖的阳光……

给胎儿取个小名

为了便于日后进行胎教，这时应该给宝宝取个好听的小名。在跟宝宝说话时可以叫着宝宝的名字。一般小名都取自准妈妈对自己宝宝的直觉和想象，以及准妈妈的美好寄寓。小名可以是大名的最后一个字的叠词，也可以另外取，像果果、嘟嘟、冬冬、雨雨、可可等，都是非常不错的小名。

布置胎儿未来的房间

准妈妈可以买一些饰品来装扮宝宝的房间，边布置边想象宝宝将来在房间的情形。当然准妈妈也可以自己动手做一些漂亮、可爱的小饰品，集中精力做一件事情时可以暂时忘记身体的不适。但同样要注意劳逸结合，不要强求一定要做多少，每天做一点，时间控制在半小时左右。

专家问答

问：怀孕6周怎么没有孕吐的现象？

答：孕吐是早孕反应的一种。妊娠以后，大约从第五周开始（也有更早些开始的）会发生孕吐。特别是在早晚会出现恶心，没有任何原因就发生呕吐。但是也有少数人不发生孕吐现象。

问：怀孕6周了，乳房大小不一，是怎么回事？

答：怀孕6周左右，出现头晕、乏力、嗜睡、食欲缺乏、偏food或恶心、晨起呕吐等现象，乳房也会出现增大、着色的情况，此为早孕反应，多于妊娠12周后自行消失。但出现一大一小的情况，建议严密观察，若久未恢复，可到正规医院乳腺科就诊。

问：怀孕6周未见卵黄囊和胎芽，这是什么原因造成的？

答：第一次B超检查应该在怀孕50天左右进行。一般7周时B超能够清楚看到胎芽及胎心跳。你的月经不正常或者排卵期拖后造成受精卵着床晚，所以胎龄与孕周不符，暂时看不到心跳，再等一周吧，毕竟生命来之不易。等待一周做B超看看如果确实已经没胎心的话，应该尽早手术，避免胎死宫内影响孕妇健康.另外胎停育的原因主要有：1.免疫因素，如果自身有某种抗体，就会抵制胚胎的发育。所以会让你检查子宫内膜抗体；2.内分泌；3.子宫因素，如果是子宫的内环境不好，或者是畸形也不会发育；4.染色体的问题。如果曾经有过胎停育，应该在下次孕前找到病因，以免重蹈覆辙。最后希望你到正规大医院做一下全面检查。

问：怀孕6周做了阴道超声检查对胎儿有影响吗？

答：阴道超声检查只是探头选择的问题，和经腹部超声检查用的频率是一样的，它们的照射剂量=声强度×照射时间，通常规定了用于胎儿检查的设备，一般检查要控制在3～5分钟。因为医疗诊断用超声波也同样具有空化效应、热效应、还有细胞致畸等，不过通过大量临床实践已经证明，诊断用超声检查，时间在5分钟以内，不会引起明显的副作用。你怀孕6周，是比较关键时期，正是细胞分裂时段，尽量少做超声检查，虽然已经做过了一次，相信不会有什么大碍。

问：怀孕6周出现腰痛正常吗？

答：怀孕6周，出现腰痛，一般属于正常生理现象，但如果伴有阴道出血等症状，就要考虑先兆流产的可能了，建议你严密观察，如有明显异常，及时到医院就诊。

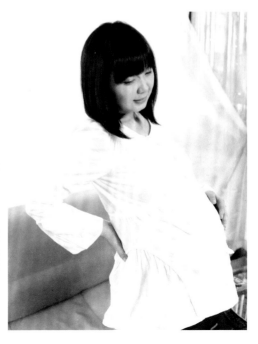

怀孕2个月
怀孕7周 （43～49天）

母婴变化

准妈妈的变化

怀孕7周 出现早孕反应

这个时候，多数女性会出现恶心呕吐，即"早孕反应"，并有疲劳感，总是有些困倦，心跳加快，新陈代谢率也有所增高。

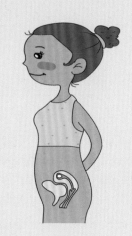

胎儿的变化

怀孕7周 开始迅速成长

突起的鼻子已经在一张一合地运动，能很清楚地看到小黑点一样的眼睛和鼻孔。胎儿的身体也发生了变化，头部将移动到脊椎上面，而且尾巴也逐渐缩短。手臂和腿部明显变长、变宽，所以容易区分手臂和腿部，还能分辨出手和肩膀。

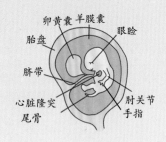

生活指导

本周注意事项

生活计划	执行方案
收集有关消除孕吐的知识	看一些孕育类指导图书，寻找适合你本人的缓解孕吐的方法
做自己感兴趣的事情	将自己的注意力转移到一件需要专注的事情上，从而减轻身体的不适和烦躁
学会进行自我观察	注意自己是否有呼吸困难、心跳过速、心胸疼痛等症状
在生活中学会放松	好好安排自己的日程，让自己有时间去做放松的事情，看书或者听音乐等

关注胎儿心跳

第一次产检通常在怀孕6周时开始进行。从怀孕6周起到28周，准妈妈每个月都要做检查。29～36周，每月检查两次，36周之后到分娩前，每周检查一次。

5～6周时，通过超声波可以检查胚胎数，查看是否宫外孕。6～8周时，可看到胎儿心跳、卵黄囊。如果你还没有到医院检查确认自己已经怀孕，那就应该赶快去了，以便医生能尽快确定你的怀孕周数，并安排好你的产检时间。通常系统的产前检查应该从怀孕12～13周开始。但各地医院的规定可能略有差异，你最好提前询问你打算产检的医院的具体规定。

孕早期不宜性生活

怀孕开始的头三个月称为孕早期，是胎儿主要器官结构完成分化和器官发育的关键时期，胎盘也未完全形成，此期也叫胚胎期。由于此时胚胎和胎盘在子宫内都处于不稳定状态，最容易引起流产。加之准妈妈在孕早期出现的早孕反应和其他不适等造成性欲和性反应减弱，因此，怀孕头三个月不宜性生活。

尽量让自己平静下来

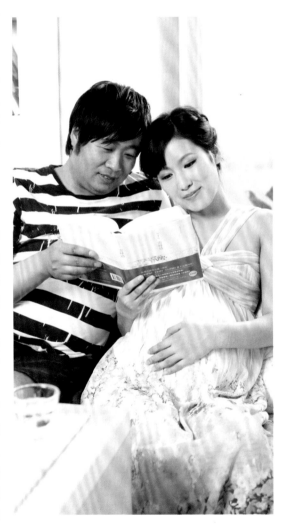

这个时期你的情绪波动很大，但需要注意的是，怀孕6～10周是胚胎腭部发育的关键时期，如果你的情绪过分不安，会影响胚胎的发育并导致腭裂或唇裂。因此，现在一定要保持心情愉快，可以适当地听听轻音乐，进行音乐胎教。当准妈妈感到烦躁或焦虑时，要有意识地花一些时间让自己平静，告诉自己"不要着急，不要生气，宝宝正在看着呢！"你的积极、平和的情绪可以传递给腹中的胎儿，这将为孩子今后的人生打下良好的基础。在各种胎教方法中，音乐胎教有其特殊的作用。胎儿经常接受优美健康的音乐，可以改善胎盘的供血状况，使胎儿更健康地成长。

饮食营养

营养重点

营养全面、合理搭配为饮食原则	
重点补充	**适量补充**
叶酸	维生素A、维生素C

营养需求

准妈妈要常吃富含叶酸的食物，如深绿叶蔬菜（苋菜、菠菜、油菜、小白菜、蘑菇等）；动物的肝脏（鸡肝、猪肝、牛肝等）；谷类食物（全麦面粉、大麦、米糠、小麦胚芽、糙米等）；豆类、坚果类食品（黄豆、绿豆、豆制品、花生、核桃、腰果等）以及新鲜水果（枣、柑橘、橙子、草莓等）。

除了摄取足量的叶酸外，适量补充维生素C和维生素A还可以促进钙、铁、磷等微量元素的吸收。这些都有利于胎儿神经系统的发育。

吃什么、怎么吃

属于胃气虚弱的准妈妈，症状表现为呕吐、没胃口、脘腹胀闷、全身乏力、头晕想睡、舌苔白、舌质淡、脉滑无力。饮食以牛奶、豆浆、蛋羹、米粥、软饭、软面条为主。

属于肝热气逆的准妈妈，一般症状表现为吐苦水或酸水、胸胁及脘腹胀满、嗳气、头晕、烦躁易怒、舌苔微黄、舌边尖红、脉弦滑等，可选用清热和胃、凉血安胎的食物进行调养，适合多吃蔬菜和水果。肝热气逆的准妈妈可以自制以下饮料：西瓜汁、绿豆汤、枇杷饮、雪梨汁。

饮食专家建议

1.切忌喝没有烧开的自来水。因为自来水中的氯与水中残留的有机物相互作用，会产生一种叫"三羟基"的致癌物质。孕妇也不能喝在热水瓶中贮存超过24小时的开水，因为随着瓶内水温的逐渐下降，水中含氯的有机物会不断地被分解成为有害的亚硝酸盐，对孕妇身体的内环境极为不利。

2.久沸的开水不能喝。反复沸腾后，水中的亚硝酸根以及砷等有害物质的浓度相对增加，这样会导致血液中的低铁血红蛋白结合成不能携带氧的高铁血红蛋白，可能引起准妈妈血液含氧降低，威胁胎儿的安全。

对准妈妈来说普通的温开水更适合；牛奶与蔬果汁也是相当不错的选择。

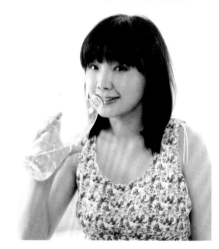

准妈妈的参考餐单

用餐时间	食物名称
早餐	牛奶1杯，鸡蛋1个，麦片1碗，韭菜盒子1个
加餐	葡萄1串，草莓6颗
午餐	角瓜炒牛肉，米饭1碗，豆腐鱼汤
加餐	酸奶1杯，苏打饼干2片
晚餐	米饭1碗，马蹄蒸肉饼，蒜蓉炒菜心

孕7周菜谱

冬瓜鲤鱼汤

原料 冬瓜300克，鲤鱼1尾，小白菜、植物油、姜丝、绍酒、清汤、枸杞、盐、胡椒粉各适量。

制作步骤

① 将冬瓜去皮、籽，切成丝，鲤鱼处理干净，小白菜洗净。

② 锅内烧热油，投入鲤鱼，用小火煮透，下入姜丝，倒入绍酒，注入适量清汤，煮至汤质发白。

③ 加入冬瓜丝、枸杞、小白菜，调入盐、胡椒粉，再煮7分钟即可食用。

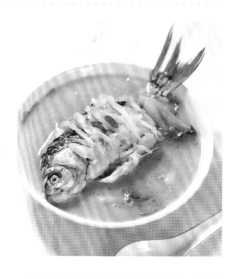

八宝菜

原料 瘦肉100克，火腿80克，白菜300克，竹笋200克，香菇3朵，西蓝花100克，虾仁80克，盐、植物油、酱油、胡椒粉、淀粉各适量。

制作步骤

① 瘦肉、火腿、白菜、竹笋切片，香菇泡软，西蓝花切块，虾仁由背剖切洗净、备用。

② 锅内放水烧开后，加入白菜烫1分钟，西蓝花烫2分钟捞起。

③ 热油先把虾仁、瘦肉片分别炒熟捞起，放入香菇、火腿、白菜、西蓝花和竹笋片，炒约2分钟，续加入虾仁、瘦肉片，再加入盐、酱油、胡椒粉炒匀，最后用淀粉勾芡即可。

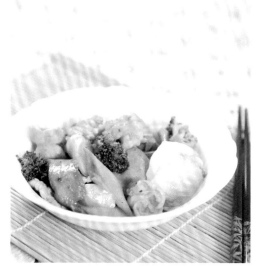

同步胎教

学会正确的站姿

每天我们都离不开站立这个姿势，准妈妈也是如此。不过就是这个小小的姿势，很多准妈妈却没有正确掌握。最常见的不恰当的站立姿势就是拱起后背，腹部向前挺。孕期正确的站姿是两足平行、放松，但要尽量保持背部的舒展挺直。这样做的好处是，准妈妈不容易背部疼痛，正确的站姿可以将胎儿的重量分布到大腿、臀部、腹部，均匀的支撑作用将减轻背部疼痛感，另外，正确站立舒展挺直背部也能适当增强身体其他部位肌肉的锻炼，比如增加腹部肌肉力量，为分娩做好准备。

欣赏齐白石的《蛙声十里出山泉》

《蛙声十里出山泉》是现代绘画大师齐白石的代表作之一，是齐白石91岁时为我国著名文学家老舍画的一幅水墨画，诗句是由老舍指定的。齐白石老人画"蛙声十里出山泉"这个命题时还运用了联想手法。在该图中，画面上没有蛙，而观众有如闻蛙声之感。而这蛙声也不是即时可"听"见的，而是在数周后的溪水中的蝌蚪。

作家张光明的文章《简析〈蛙声十里出山泉〉——浅议齐白石绘画艺术的'时空'观》。文章中说"一次，老舍先生到齐白石先生家做客，他从案头拿起一本书，随手翻到清代诗人查慎行一首诗，有意从诗中选取一句'蛙声十里出山泉'，想请齐白石先生用画去表现听觉器官感受到的东西。这确实有一定的难度。它涉及艺术上一个深层话题，亦是一个难题。齐白石了解后，据说经过几天的认真思考，创作出这幅著名的水墨画。

《蛙声十里出山泉》中齐白石老人用简略的笔墨在一远山的映衬下，从山涧的乱石中泻出一道急流，六只蝌蚪在急流中摇曳着小尾巴顺流而下，它们不知道已离开了青蛙妈妈，还活泼地戏水玩耍。人们可以从那稚嫩的蝌蚪联想到画外的蛙妈妈，因为失去蝌蚪，它们还在大声鸣叫。虽然画面上不见一只青蛙，却使人隐隐如闻远处的蛙声正和着奔腾的泉水声，演奏出一首悦耳的乐章，产生蛙声一片的效果。

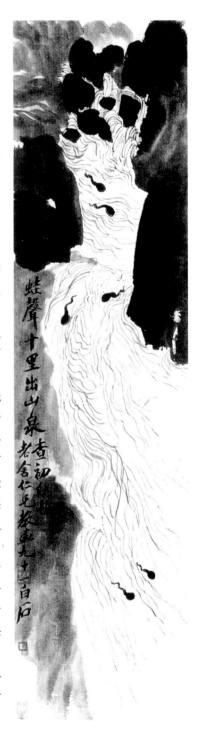

专家问答

问：怀孕7周了，有胎芽没有胎心搏动，正常吗？

答：胎心搏动一般出现在怀孕6～8周，你的情况应该多观察一段时间，注意休息。

问：怀孕7周，做彩超显示胎芽内有血流信号，正常吗？

答：正常的，这是胚胎心管搏动的证明。

问：怀孕7周情绪波动较大对胎儿有影响吗？

答：怀孕期情绪不好。对胎儿有一定的影响。偶尔的一次吵架，对胎儿的影响不大。建议怀孕期间要放松心情，调整心态，保持情绪稳定，精神愉快，有利于胎儿的发育。不要因孕期的不适而引起烦恼、激怒等情绪波动。

问：怀孕7周检查出卵巢囊肿怎么办？

答：如果想要这个孩子的话，那只能是定期观察了，如果它不长的话，影响就不是很大，等生育的时候一起处理掉就可以了，如果它长得速度比较快的话，那么就很难说了，不过现在怀孕后，激素的刺激就会降低，所以它长得就不会很快，建议你可以观察一段时间，定期复查。

问：怀孕7周时用了复方甲销唑栓怎么办？

答：只要不是在怀孕3个月到5个月之间，都没什么大碍的。首先你自己要保持心态平衡，这样对宝宝有好处。不要想那些不好的事情。

问：怀孕7周有中度贫血会影响胎儿智力吗？

答：孕中晚期由于胎儿发育迅速，对铁的需求量增加，孕妇在饮食中摄入的又不够，所以导致贫血。孕妇贫血势必导致胎儿铁供应不足，而铁对于胎儿的发育极为重要，尤其是智力发育及免疫力等，所以孕妇患缺铁性贫血时一定要及时纠正。阿胶也是补血的中药，只要血色素能够上升就可以，所以要定期复查血色素指标。另外饮食中要保证每天吃瘦肉、猪肝、绿叶蔬菜，这些食品铁的含量较高，不要喝茶水，会干扰铁吸收。

问：现在怀孕7周了，不知道胎儿发育情况怎么样？

答：你可以去医院检查一下孩子是否缺氧，如果不缺氧那么孩子一般没什么大问题。注意早晚监测胎儿在子宫内的心跳情况，监测时选择在早上空腹做，晚上临睡前做。

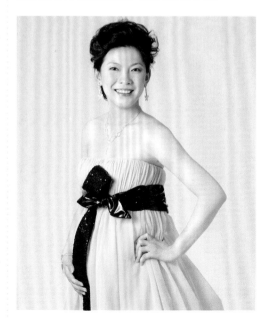

怀孕第2个月
怀孕8周（50～56天）

母婴变化

准妈妈的变化

怀孕8周　情绪波动很大

现在情绪波动很大。孕6～10周是胚胎腭部发育的关键时期，如果准妈妈的情绪过分不安，会影响胚胎的发育并导致腭裂或唇裂。在怀孕3个月之内，一定坚持补充含有叶酸和微量元素的食物。

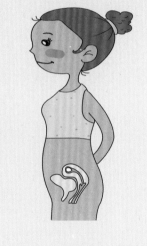

胎儿的变化

怀孕8周　与上周相比长大了2倍以上

胎儿的双手放在腹部上面，向外弯曲双膝，姿势就像在游泳。此时已经完全可以区分手臂和腿，而且长度也有很大变化，手指和脚趾也成形了。胎儿的皮肤薄而透明，能清晰地看到血管。

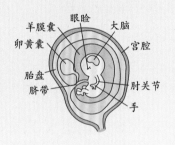

生活指导

本周注意事项

生活计划	执行方案
避免流产	不要激烈运动，不要登高，也不要将手直接浸入冷水中，这些刺激有诱发流产的危险
注意外阴清洁	即使没有条件每天洗澡，也应保证每天清洗外阴部位
不要穿紧绷的裙子	不要勉强穿着过紧的衣服，以免导致下半身水肿，影响胎儿的发育
注意补充营养	避开敏感食物，对于想吃的食物，要少食多餐，并注意营养

孕8周生活检视

1.尿频是孕期一定会出现的症状，改掉憋尿的习惯，避免患上尿路感染，且晚上控制饮水量。

2.怀孕期间，面对未知的怀孕过程，准妈妈难免会有失眠的情况，不妨多和老公谈谈心里的感受，适时缓解孕期的心情，排除引起失眠的主要因素，才能真正解决失眠的困扰。

3.怀孕期间生理代谢比较旺盛，会有较多的阴道分泌物。要经常清洗外阴，保持清洁，或是穿着棉质吸汗的内裤，保持局部干爽。

4.看60厘米以上的电视机，应与电视机保持3～4米的距离，每次看电视时间不要超过1～2小时，还要避免看恐怖电影。

5.冬天使用电热毯，要等电热毯变暖后切断电源再上床休息。

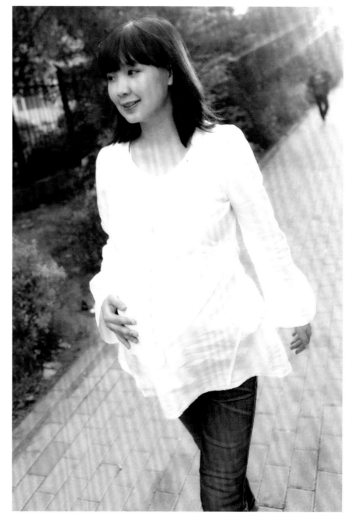

6.不可在强噪声场所久留，如果住宅周围噪声大，要设法先离开一段时间。

7.操作电脑时最好选择液晶屏显示器，主机要摆放在稍远的位置。每次以半小时至1小时为宜，最好穿戴上电磁波防护衣。

8.能用天然气或煤气就不要使用微波炉和电磁炉，即便使用，打开开关时身体尽可能离得远一些。

9.使用手机时最好改用免提听筒，千万不要把天线放在腹部。

10.每天起床后将被褥翻开，让被褥上的潮气挥散，睡觉时汗液会蒸发出多种废物吸附在被褥上。

11.注意清除水果和蔬菜上的农药，以免引起胎儿中毒。

12.不喝久沸的开水及热水瓶中存留24小时以上的水。

饮食营养

营养重点

营养全面、合理搭配为饮食原则	
重点补充	**适量补充**
叶酸	蛋白质、维生素D

营养需求

因妊娠反应，许多准妈妈会很倦怠，懒得活动，再加上吃得比较精细，极容易引起便秘。一旦发生便秘，准妈妈切记不要使用泻药，而应采取饮食调理。

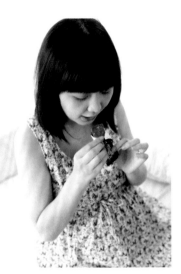

本周如果准妈妈实在不愿意吃脂肪类食物，也不必勉强自己，人体可以动用自身储备的脂肪提供给胎儿。此外，豆类食品、蛋类、奶类也可以少量补充脂肪。

准妈妈每天的蛋白质供给量以80克为宜。怀孕8周内，对于蛋白质的摄入，不必刻意追求数量，顺其自然就好。

吃什么、怎么吃

本周呕吐剧烈的准妈妈可以尝试用水果入菜，如利用柠檬、脐橙等烹煮食物来增加食欲，也可以使用少量的醋来增加菜色美味。还可以尝试一下酸梅汤、橙汁、甘蔗汁来缓解孕吐。

如果早孕反应比较严重，准妈妈更应该抓住任何可以进食的机会，尽量多吃一些饼干、糖果。平时不敢问津的巧克力、果脯、干果，现在都可以适当吃一些。

饮食专家建议

以下一些食物，对缓解孕吐有一定帮助。

姜：切薄片，加白糖、盐稍渍，恶心欲吐时含食或嚼食一片。

甘蔗：可用甘蔗汁30～50毫升，加生姜汁5滴，晨起空腹慢慢喝下。

橘皮：用橘皮泡茶喝。

紫苏叶：泡茶喝，也可烹调鱼、肉、虾时加入鲜紫苏叶4～5片。

芦根：煎水代茶饮。

萝卜：生嚼数片，或绞汁饮服。

冬瓜：宜用冬瓜煨食，有清热、化痰、和胃的作用。

准妈妈的参考餐单

用餐时间	食物名称
早餐	豆浆1杯，五谷粥1碗，青菜1碟，鸡蛋1个
加餐	巧克力1块，饼干2片
午餐	米饭1碗，麻辣鳕鱼，鹌鹑蛋炖肉
加餐	核桃仁2个，橙子1个
晚餐	小米粥1碗，花卷1个，木耳炒肉，蒜蓉油麦菜

孕8周菜谱

鲫鱼豆腐汤

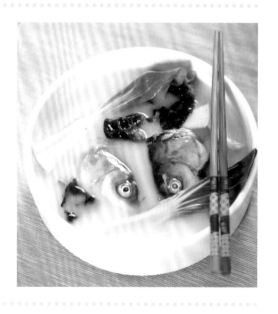

原料　鲫鱼500克，豆腐150克，植物油适量，盐4克，鸡精3克，料酒10克，姜片5克，葱末10克。

制作步骤

① 将鲫鱼去鳞、腮、内脏，洗净备用。
② 将豆腐切成长条片备用。
③ 锅中放油烧热，放入鲫鱼煎至两面微黄，放入料酒、姜片、豆腐、清水1000克，旺火烧开，撇去浮沫，再用小火煮20分钟左右，加入盐、鸡精，撒上葱末，盛入汤盆中即可。

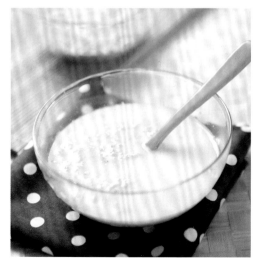

牛奶麦片羹

原料　免煮麦片50克，牛奶200毫升。

制作步骤

① 将免煮麦片放在带盖杯子中，以适量开水冲入，加盖焖5分钟。
② 喝的时候加入热牛奶。还可加入1大匙炒熟打碎的黑芝麻。

同步胎教

欣赏一幅国画

　　工笔画非常细腻，准妈妈在心情不佳时，可以仔细地去欣赏一幅工笔画，去体会画家是如何细致地在勾画。这样准妈妈细密的心思可以在欣赏工笔画中得到抒发，转移准妈妈情绪上的不适。

　　工笔画有一套严整的技法体系，从而形成了这一画体的独特风格面貌，其特点归纳如下：1.线条。以线造型是中国画技法的特点，也是工笔画的基础和骨干。工笔画对线的要求是工整、细腻、严谨。一般中锋用笔较多。2.色彩。以固有色为主，一般设色艳丽、沉着、明快、高雅，有统一的色调，具有浓郁的中国民族色彩审美意趣。3.装饰性与平面感。在工笔画中装饰性尤其是不可缺少的因素。从构图、线描、设色到形象的细部处理都带有一定的平面感和装饰性。

　　这幅《红荷图》是明末清初金陵八家之一谢荪的作品。《红荷图》工笔勾勒工整、渲染细腻，荷盖水珠也凸现无遗，在墨绿色的荷叶映衬下，粉红的荷瓣与嫩黄的蕊珠，相得益彰，艳而不俗，沉而不腻。就连穿插其间的小草，也勾勒得异常细整，整个画面淡恬宁静。

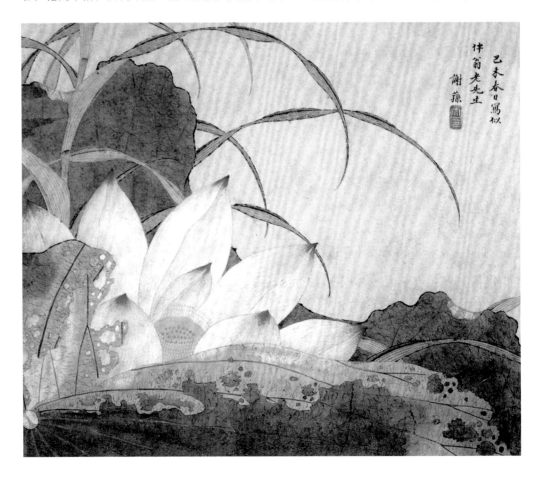

专家问答

问：怀孕8周有血流出来？

答：属于先兆流产迹象，只要不继续出血还没事，但你应赶紧卧床静养来保胎，如无继续流血暂别自行吃药，情绪尽量保持平稳不要紧张，吃流质易消化食物，勿食生冷辛辣食物，注意保暖。如果症状严重（特别是伴有腹痛），应及时就医检查。

问：怀孕8周，排出的尿液带有血丝是怎么回事？

答：首先要分清是尿液里带血还是阴道分泌物带血。如果是阴道分泌物里有少量血丝，这应该属于孕早期的正常现象。一般怀孕早期容易出现小腹坠痛、腰腿酸疼、白带过多、阴道分泌物有少量血丝的现象。这时候只要多注意休息，调整饮食结构，注意增加营养就可以了。如果是尿液里有血丝，就要详细地检查一下了。

问：安胎药会影响妊娠吗？

答：妊娠期，尤其在妊娠的前3个月内，由于胎儿体内各器官分化尚未完成，药物致畸的危险性增加，可诱发畸形等严重后果。但安胎药对胎儿的影响较小，因为它属平滑肌松弛剂，使用安胎药有可能引起心跳加速、呼吸困难等不良反应，也可能使血压降低。如果反应严重，还可能造成肺水肿或心肌衰竭，但是出现这些不良反应症状的概率是非常低的，而且多半是使用针剂安胎药比较可能有问题。所以，对有流产或早产迹象的孕妈妈使用安胎剂还是不应过于担心的。但是，它毕竟属药类，医生会根据孕妈妈可能的流产或早产原因来决定是否必须服用安胎药。

问：怀孕8周有妊娠回声，无胚芽回声正常吗？

答：一般六周可以见到妊娠囊，七周可以见到胎芽，八周见到胎心为正常的，否则视为胎停育，需要到医院科学检查病因，积极治疗才可以。

问：怀孕8周喝孕妇奶粉了还要另外补叶酸吗？

答：首先你要先看看奶粉里含的叶酸的量，一般来说是达不到叶酸片的含量的。正常来说，每天需要补充叶酸的量是0.4毫克，如果奶粉里的含量是0.1毫克，加上你平时吃的食物里包含的叶酸，若达不到0.4毫克，还是需要额外补充叶酸片剂的。按照平常的说法，孕妈妈需要在怀孕3个月之前，直至怀孕3个月补充叶酸，但其实，最好是在整个孕期都坚持补充叶酸。

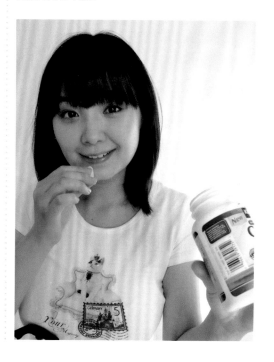

怀孕3个月
怀孕9周（57～63天）

母婴变化

准妈妈的变化

怀孕9周 乳房变大

从怀孕9周开始乳房会明显变大，有时还会伴随疼痛，偶尔能摸到肿块。这也是怀孕时激素导致的结果，所以不用过于担心。下腹部和肋部开始出现疼痛，双腿麻木，同时又紧绷得发痛，腰部也会逐渐酸痛。

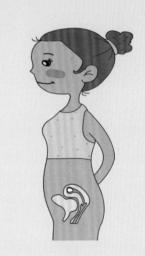

胎儿的变化

怀孕9周 尾巴开始消失

胎儿的尾巴开始消失，背部挺直。手臂逐渐变长，同时形成了手臂关节，所以可以随意弯曲，而且形成了手指和指纹。腿部开始区分为大腿、小腿和脚，同时形成脚趾。

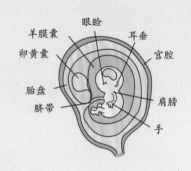

生活指导

本周注意事项

生活计划	执行方案
注意口腔护理	从本周起，口腔出现一些变化，如牙龈充血、水肿以及牙龈增生，触之极易出血，准妈妈要坚持早、晚认真刷牙，防止细菌在口腔内繁殖
注意营养	注意均衡饮食，保证充足的蛋白质、多种维生素、钙、铁等营养素的供给，多补充水分
预防胸部胀痛	使用新的孕期乳罩，并及时更换
预防水肿	需要减少食盐的摄入量，控制钠的吸收

孕期如何安排工作

怀孕期间，准妈妈不论是身体还是心理上都发生了巨大的改变，这时应该合理地安排一下工作，边工作边孕育着胎儿并不是一件容易的事情。怀孕时需要大量的休息时间，工作压力不能过大，否则是很容易影响胎儿发育的，工作时也要保持心情愉快。

要尽早报告给领导

知道怀孕后，要尽早报告给领导。商谈好什么时候停止工作，什么时候复职。做好之后的工作进程安排、自己休产假时的继任者的安排等，但是绝对不要勉强工作。

协调好工作和休息

工作时，准妈妈要根据自己的情况随时调整，一旦感觉累了，便要及时休息。在工休时间，可以吃一点儿水果或点心，并到室外呼吸一下新鲜空

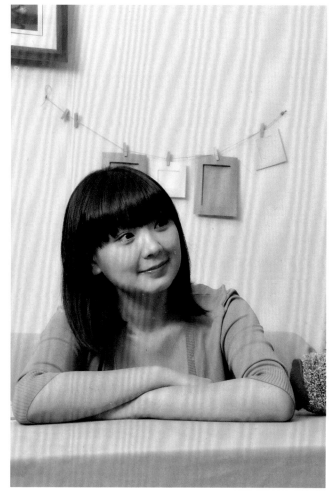

气。中午吃完饭以后，要尽可能睡上一会儿。上下班时，要注意保暖以防感冒。如果有可能，尽量不要挤公共汽车，以免人多时撞到腹部。离家较近的准妈妈，尽量步行上班。

工作时勤做"小运动"

改善颈痛：颈部先挺直前望，然后弯向左边并将左耳尽量贴近肩膀；再将头慢慢挺直，再转向右边做相同动作，重复2～3次。

改善肩痛：先挺腰，再将两肩往上耸贴近耳朵，停留10秒钟，放松肩部，重复动作2～3次。

做好交接工作

如出现因身体不适等原因而比预定时期提早休产假的情况，就要早早交代好工作，和接任同事做好交接，保证在自己休假期间的工作顺利进行。

在产假期间也要收集与工作相关的信息，还可以不时打个电话和交接者进行沟通，这样做便于新妈妈日后复职工作的开展。

饮食营养

营养重点

营养全面、合理搭配为饮食原则	
重点补充	**适量补充**
叶酸	蛋白质、水

营养需求

准妈妈的体重没有增加太多，但是乳房更加膨胀，乳头和乳晕色素加深。从现在开始你需要减少盐的摄入量。你的小便会更加频繁，从阴道流出的乳白色分泌物增多。你可能感觉头发很厚、有光泽，或者油腻、柔软。恶心、呕吐的不适感让你很难高兴起来。

此时你应该多吃一些健脑的食品，核桃糕、面包都可以作为加餐。香草薯泥等小点心可以提供丰富的叶酸。

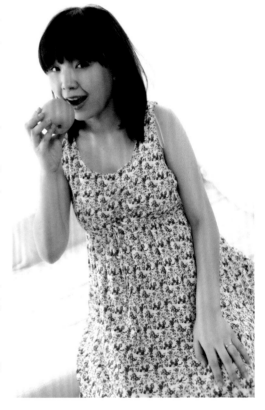

吃什么、怎么吃

一般来讲，由于担心吃得太多而应避免边看电视边吃东西，但是你现在可以不必遵守这个规定。看电视或者浏览网页的时候，准妈妈都可以准备一杯果汁或牛奶、面包、坚果类的零食，边看边吃，这样可以转移你对食品味道的注意力，减轻早孕反应。

饮食专家建议

从现在开始，你需要减少盐量，因为盐中含有大量的钠。在孕期，如果体内的钠含量过高，血液中的钠和水会由于渗透压的改变，渗入到组织间隙中形成水肿。因此，多吃盐会加重水肿并且使血压升高，甚至引起心力衰竭等疾病。但是长期低盐也会有副作用，正常的情况下你每日的摄盐量以5～6克为宜。

如果呕吐的同时伴有头晕、头痛或先兆流产症状，不妨卧床休息，并及时请教医生；也可以尝试以下食谱：姜汁牛奶、虾仁蒸鲫鱼、草莓绿豆粥、香蕉薯泥等。

准妈妈的参考餐单

用餐时间	食物名称
早餐	蔬菜粥1碗，虾仁炒鸡蛋，葱油饼1/2张，酱牛肉1片
加餐	核桃糕1片，面包1片
午餐	小窝头，豆芽炒肉丝，海米拌芹菜，糖醋黄鱼
加餐	香草薯泥适量，松子10个
晚餐	鱼肉水饺，蛋黄菜花汤，鱼香肝片

孕9周菜谱

果蔬沙拉

原料 百合2个，芒果1个，黄瓜1根，紫甘蓝
1/4个，沙拉酱、原味番茄酱各适量。

制作步骤

① 百合剥去外层的枯瓣，洗净；芒果去皮、去核切
成2厘米见方的小块；黄瓜去皮，切成与芒果同等
大小的块；紫甘蓝撕成圆片状。
② 将加工好的所有材料混合，装入密封盒中，放冰
箱冷藏30分钟。
③ 取一小碗，将适量的沙拉酱与番茄酱，倒入混合
的果蔬中，充分拌匀。

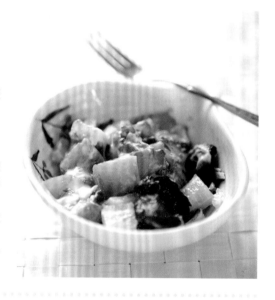

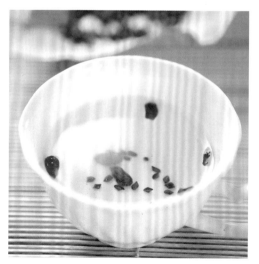

决明枸杞茶

原料 决明子10克，枸杞子10克。

制作步骤

① 决明子倒入热水中，煮到水开。
② 再加入枸杞子，改小火煮10分钟，滤出茶汁即可
饮用。

同步胎教

进行美学胎教

设计符合胎儿和准妈妈需要的家居环境。简单的布置就可以改变心情。布置的原则是色调简单、典雅优美，建议在居室放上一束鲜花，给人生机盎然之感觉。也可以布置几幅小的风景，放上几个色彩淡雅的靠垫。建议不要选择太浓烈或太晦暗的色彩。

做自己喜欢的事情

在准妈妈情绪不好时，可以考虑做一些自己喜欢做的事情。比如听音乐、做手工、唱歌等。不要勉强自己做不喜欢的事情，这样不利于坏情绪的排解。

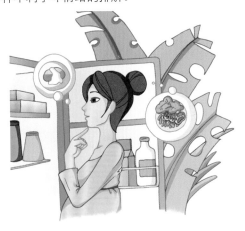

阅读一篇散文故事

当准妈妈心情不佳时不妨读读下面这篇散文，体会生活在的的喀喀湖的人们宁静的生活。的的喀喀湖位于玻利维亚和秘鲁交界的科亚奥高原上，是南美洲地势最高、面积最大的淡水湖。湖上有51个岛屿，是印加文化的发源地之一。它以秀丽迤逦的自然风光和深厚的历史底蕴，被称为"高原上的明珠"。

很久以前，太阳神之子曼科·卡帕克在秘鲁的的喀喀湖的太阳岛上降世，他南征北战，逐渐建成库斯科峡谷地区最强大的国家。人们尊称他为"印加"，位于秘鲁和玻利维亚交界处的的的喀喀湖就成为印加文明的圣地。

如今印加帝国的繁华不再，的的喀喀湖美丽依旧。秋天是的的喀喀湖最美的季节，天空与湖泊蔚蓝，芦苇如雪，充满了宁静的诱惑。

的的喀喀湖长190千米，宽80千米，岛零散地嵌在湖中。2月下旬，高原之上的的的喀喀湖暑期消退，秋风降临。秋日的天气刚刚好，暖暖的太阳恰好冲淡了高原的寒冷。看秋水与远处逐渐泛白的天相连接，在这里，似乎没有秋高气爽的说法，总觉得天空很低很低，似乎天空也经不住这一池深邃湖水的诱惑，在慢慢地向下靠。

在的的喀喀湖的芦苇丛里，繁衍生息着乌鲁斯人，他们就如同芦苇梢头的一只翠鸟，或者芦苇根底的一条小鱼，与这片水域融合在一起，不离不弃……据说很久以前，乌鲁斯人为了逃避印加帝国的迫害和大部族的残杀，来到了的的喀喀湖，隐藏在深长的芦苇丛中，靠吃芦苇的嫩芽生存。乌鲁斯割下大量芦苇，编织成大块大块的芦苇垫，放进水中做成浮岛，上面建起了芦苇屋，在这里世代繁衍。

如今仍有不少乌鲁斯人住在浮岛上，保持着纯正原始的风貌。岛上到处都是芦苇制品：芦苇船、芦苇房子、芦苇家具、芦苇饰品……这些手艺都是1000多年来口耳相传下来的，他们编一艘芦苇船需要12000千克芦苇，却只要8小时就能完成。秋天收获的芦苇韧度最好，乌鲁斯妇人穿着红色、绿色、蓝色的鲜艳衣裙，坐在芦苇岛上，手指如飞地编制着小饰品。那些银色的芦苇，在她们的指尖，如同飞舞的雪花，不消片刻一只迷你版的芦苇船便跃然手中……

专家问答

问：怀孕9周腿痒痒怎么办？

答：在避免搔抓的情况下，可以短期内口服扑尔敏，外用一些皮质激素类的霜剂，如2%氢考霜、皮炎平霜等。对瘙痒性的毛囊炎外用一些金霉素、红霉素等抗生素软膏，患病期间，避免吃油腻和多糖的食物。

问：怀孕9周，B超检查孕囊过小，是不是有问题？

答：怀孕9周，正常胎儿应长到22毫米，胎头大于胎体，各部表现更清晰，头颅开始钙化、胎盘开始发育。B超可见孕囊几乎占满宫腔，胎儿轮廓更清晰，胎盘开始出现。孕7～8周时B超可见心管搏动。你的情况不能排除胚胎停育的可能，建议做血HCG检查，近期复查B超，以便明确诊断。

问：孕9周，小腹坠胀感，会不会是先兆流产？

答：如何确认是不是先兆流产，主要通过以下几点来判断。

1.怀孕以后，阴道有少量出血，根据流血量和积聚在阴道内的时间的不同，颜色可为鲜红色、粉红色或深褐色。

2.有时伴有轻微下腹痛，胎动有下坠感，轻度腰酸腹胀。

治疗建议：孕妇发现自己有先兆流产的迹象应尽快到医院检查，以明确病因和胎儿的状况，但要尽量减少不必要的阴道检查，以减少对子宫的刺激。如妊娠反应阳性，结合体温和B超检查认为适合保胎时，应在医生的指导下进行保胎治疗；如阴道出血量多于月经量，或其他诊断查明胎儿已死亡或难免流产，应尽早终止妊娠，防止出血及感染。

问：怀孕9周没有胎芽自然流产了，这对以后的生育有影响吗？

答：导致流产的原因很复杂，早期流产较为常见的原因为染色体异常、内分泌异常、子宫发育不良、畸形、精神及神经因素、母体全身性疾病等。根据你的情况，在下次怀孕的时候建议到当地的妇幼保健院进行染色体、子宫等的检查，具体的检查应在医生的指导下决定检查项目。

问：孕早期（9周）照了阴道彩超对胎儿有何影响？

答：彩超对胎儿没什么影响的。

问：怀孕9周时噪声对胎儿听力影响大吗？

答：怀孕9周，短时间的噪声对胎儿影响不是太大，但建议你们还是要严密观察，以后尽量避免此类活动，做好孕产期保健。

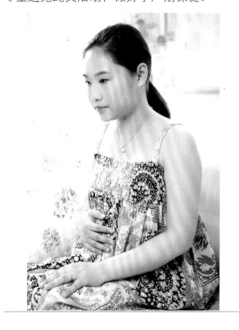

怀孕3个月
怀孕10周 （64～70天）

母婴变化

准妈妈的变化

怀孕10周 腰围越来越粗

乳房进一步肿胀，腰围也增大了。乳头乳晕色素加深，有时感觉腹痛，同时阴道有乳白色的分泌物流出。准妈妈可能会发现在腹部有一条深色的妊娠纹。此时可以进行染色体检查。

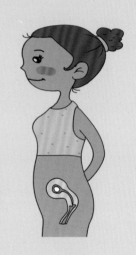

胎儿的变化

怀孕10周 头部到臀部长达30～40毫米

此时胎儿全面进入胎儿期。在接下来的时间里，胎儿会不断地进行细胞分裂，逐渐拥有人的形状。进入胎儿期以后，怀孕初期先天性畸形的发生概率会降低。此时，胎儿生殖器官开始形成。

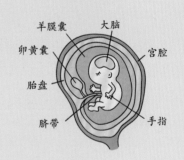

生活指导

本周注意事项

生活计划	执行方案
警惕异常妊娠	阴道少量流血并伴有下腹疼痛时，要尽早去医院检查，以免因宫外孕破裂危及生命
安胎	有见红但无腹痛或腹痛轻微，可以先卧床休息；如没有好转，应立即去医院检查，可以吃一些有安胎养血作用的食物
细心照顾自己	不要过度劳累或做过量的体力活，尤其是增加腹压的负重劳动

做绒毛膜采样

准妈妈若家族本身有遗传性疾病，可在孕期9～11周做"绒毛膜采样"。由于此项检查具有侵入性，常会造成孕妇流产及胎儿受伤，因此，目前做这方面检查的人不多。

由于准妈妈在12周前最易发生流产，若在此时身体有不适现象，如下腹痛或阴道出血等，为了保住胎儿，最好多卧床休息，这是孕妇最好的安胎药。如果准妈妈阴道有出血情形、胎儿有流产迹象、子宫颈机能不全等状况，建议在怀孕过程中，避免和准爸爸过性生活，以免造成流产。

不过，准妈妈如未出现上述症状，只要不采取特殊体位进行性生活，就不会伤害到自己和胎儿。所以，准爸妈除了在怀孕初期（12周之前）及后期（36周以后）不宜享受鱼水之欢外，在孕期其他时期还是可以适当过性生活的，不过准爸爸最好全程戴上安全套，以免精液内的前列腺素刺激子宫收缩而导致流产或早产。

准爸爸要变成爱说话的爸爸

准爸爸要成为一名经常和胎儿说话的爸爸，还要成为一名经常与妻子对话的丈夫，这是十分重要的一点。现在胎儿正处在快速发育的阶段，身体的器官在迅速地分化，让孕妈妈保持一份好心情就是最好的胎教。准妈妈可能因为从未有过的便秘而烦恼；也可能因为体内激素的变化而导致情绪波动；早晨起床看到肿胀、变胖的脸而感到难过。这些都是因为怀孕带给准妈妈的变化。因此准爸爸要更加温柔体贴，多听准妈妈倾诉，让准妈妈感觉到你对她的关心，让她知道并不是她一个人在孤军奋战。

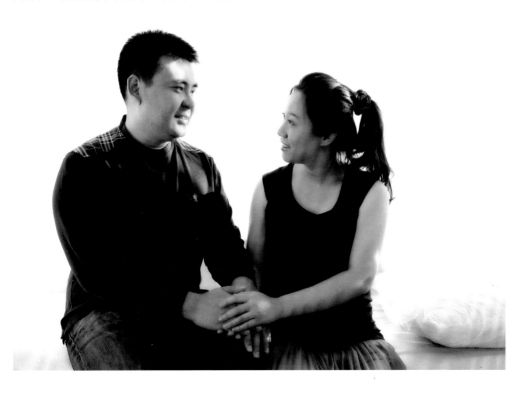

饮食营养

营养重点

营养全面、合理搭配为饮食原则	
重点补充	**适量补充**
叶酸、铁	碘、维生素A

营养需求

怀孕10周时，准妈妈的情绪波动很大，不必担心，这都是孕期雌激素作用的结果。怀孕3～6个月是胎儿脑细胞迅速增殖的第一阶段，因此现在开始应在食物里增加碘的含量，胎儿脑的发育必须依赖母体内充足的甲状腺素，甲状腺素是促进大脑和骨骼发育的重要原料。因此准妈妈每天需碘量应在0.115毫克左右，最好食用加碘盐。

吃什么、怎么吃

怀孕早期需有限的进食，维生素虽可补充，但不代表要多吃。准妈妈若是吃得太胖不仅行动不方便，更有产生妊娠糖尿病、妊娠高血压综合征的可能，提高难产概率。因此准妈妈在食物上要避免摄入高淀粉、高脂肪及加工食品。一般在整个怀孕期，体重增加12千克以内是最为理想的。记住，怀孕不代表想吃就吃，也不代表吃得越多越好。

饮食专家建议

孕妇易患缺铁性贫血，一般来说，当验血时发现血红蛋白量在10克以下时，即应视为贫血。如果发生贫血，就必须加强营养。由于缺铁性贫血往往是与营养不良联系在一起的，因此，孕妇要常吃富含蛋白质、维生素和矿物质的食物。令人欣慰的是，富含蛋白质的肉类、鸡、鸭、鱼和动物肝脏等食物也都富含铁质，而含维生素C较丰富的新鲜蔬菜、水果等食物，也含有一定数量的铁质，常吃这些食物，既可保持营养的平衡，又可防止贫血。但是应该注意，必须把荤素食物搭配在一起，才能大大提高铁的吸收率。另外，还可以在医生的指导下服一些铁剂，硫酸亚铁片含有人体易于吸收的二价铁，是较理想的补铁药物，若同时配以能够促进铁吸收的维生素C，补铁的效果更佳。

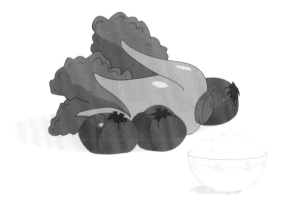

准妈妈的参考餐单

用餐时间	食物名称
早餐	鸡蛋饼1张，玉米面粥1碗，海带丝1碟
加餐	胡萝卜汁1杯，饼干2块
午餐	米饭1碗，口蘑烧茄子，五香豆腐干
加餐	水果沙拉
晚餐	发糕1块，酸辣鱿鱼卷，虾皮粉丝汤

孕10周菜谱

枸杞红枣茶

原料 红枣40克，枸杞子20克。

制作步骤
① 将红枣、枸杞子倒入热水中，煮到水开。
② 改小火煮10分钟，滤出茶汁即可饮用。

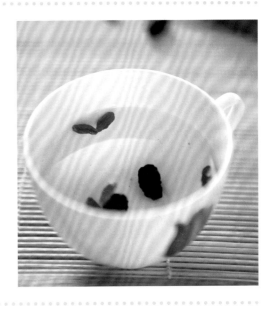

玫瑰参片茶

原料 玫瑰花、西洋参、冰糖各适量。

制作步骤
① 取热水冲洗茶壶。
② 加入西洋参、玫瑰花、冰糖，冲入开水浸泡5分钟即可。

同步胎教

做柔软操进行锻炼

准妈妈可以做一些动作舒缓的柔软操来进行锻炼。柔软操可以使准妈妈保持良好的心理状态，同时能够促进血液循环，增强心肌收缩力，增加氧气的摄取量，促进新陈代谢；还能帮助准妈妈减轻因为身体重心转移和体重增加带来的腰腹痛。

提肛运动：坐在靠背椅子上，轻吸气，用力收缩肛门、会阴部肌肉，并尽可能维持一段时间，然后呼气放松，每次做10～15次。这个动作可增强肛门、会阴部肌肉的弹性，利于分娩。

足部运动：坐在靠背椅子上保持背部挺直，腿与地面呈垂直状态，脚心着地面；然后脚背绷直、脚趾向下，使膝盖、踝部和脚背成一直线。双脚交替做这个动作。通过脚尖和踝关节的柔软运动，增强脚部肌肉以承受日渐沉重的身体。

盘腿运动：盘腿坐下，背部挺直，双手轻放在两膝上，每呼吸一次就用手按压一下，反复进行。注意要用手腕向下按压膝盖，并一点点加力，尽量让膝盖接近床面，每天早晚各做3分钟。这个动作可增强背部肌肉，松弛腰部关节，伸展骨盆肌肉，帮助分娩时双腿能够很好地分开。

腰部运动：坐在床上左腿伸直，右腿朝外弯曲一些，左手放在左膝盖上，右手撑于一侧，左手上举弯腰，重复数次。两侧交替进行，每次3分钟。

振动骨盆运动：趴在床上，双手与肩同宽，深深低着头，腰背部向上拱成圆形；然后抬头挺腰，腰背部伸直。做时可配合呼吸，每天早晚做5～10次为宜。这个动作可帮助准妈妈不费劲地活动骨盆，有利于分娩，还可使产道出口的肌肉柔软。

扭动骨盆运动：躺在床上，双手伸直放在身体两旁，右腿屈膝，右脚心平放在床上，膝盖慢慢向右侧倾倒；待膝盖从右侧恢复原位后，左腿屈膝做同样动作；然后双腿屈膝，双腿并拢，慢而有节奏地用膝盖画半圆形，由此带动大腿、小腿左右摆动，注意双肩要紧靠在床上。每天早晚各做2次，每次3分钟。这个动作能够增强骨盆关节和腰部的柔软和力量。

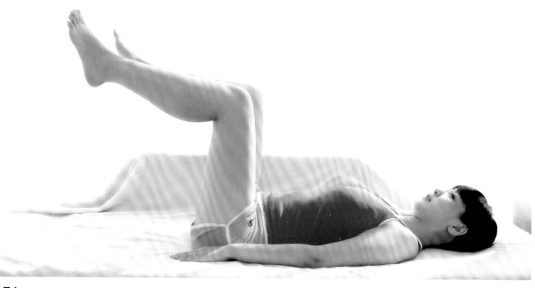

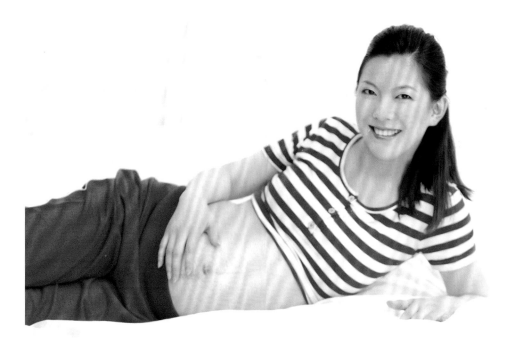

专家问答

问：怀孕10周好想吃辣怎么办？

答： 最好少吃辣或不要吃。孕妇本来就容易便秘，再吃辣的就更不好了。经常便秘的话，大肠会吸收粪便里的有害物质和毒素。

问：怀孕10周胎儿心跳173下，正常吗？

答： 应属正常。因为妊娠10周胎儿心脏尚未发育完善，心脏的电生理反射也未发育完全，胎儿心率比较快并且不规则。但建议按照医生的要求定期产前检查。

问：怀孕10周，间歇性出血，B超显示胎儿正常，请问对胎儿有影响吗？

答： 这是流产症状，要随时注意观察，胎心很重要，注意休息，必要时可服用保胎药。

问：怀孕10周，肚子胀气难受，吃药会影响胎儿吗？

答： 孕后用药要谨慎，否则会影响胎儿发育。建议到正规的医院，接受正规的检查，通过咨询医生才可用药。

问：怀孕10周了，这几天便秘上厕所的时候少量出血，请问这是正常现象吗？

答： 有患痔疮的可能。每天大便之后用温水冲洗一下，或者买个洁身器。痔疮是孕期常见症状。

问：怀孕10周如何退烧？

答： 如果发热超过38摄氏度，一定要去医院，否则发热对胎儿的影响比药物还严重，如果发热不太严重，可以用酒精擦拭身体，多喝些白开水。

怀孕3个月
怀孕11周（71～77天）

母婴变化

准妈妈的变化

怀孕11周 基础代谢增加

身体的外形逐渐出现变化，还能感觉到子宫的增大，大多数准妈妈会出现便秘，同时阴道分泌物增加。这个时期准妈妈的基础代率谢比怀孕前增加25%左右，因此应该充分摄取蛋白质和热量。

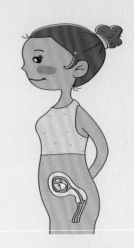

胎儿的变化

怀孕11周 头部到臀部长达44～60毫米

此时的胎儿虽小，但成长迅速。从脊髓伸展的脊椎神经特别发达，能清晰地看到脊柱轮廓，而且头部占全身长度的一半左右。额头向前突出，头部变长，已形成了下颌。同时，脸部还能大致区分出眼睛、鼻子和嘴巴。

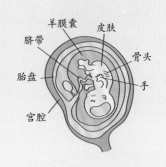

生活指导

本周注意事项

生活计划	执行方案
产前检查	重点是产科检查，通过B超检查，确认胎儿的大小和成长速度，以便及早发现胎盘的异常症状
适当增加一些运动	随着胎盘的形成，流产概率降低，此时可适当增加一些运动量
做好皮肤护理	要保持面部清洁，经常洗脸

预防流产的方法

随着子宫的增大而挤压膀胱，很容易导致尿频，有时还会伴随排尿不畅。这种现象将一直持续4个月，直到子宫移位到膀胱的上面。此时胎儿着床还处于不完全的状态，为防止流产，悉心照料比什么都重要。

1.排尿时如果出现疼痛，要及时诊断，以免患膀胱炎，平时尽量不要憋尿。

2.随着子宫的增长，准妈妈下腹部和肋部开始出现疼痛，若疼痛时伴有出血状况就必须去医院治疗。

3.外出的时候一定要穿袜子和保暖内衣，以免着凉导致流产。

4.拿重物有可能造成流产，不要拿重物，上台阶一定要注意慢走。

5.为防止滑倒，最好穿鞋跟较矮的鞋子。

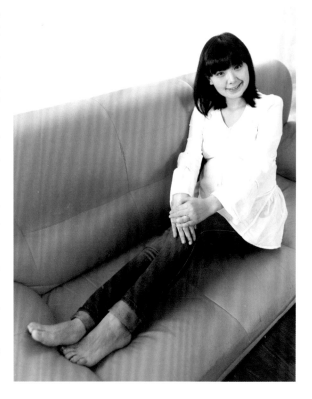

预防便秘的方法

特别在怀孕初期，子宫会突然变大，加上受孕激素的影响，很容易便秘。准妈妈有时会莫名其妙地出现腹部疼痛，这也是便秘引起的症状。为缓解因怀孕而引起的便秘，调节饮食十分重要。

1.有规则的饮食是基本，少食多餐，多吃易消化的食物。

2.多吃富含膳食纤维的食物（土豆、玉米、南瓜、糙米、牛蒡等）。

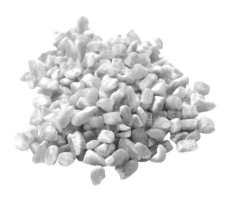

3.为防止便秘和皮肤干燥，养成早晨空腹喝一杯水的习惯。

4.尽量饮用温水。水分摄取量一般以每天2～3升为准，选择白开水或矿泉水都可以。为了避免肚子受凉，要尽量饮用温水。

5.膳食纤维摄入比例要适当，膳食纤维摄入不宜过多。否则会引起肠胀气，排便次数过多等不适现象，也容易妨碍一些必需微量元素的吸收。

饮食营养

营养重点

营养全面、合理搭配为饮食原则	
重点补充	**适量补充**
叶酸、钙	锌、维生素B_6、维生素B_{12}

营养需求

怀孕3～6个月是胎儿的脑迅速增长期。主要是脑细胞体积增大和神经纤维增长，使脑的重量不断增加。维生素B_6、维生素B_{12}、叶酸、锌的补充继续持续。

吃什么、怎么吃

喜吃酸食的准妈妈，最好选择既有酸味又营养丰富的番茄、樱桃、杨梅、石榴、海棠、橘子、酸枣、葡萄、青苹果等新鲜水果，这样既能改善胃肠道不适症状，也可增进食欲，增加营养。有利于胎儿的生长，一举多得。

另外，对于酸酸的山楂，虽然其富含维生素C，但是无论是鲜果还是干片，孕妇都不能多吃。因为山楂或山楂片有刺激子宫收缩的成分，有可能引发流产和早产，尤其是妊娠3个月以内的孕妇，既往有流产、早产史的孕妇更不可贪食山楂。

还要记住不要吃腌制的酸菜或者醋制品，因为这类食品不仅营养丧失殆尽，而且还容易致癌，因此要少吃或不吃。

饮食专家建议

许多孕妇服用多种维生素，殊不知维生素虽是一种保健药品，但过量的维生素对胎儿也会产生不可忽视的副作用。

例如，维生素A过量可引起倦睡、烦躁、头痛及呕吐，继而出现脱皮、嘴唇干裂等，长期慢性中毒甚至会出现类似脑瘤的症状。

维生素D过量可引起厌食、恶心和呕吐，继而出现尿频、烦渴、乏力、神经过敏和瘙痒。肾脏将受到不可逆转的损害。由于以上两种维生素都是脂溶性，很难排泄，故长期过量服用可以造成慢性中毒，且需要较长时间才能恢复。

如大量服用维生素C会造成体液及尿液酸化，进而造成缺铁性贫血。同时大量产生的草酸可以和尿中的钙结合成为难溶的草酸钙，形成肾结石和尿道结石。

其他水溶性维生素如叶酸、维生素B_1、维生素B_2等，尽管暂时还没有发现过量服用导致的损伤，但也没有发现过量服用有什么好处。实际上，只要正常均衡饮食，基本不会出现维生素缺乏症。

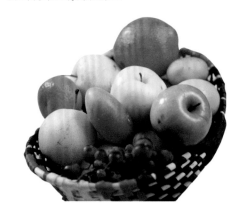

准妈妈的参考餐单

用餐时间	食物名称
早餐	牛奶1杯，煮鸡蛋1个，蔬菜沙拉1碟，主食面包1片
加餐	核桃仁2个，花生10个
午餐	玉米1个，米饭1两，清蒸鲈鱼，虾仁鸡蛋羹
加餐	蛋黄派，各种水果
晚餐	米饭1碗，白菜鸡杂肉片汤，西芹虾仁腰果

孕11周菜谱

咖喱牛肉土豆丝

原料　牛肉300克，土豆400克，淀粉、酱油、料酒、葱、姜、盐、咖喱粉、植物油各适量。

制作步骤

① 将牛肉自横断面切成丝，将淀粉、酱油、料酒调汁浸泡牛肉丝；土豆洗净去皮，切成丝。

② 将油热好，先干炒葱姜丝，再将牛肉丝下锅干炒后，将土豆丝放入，再加入酱油、盐及咖喱粉，用旺火炒几下即成。

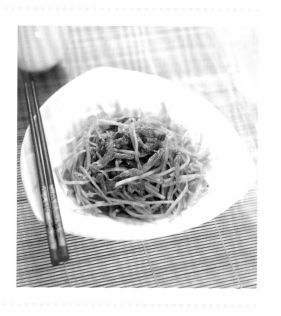

木耳豆腐虾丸汤

原料　虾200克，豆腐400克，肥猪肉300克，青梗菜、木耳、酒、盐各适量。

制作步骤

① 虾剥壳去肠洗净，豆腐搅碎，肥猪肉煮熟切碎，挤捏成丸子，煮熟。

② 锅中加清水烧开，放入丸子、空心菜和木耳，再滚片刻，用酒和盐调味即可。

同步胎教

在大自然中进行芳香胎教

准妈妈的情绪波动没有前几周大了，身体也逐渐适应了，可以抓住这个时机让胎儿多接触大自然的声音和味道，做一下芳香胎教。芳香能给人一种良好刺激，使人心情松弛、情绪高涨，增强听觉与嗅觉及思维的灵敏度，进一步提高智商。准妈妈可以在大自然中，一边散步一边进行芳香胎教。自然界中的鸟鸣蝉歌可以对大脑神经起到调节作用，使准妈妈精神放松，修身养性。大自然的清新空气和一草一木，使准妈妈心情舒畅，准妈妈可以将这种自然美的感受描述给胎儿听，让胎儿也感受到宜人的环境和妈妈的愉悦，一定会受益无穷。

在大自然中进行芳香胎教，芳香还可以刺激胎儿的嗅觉，促进胎儿的脑部发育。芳香胎教的方法很简单，只要准妈妈闻一闻香气就可以了，准妈妈也可以在家里各处放点自己喜欢的精油，想起来时自然而然地闻一下。既简单又有效。同时，要记得不是只有精油薰香才是芳香胎教。芳香胎教无处不在，每当你闻到香味，大吸一口气，把这种嗅觉快乐带给宝宝，这就是芳香胎教啦！但是，某些香味太浓郁甚至有微毒的花香，并不适宜用来进行芳香胎教。比如：夹竹桃、水仙等。

欣赏摄影作品

一幅好的摄影作品也可以给我们带来美的享受，准妈妈可以去看摄影展，也可以找一些摄影作品进行美学胎教。

那么，一幅好的摄影作品应该从哪些方面来欣赏？

第一，构图要美、要新颖。一幅好的照片，首先吸引你的一定是它的构图。好的构图应该是有个性的、独特的。

第二，对于彩色照片，应该色彩丰富、鲜艳、冷暖搭配得当；而黑白照片则应该对比明显、柔和。

第三，主题突出。每一幅照片都有它的主题和主体，不是主体的部分都应该虚掉或暗淡下去。背景要干净，不能喧宾夺主。

第四，要有感染力。一幅好的照片出现在你的面前，应该使你感到非常震撼。它不仅反映出画面有时代气息，而且很有独特的个性。

第五，光源运用恰当。逆光、侧光、顺光、顶光、底光、自然光、反射光等光源，如果运用得当，就能反映主体和整个画面的内容。

第六，照片的层次要丰富、分明。前景、中景、远景都要清晰明朗。

第七，恰到好处地运用特殊效果。如黑白效果、油画效果、水彩画效果、版画效果、雕塑效果、条纹效果、水纹效果等。

总的说来，摄影属视觉艺术，这样它就离不开线条、块型、色彩、光线等视觉基本元素，进而运用这些元素来组合或勾连画面内容和形式的内在联系，最终以此来完成艺术形象的塑造，而这个艺术形象所表达的主题、情绪、气氛因此得到完整表现，创作者的思想也寓之其里。

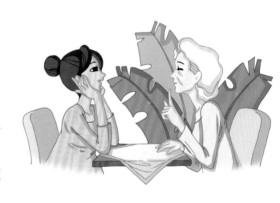

专家问答

问：怀孕11周了，做心电图和抽血，对胎儿有影响吗？

答：单独做心电图，抽血没有任何影响。X射线检查就麻烦了，X射线会破坏细胞分化。这是常识，医生应该懂，知道你怀孕或准备怀孕就不会用X射线。

问：怀孕11周，用了地塞米松磷酸钠注射液对胎儿有影响吗？

答：地塞米松是激素，用多了对身体不好，建议去医院咨询。

问：怀孕11周有褐色分泌物流出，要不要紧？

答：引起咖啡色分泌物的原因，如精神压力过大、受外界因素的影响、内分泌失调、服用避孕药、妇科方面的疾病等，如果没有其他的不适症状的话是不需要治疗的。

问：孕11周得了带状疱疹，会对胎儿有影响吗？

答：带状疱疹这种病毒不会进入血液，因此不会给胎儿造成危险。只是治疗期间的用药，一定要遵医嘱。治疗期间不能洗澡，避免吃辛辣食物和海鲜，禁止性生活。

问：怀孕11周孕检发现患霉菌性阴道炎，对胎儿有没有影响？

答：医生会给你开对胎儿影响不大的栓剂，怀孕后身体发生了很大的变化，分泌物增多，应注意清洁，减少性生活，通过治疗能得到很好的解决。

问：怀孕11周能吃巧克力吗？

答：有的准妈妈担心患上妊娠高血压综合征、糖尿病，从怀孕开始就拒绝吃糖、巧克力。其实，黑巧克力的牛奶成分少，通常糖类也较低，食用黑巧克力有益健康。芬兰科学家认为，喜欢吃巧克力的准妈妈所生的孩子容易呈现出比较健康向上的情绪，这与巧克力中所含的某种化学成分有关。

问：怀孕11周，在做家务的时候可以进行胎教吗，怎样做比较好？

答：孕妇在做家务活的时候可以进行胎教。由于有些孕妇没有太多空余时间，那么边做家务活边进行胎教不失为一种好方法。合理地安排家务，既能够融语言胎教于家务活中，又能使孕妇在做家务时更有乐趣。

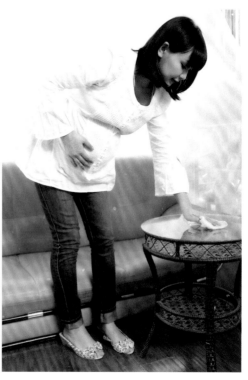

怀孕3个月
怀孕12周（78～84天）

母婴变化

准妈妈的变化

怀孕12周　偶尔会出现晕眩症状

随着子宫上移到腹部，膀胱的压迫会减轻，但是支撑子宫的韧带会收缩，因此容易导致腰痛。此时，由于提供给大脑的血液不足而引起的暂时缺血，准妈妈容易出现晕眩症状。

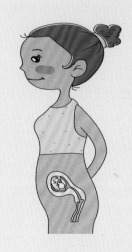

胎儿的变化

怀孕12周　头部到臀部长约61毫米，体重9～13克

怀孕10～12周，胎儿会迅速成长，身体会长大两倍左右，而其脸部结构已基本形成。虽然没有生成新的器官，但是巩固了几周前初长成的身体器官。胎儿的肌肉已非常发达，可以在羊水中自由地活动。手指和脚趾开始分叉，也长出手指甲。

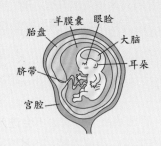

生活指导

本周注意事项

生活计划	执行方案
关心牙齿	坚持早、晚认真刷牙，用牙线清洁牙缝，餐后漱口
防止眼睛疲劳	把办公室的椅子调到舒服的高度，头和身体要同电脑屏幕保持一定的距离，保持正确的坐姿
制订规律的生活计划	此时，准妈妈的身体状态和心情会有所好转，要早睡早起，规律用餐时间

第一次正式产检

　　每位准妈妈在怀孕12周时，都正式开始第一次产检。由于此时已经进入相对稳定的阶段，一般医院会给准妈妈办理"孕妇健康手册"。日后医师为每位准妈妈做各项产检时，也会依据手册内记载的检查项目分别进行并做记录。检查项目主要包括：

　　1.量体重和血压。

　　2.进行问诊：医师通常会问准妈妈未怀孕前的体重数，以作为日后准妈妈孕期体重增加的参考依据。整个孕期中理想的体重增加值为10～12.5千克。

　　3.听胎儿心跳：医师运用多普勒胎心仪来听胎儿的心跳。

　　4.验尿：主要是验准妈妈的糖尿及蛋白尿两项数值，以判断准妈妈本身是否已有糖尿病或耐糖不佳、分泌胰岛素的代谢性疾病、肾脏功能健全与否（代谢蛋白质问题）、子痫前症、妊娠糖尿病等各项疾病。

　　5.身体各部位检查：医师会针对准妈妈的甲状腺、乳房、骨盆腔来做检查。由于骨盆腔是以内诊方式进行检查，为避免过于刺激子宫，所以，医师会让准妈妈平躺在诊断台上，以手来触摸准妈妈腹部上方是否有肿块。若是摸到肿块，就要怀疑是否为卵巢肿瘤或子宫肌瘤，但大部分以良性肿瘤居多。

　　6.抽血：准妈妈做抽血检验，主要是验准妈妈的血型、血红蛋白（检视准妈妈贫血程度）、肝功、肾功及梅毒、乙肝、艾滋病等，好为未来做防范。

　　7.检查子宫大小：准妈妈从怀孕6周开始，子宫开始逐渐变大；到了孕12周时，子宫底会在耻骨联合的上方；到孕20周时，会跨过骨盆腔到肚脐位。因此，从孕20周到35周，医师为准妈妈从耻骨联合的地方到子宫底所量出的厘米数，可大致等于胎儿周数。此周数也可作为胎儿正常发育与否的依据，通常会以±3厘米来做一推断，即小于3厘米，代表胎儿较小；大于3厘米，代表胎儿较大。

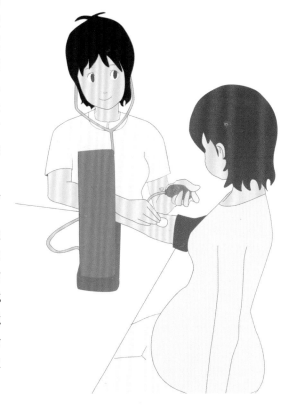

　　8."胎儿颈部透明带"的筛检：准妈妈可以在孕11～14周做此项检查，即可早期得知胎儿是否为罹患唐氏症的高危险群。主要是以超声波来看胎儿颈部透明带的厚度，如果厚度大于2.5（或3）以上，胎儿罹患唐氏症的概率就会较高，这时医师会建议准妈妈再做一次羊膜穿刺，来看染色体异常与否。

饮食营养

营养重点

营养全面、合理搭配为饮食原则	
重点补充	**适量补充**
叶酸、镁	蛋白质、维生素E

营养需求

镁不仅对胎儿肌肉的健康至关重要，而且也有助于骨骼的正常发育。近期研究表明，怀孕头三个月摄取的镁的数量关系到新生儿身高、体重和头围大小。在植物油、绿叶蔬菜、坚果、大豆、南瓜、甜瓜、香蕉、草莓、葵花子和全麦食品中都很容易找到镁。另外，镁对准妈妈的子宫肌肉恢复也很有好处。镁的摄入还可预防妊娠抽搐、早产等并发症。

胎儿发育的整个过程都需要维生素A，它尤其能保证胎儿皮肤、胃肠道和肺部的健康。怀孕的头三个月，胎儿自己还不能储存维生素A，因此准妈妈一定要供应充足。甘薯、南瓜、菠菜、芒果中都含有大量的维生素A。

吃什么、怎么吃

孕早期孕吐较激烈，许多准妈妈因害怕呕吐而少吃甚至不吃东西，这对胎儿的健康非常不利。采用少食多餐的原则，减轻呕吐的同时，还可保证各种营养的摄入。

孕期准妈妈对各种营养的需求量会增大，同时更需要合理、充分、均衡的饮食。准妈妈在孕期要保证蛋白质的充足摄入，同时还要摄入一定量的矿物质、维生素、碳水化合物、脂肪等营养素。

饮食专家建议

怀孕12周的准妈妈可以利用饮食来预防流产。

1.补充维生素E：维生素E具有保胎的作用，它广泛存在于松子、核桃、花生、豆制品之中，不妨多加食用。

2.不要乱进补：有些人认为"吃补药总不会错"，于是擅自滥补人参、桂圆等大补元气之品，其结果有可能事与愿违，对母婴不利。一切温热、大补之品，孕妇均不宜服。孕期进补应遵循医生的嘱咐进行。

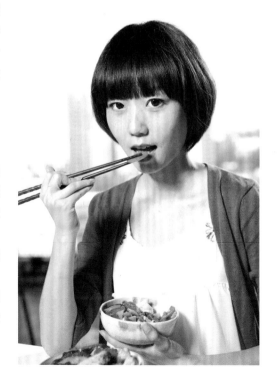

准妈妈的参考餐单

用餐时间	食物名称
早餐	葱花鸡蛋饼，薏仁牛奶红枣粥，拌黄瓜
加餐	橙子1个，栗子5个
午餐	韩式泡菜炒饭，腐竹白果煲猪肚，孜然椒盐小土豆
加餐	苹果1个，香蕉1个
晚餐	糙米饭1碗，肉末烧豆腐，山药鸽子汤，酸甜柿子椒

孕12周菜谱

茭白炒鸡蛋

原料　鸡蛋50克，茭白100克，核桃油10克，盐、葱花、高汤各适量。

制作步骤

① 将茭白去皮，洗净，切成丝。

② 鸡蛋磕入碗内，加入盐调匀。将核桃油放入锅中烧热，葱花爆锅，放入茭白丝翻炒几下，加入盐及高汤，炒干汤汁，待熟后盛入盘内。

③ 另起锅放入核桃油烧热，倒入鸡蛋液、炒过的茭白同炒，待鸡蛋熟后装盘即可。

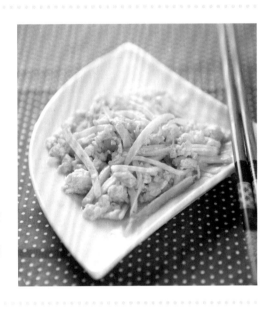

虾仁炒韭菜

原料　韭菜250克，鲜虾200克，葱、姜、植物油、黄酒、盐各适量。

制作步骤

① 将韭菜洗净，切成3厘米长；鲜虾剥去壳，洗净；葱切成段；姜切成片。

② 将锅烧热，放入植物油烧至七成热，先将葱段下锅煸香，再放鲜虾和韭菜段，烹黄酒，连续翻炒，至虾熟透，放盐起锅装盘即可。

同步胎教

听一首轻快的歌曲《儿时情景》

本周孕妈妈的情绪比较容易波动，可以听一听舒曼的钢琴套曲《儿时情景》。罗伯特·舒曼是德国著名作曲家、音乐评论家，是浪漫主义音乐成熟时期的代表之一。

《儿时情景》由13首小曲组成。

1.异国以及异国人。平稳四分音符夹杂着不安分的附点节奏，表现孩子听到异国故事时诧异好奇的神情。

2.离奇的故事。突变的节奏使乐曲显得夸张活泼，仿佛古怪离奇的故事。

3.捉迷藏。上上下下飞快跳跃的顿音，展现孩子们你躲我藏、追逐游戏的情景。

4.孩子的请求。亲切温柔的旋律充满稚气，并带有祈求、幻想的情绪，最后结束在属七和弦的七音上，描绘孩子提出请求期待答复时的神情。

5.愉快。欢快的旋律音型在高低声部轮番出现，内声部固定的切分节奏、丰满的和声都微妙地刻画了孩子得到所期望的东西后满足幸福的心理。

6.重要事件。夸张而单纯的顿音、呆板的节奏，呈现出孩子一本正经的严肃面孔，令人发笑。

7.梦幻。这是其中最精彩的一首，常单独演奏，还被改编为各种乐器的独奏曲，并广为流传。乐曲节奏缓慢平稳，旋律起伏均匀，细腻动人，在丰满温和的和弦衬托下，渗透着梦境般静谧甜美的诗意。

8.壁炉旁。柔和舒展的旋律描绘了一幅充满融融之乐、和谐温暖的家庭图景。

9.木马骑士。在持续音上奏出带切分节奏的旋律简洁生动，描绘前后晃动的木马和木马上兴高采烈的小骑士。

10.过分认真。跨小节的绵绵不断的切入构成严肃单调的主题，描绘孩子努力思索的神情。

11.惊吓。平静的主题交织着紧张的半音经过的和弦，经音乐罩上一层恐怖色彩，刻画儿童听到鬼怪故事后害怕惊恐而又好奇的心理。

12.入眠。晃动的节奏型加上卡农手法的运用，形成了摇篮曲般温和宁静的气氛，中间的转调更增添了乐曲的梦幻色彩，最后平静舒缓的音乐表明孩子已酣然入睡。

13.诗人说话了。这首终曲是以成人的口吻写成，旋律悠缓，蕴含着迷惘惆怅的心情，表达对已逝童年的忧伤和感慨。

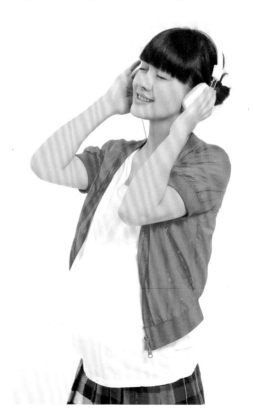

专家问答

问：怀孕12周闻了一晚上的麝香虎骨膏的味，会不会有问题？

答：胎儿已经成形，闻麝香不会导致胎儿畸形。中医认为麝香会引起孕妇流产，但临床上很少会出现这种情况。

问：怀孕12周了，肚子已经大了，正常吗？

答：如果这是第一次怀孕，一般12周时肚子不会很明显，估计是因为很少运动，吃得又多，长期坐着使脂肪堆积在腹部。如果没有不舒服的症状就不要太担心了，定期去产检就可以了。

问：怀孕12周了，能摸到胎儿的心跳吗？

答：一般不太容易摸到胎心的跳动。当准妈妈感觉到好像是胎儿的心跳的时候，其实很可能只是自己本身的脉搏在跳动。

问：怀孕12周，偶尔腹痛怎么办？

答：怀孕期间的腹痛是很常见的现象，腹痛的原因很多，有些是怀孕的正常现象，有些则代表严重的疾病。通常这种疼痛并不会很严重，可能会造成一些不适，但不会影响日常生活。疼痛的位置并不固定，有时在左下腹，有时则在右下腹，疼痛时间持续很短。

问：怀孕12周了，右脚脚心和脚背筋疼，小腿发麻，是我平时的姿势不对吗？

答：坐姿、站姿、走姿、鞋子是否合适、缺钙，还有子宫增大、着凉、劳累等，都会引起这些症状，要综合这些因素做调整。

问：怀孕12周做了三次B超有没有问题？

答：超声波是一种间断性的脉冲发射，平均功率为30～40毫瓦／平方厘米以下。它并不会像X射线那样具有辐射及生物效应，所以一般情况下，不至于造成对胎儿的危害。

问：怀孕12周先吃两天药再清宫可以吗？

答：由于孕周大、子宫增大变软、胎盘已经形成、胎儿骨骼已发育，直接做人工流产易造成穿孔、残留等，风险大。采用药物流产就会使这些风险降低很多，就算没流干净，胎体一般也能完整排出。再清宫的话风险也会小很多。

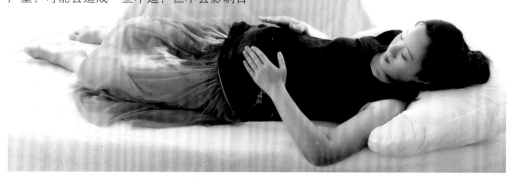

怀孕4个月
怀孕13周（85～91天）

母婴变化

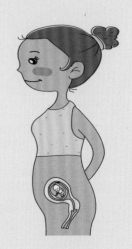

准妈妈的变化

怀孕13周　晨吐即将停止

晨吐很快就会停止，焦虑的情绪开始舒缓，流产的危险也减少了。由于乳腺日渐发达，到孕中期的时候还能触摸到肿块，甚至还伴随着疼痛。

胎儿的变化

怀孕13周　脸部和身体各器官开始呈现完整的形态

从头部到臀部长65～79毫米。此时的胎儿具备完整的脸部形态了，鼻子完全成型，并能支撑头部运动。如果触摸到胎儿的手，胎儿的手就会握拳，碰到双脚，脚就能缩回去。

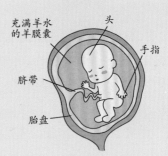

充满羊水的羊膜囊　头　手指　脐带　胎盘

生活指导

本周注意事项

生活计划	执行方案
预防阴道炎	应注意保持外阴部的清洁，内裤应选用纯棉织品，并每天用温和的皂液清洗，洗后最好在日光下晒干
控制体重	在补充营养的同时也要注意避免体重增加过快或过多
计划去旅游	度过前3个月的紧张期后，可以计划去旅游，选择真正轻松休息的旅游方式，逗留期为2～3天的旅行比较理想，以放松身心为目的
加强头发护理	要经常洗头，洗后不要用强风吹干

黑色素沉淀

在怀孕12周后会出现黑色素沉淀。因为怀孕后雌激素和黄体素大量上升，会使黑色素细胞活化，因而造成黑色素细胞沉淀，大部分会出现在乳头、外阴部、腋下、腹股沟、大腿上方内侧，以及耻骨到肚脐中央会出现腹中线。

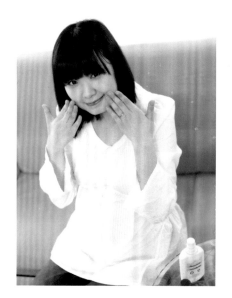

而除了这些身体部位出现的黑色素沉淀，有些准妈妈也会在脸颊上出现不规则的棕色斑块，也就是俗称的孕斑，孕斑主要是因为孕妇体内孕激素、黄体酯酮或黑色素刺激激素浓度上升所造成；此外，原本就存在的痣、雀斑、胎记等颜色也可能加深，大概每两个孕妇中就有一个人有孕斑的困扰，常晒太阳的准妈妈，孕斑的情况会更为明显。

小贴士

一般而言，因怀孕而出现的黑色素沉淀，产后激素分泌正常后也会随之恢复，约在半年内会陆续消退，但复原的情况视每个人的体质而定，为了避免加深这些黑色素沉淀的部位，孕期做好防晒是关键。

妊娠纹

怀孕13周后会出现妊娠纹。因为12周前，子宫尚在骨盆中，自然感觉不出肚子的扩大；12周后，子宫就会开始迅速扩张，而随着子宫的扩张、胎儿的增大，准妈妈的腹部皮肤也会产生延展，此时，皮肤里的弹性纤维和结缔组织层会被撑断，被撑断的痕迹就是"妊娠纹"。妊娠纹以膨胀最为明显的腹部为主，其次是大腿内侧、臀部两侧也都是常见的地方。

刚开始生成妊娠纹时，会呈现紫红色不规则的条状，随着结缔组织的修复会转成为银白色的斑纹。

小贴士

爱美的准妈妈都很在意这个怀孕的附属品，但子宫扩大不可避免，究竟该如何避免生成妊娠纹？首先控制体重是最主要的方法，整个孕期以增加12.5千克左右为适宜，再者，适当使用市面上出售的妊娠纹霜，可以有效增加皮肤弹性，预防妊娠纹的产生。

饮食营养

营养重点

营养全面、合理搭配为饮食原则	
重点补充	**适量补充**
锌、钙	叶酸、碘

营养需求

孕13周准妈妈需要增加锌的摄入量，缺锌会造成准妈妈味觉、嗅觉异常，食欲减退，消化和吸收功能不良，免疫力降低。富含锌的食物有生蚝、牡蛎、动物肝脏、口蘑、芝麻、赤贝等，尤其在生蚝中含量最丰富。14周左右，胎儿的甲状腺开始起作用，如母体摄入碘不足，新生儿出生后甲状腺功能低下，会影响孩子的中枢神经系统，尤其大脑的发育。鱼类、贝类和海藻等海鲜是碘最丰富的食物来源，每周至少要吃两次。

吃什么、怎么吃

1.准妈妈到了这周变得胃口大开，胎儿的营养需求也加大了。准妈妈可以放心地吃各种喜欢吃的东西了。

2.再好吃、再有营养的食物都不要一次吃得过多、过饱，或一连几天大量食用同一种食物。

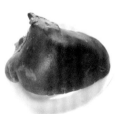

饮食专家建议

1.孕妇需要营养，保证胎儿的生长，因此孕妇的食量摄入要比平时增加10%～20%。

2.怀孕4～7个月，胎儿每天增重10克，孕妇食量应有所增加。因为子宫胀大压迫肠道容易造成便秘，所以孕妇宜多吃蔬菜，多饮水。

3.怀孕8～10个月，胎儿增重一倍，大脑细胞激增，是孕妇营养关键阶段，要注意数量充足、合理均衡的膳食。

4.怀孕中后期每天平均膳食要额外增加9克优质蛋白，相当于喝300毫升牛奶，2个鸡蛋或50克瘦肉，如果是植物性蛋白则要多吃15克，相当于200克豆腐或大米。

5.孕妇怀孕后血容量猛增30%，需要700毫克铁来制造红细胞，是平时的3～4倍，宜吃瘦肉、禽、鱼等动物性食物，每周吃2～3次猪肝，必要时可服用铁剂，避免贫血，但不宜饮茶。

6.增加含钙乳制品的摄入，并多晒太阳，还可服用钙片。

7.每天要进食500～700克蔬菜，补充准妈妈所需要的维生素，中、晚餐后吃一份水果。

8.控制盐分的摄入。尤其对于下肢水肿的孕妇，更要注意菜不要太咸，多吃一些利水食物。

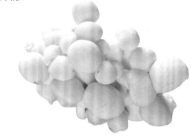

准妈妈的参考餐单

用餐时间	食物名称
早餐	火腿时蔬小丸子，香煎藕饼，牛奶1杯
加餐	饼干2片，苹果1个
午餐	咖喱鸡饭，蛤蜊菌菇汤，子姜鸡汁蒸排骨
加餐	大枣5个，牛奶1杯
晚餐	牡蛎煎饼，熘肝尖，蒜蓉红椒蒸扇贝

孕13周菜谱

黄瓜海蜇丝

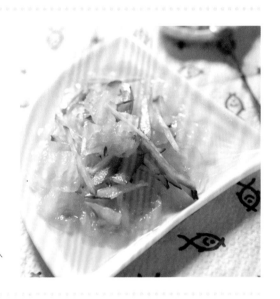

原料　黄瓜2根，海蜇100克，红椒、葱、姜、
盐、香油各适量。

制作步骤

1. 黄瓜切成丝；海蜇泡洗干净切成丝；红椒、葱、
姜洗净分别切成丝备用。
2. 锅内倒水烧开，放入海蜇丝，用大火快速焯透，
捞出沥干水分备用。
3. 把黄瓜丝、葱丝、姜丝、红椒丝放入小碗中加入
盐、香油拌匀腌5分钟，再放入海蜇丝拌匀即可。

鱼头木耳汤

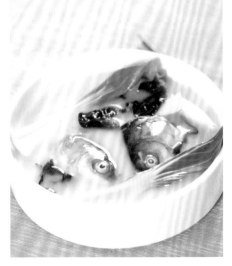

原料　鱼头1个，冬瓜300克，油菜200克，木耳100
克，料酒、白糖、盐、葱段、姜片、鸡精、胡
椒粉、植物油各适量。

制作步骤

1. 将鱼头刮净鳞，去鳃片，洗净，在颈肉两面划两刀，放
入盆内，抹上盐。冬瓜切片，油菜片成薄片，木耳择洗
干净。
2. 炒锅上火，倒油少许滑锅，把鱼头沿锅边放入，煎至两
面呈黄色时，烹入料酒，加盖略焖，加白糖、盐、葱
段、姜片、清水，用旺火烧沸，盖上锅盖，用小火炖20
分钟，待鱼眼凸起，鱼皮起皱，汤汁呈乳白色而浓稠
时，放入冬瓜、木耳、油菜，加入鸡精、胡椒粉，烧沸
出锅装盘即可。

同步胎教

进行抚摸胎教

抚摸可以锻炼胎宝宝皮肤的触觉，从而促进了胎儿大脑细胞的发育。抚摸还能激发起胎儿活动的积极性，促进运动神经的发育。经常受到抚摸的胎儿，对外界环境的反应也比较机敏，出生后翻身、抓握、爬行、坐立、行走等大运动发育都能明显提前。在进行抚摸胎教的过程中，不仅让胎儿感受到父母的关爱，还能使准妈妈身心放松、精神愉快。

正常情况下，怀孕2个月开始，胎儿就在母体内活动了。一般过了孕早期，抚摸胎教就可以开始实施。

来回抚摸法是适用于本阶段的胎教方法。准妈妈在腹部完全松弛的情况下，用手从上至下、从左至右，来回抚摸。抚摸时动作宜轻，时间不宜过长。

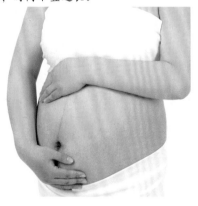

给胎儿讲《小马过河》

给胎儿讲《小马过河》的故事，并告诉胎儿这个故事说明了什么道理。

小马和他的妈妈住在绿草如茵的十分美丽的小河边。除了妈妈过河给河对岸的村子送粮食的时候，他总是跟随在妈妈的身边寸步不离。

他过得很快乐，时光飞快地过去了。

有一天，妈妈把小马叫到身边说："小马，你已经长大了，可以帮妈妈做事了。今天你把这袋粮食送到河对岸的村子里去吧。"

小马非常高兴地答应了。他驮着粮食飞快地来到了小河边。可是河上没有桥，只能自己蹚过去。可又不知道河水有多深。犹豫中的小马一抬头，看见了正在不远处吃草的牛伯伯。小马赶紧跑过去问道："牛伯伯，您知道那河里的水深不深呀？"

牛伯伯挺起他那高大的身体笑着说："不深，不深。才到我的小腿。"小马高兴地跑回河边准备蹚过河去。他刚一迈腿，忽然听见一个声音说："小马，小马别下去，这河可深啦。"小马低头一看，原来是小松鼠。小松鼠翘起她的漂亮的尾巴，睁着圆圆的眼睛，很认真地说："前两天我的一个伙伴不小心掉进了河里，河水就把他卷走了。"小马一听没主意了。牛伯伯说河水浅，小松鼠说河水深，这可怎么办呀？只好回去问妈妈。马妈妈老远地就看见小马低着头驮着粮食又回来了。心想他一定是遇到困难了，就迎过去问小马。小马哭着把牛伯伯和小松鼠的话告诉了妈妈。妈妈安慰小马说："没关系，咱们一起去看看吧。"

小马和妈妈又一次来到河边，妈妈这回让小马自己去试探一下河水有多深。小马小心地试探着，一步一步地蹚过了河。噢，他明白了，河水既没有牛伯伯说的那么浅，也没有小松鼠说的那么深。只有自己亲自试过才知道。

小马深情地向妈妈望了一眼，心里说："谢谢你了，好妈妈。"然后他转头向村子跑去。他今天特别高兴，你知道是为什么吗？

专家问答

问： 怀孕13周要经常散步吗，那在家里来回走动算是散步不？

答： 当然要经常散步，也可以做做孕妇体操。到人少、环境好的地方去散步，对准妈妈和胎儿都有好处。在家里散步没有办法呼吸到新鲜空气，还是多出去走走好。

问： 怀孕13周矫正牙齿，会对胎儿有不良影响吗？

答： 矫正牙齿一般不在孕期进行。吃药、打针又是治疗牙疼的最基本手段，有的还需要钻牙、做根管治疗，这些治疗手段有可能影响胎儿的发育。孕期如果出现牙周和其他牙齿疾病，不管从治疗手段，还是用药方面都会有很多禁忌。

问： 怀孕13周了，最近几天头痛，不知道怎么回事，是正常反应吗？还有，白带多，有异味，医生开了洁舒芦荟抑菌洗液和妇安宁胶囊，不知道这两种药对胎儿有影响吗？

答： 怀孕后由于体内性激素水平增加，再加上自主神经功能紊乱，很容易使脑血管收缩和舒张失衡，出现头痛、头晕等症状，这时可注意适当休息，保证睡眠，可逐渐缓解症状，但若头痛呈进行性加重，而且伴有严重水肿、高血压以及耳鸣、心悸等，应高度警惕妊娠高血压综合征的发生，及时进行必要的尿常规、血常规以及血压、眼底的检查，明确原因，及时干预处理。另外，您用的这两种药对胎儿的影响并不大，可在医生指导下使用。

问： 怀孕13周，因上火引起的燥热、口臭、便秘应该怎么办？

答： 还是要注意饮食，多吃清淡的，冰糖梨汁是不错的选择，另外要坚持每天晨起喝一杯温开水，一饮而尽，很奏效的。平时也要多喝水，多吃水果，慢慢调理就好了，同时养成按时排便的习惯。适量运动是必不可少的，一定要常散步，最好不要用药。

问： 怀孕13周了还需要吃叶酸吗？

答： 女性从怀孕前1个月至怀孕后3个月末增补叶酸预防神经管畸形的效果最好，此时是胎儿中枢神经的发育时期。由于我国育龄女性体内叶酸水平普遍较低，而且女性怀孕后体内叶酸水平将随孕期增加而逐步降低，因此女性从结婚时或计划怀孕时开始服用，直到怀孕后3个月末比较合适，更早开始服用和延长服用时间对女性本身也是有益的。经产妇再次怀孕时，也应从孕前1～3个月开始服用叶酸，以预防神经管畸形的发生，有条件的孕妇可在整个孕期和哺乳期坚持服用。

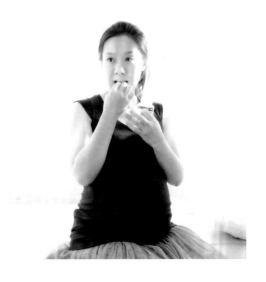

怀孕4个月
怀孕14周 （92～98天）

母婴变化

准妈妈的变化

怀孕14周　早孕反应完全消失，食欲开始增加

由于孕激素水平的升高，小肠的平滑肌运动减慢，使准妈妈遭受便秘的痛苦。同时，扩大的子宫也压迫肠道，影响其正常功能。解决便秘的最好方法就是多喝水，多吃纤维素丰富的水果和蔬菜。

胎儿的变化

怀孕14周　头部到臀部的长度达80～113毫米

重约25克，从头部到臀部长80～113毫米。胎儿的脸部继续发育，逐渐形成面颊和鼻梁，耳朵和眼睛已经归位。胎儿的皮肤上开始长出螺旋形汗毛。这些汗毛会决定胎儿将来的肤色，同时也有保护皮肤的作用。

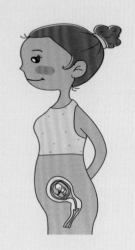

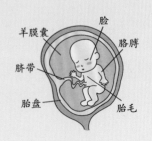

生活指导

本周注意事项

生活计划	执行方案
确保手脚暖和	为了舒张手脚的静脉和动脉，应确保准妈妈的手脚一直保持温暖
适度运动	准妈妈可以做快步走、慢跑等运动
产前检查	定期关注胎儿的发育情况

学会放松身体

放松呼吸

健康的呼吸，可以清除准妈妈的紧张情绪，将体内的废气排出。深深吸气，使肺部完全被气体充满，然后慢慢从口中呼出，让气流带着紧张情绪从头顶流向脚趾，流出体外。如此反复深呼吸，让胎儿和准妈妈的压力得以不断释放。

腹部启动。坐好，将双手置于腹部隆起处。吸气时将气吸入肺内，同时腹部慢慢隆起。呼气时相反，腹部趋于平坦。

肩部升降。最大限度地下降或提升双肩，就能达到深呼吸的目的。吸气时肩膀尽量上提，呼气时肩膀下沉放松。要经常有意识地检查双肩是否放松，尤其感到紧张的时候。

凝神静息。找一处安静的房间，避免强光和噪声的干扰。排除一切杂念，思想专注于呼吸。默念一个词与呼吸同步，比如吸气时想"放"，呼气时想"松"。思想集中在重复的词上，当走神时马上收回心绪，专注于默念的词语。反复进行，直到全身彻底放松，与自我和平相处。

仰卧放松法

平躺在地面上，身体舒展开来（必要时在膝下放一个软垫），两腿分开，两脚自然向外，手臂轻轻舒展置于体侧，掌心向上，注意不要将手臂和身体夹紧，闭上眼睛进行以下步骤：

1.吸气，脚尖伸直呼气放松，吸气双脚勾起，呼气放松。

2.吸气，收缩臀部肌肉，紧贴地面直至轻微颤抖，然后呼气放松；吸气，背窝部位向下压，贴紧地面，然后呼气放松；吸气握紧拳头，然后呼气放松；吸气，伸直手掌和手臂，两肩贴近地面，然后呼气放松。

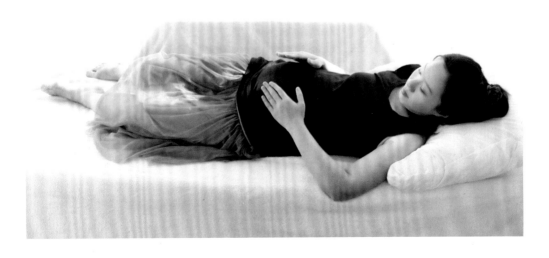

饮食营养

营养重点

营养全面、合理搭配为饮食原则	
重点补充	**适量补充**
铁、钙	叶酸、维生素A

营养需求

1.从怀孕14周起为帮助胎儿骨骼发育，准妈妈需要摄取充足的钙，多吃含钙食物，并多晒太阳。

2.孕妇应摄取足够的铁，以满足孕期的需求。

3.建议少量补充叶酸及维生素A。维生素A可以帮助细胞分化，对胎儿眼睛、皮肤、牙齿、黏膜的发育起重要作用，但是摄取过量也会导致唇腭裂、先天性心脏病等缺陷。建议多食用深绿色蔬菜、水果等食物。

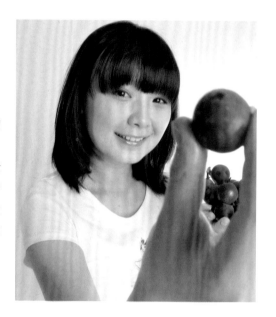

吃什么、怎么吃

1.三餐定时：最理想的吃饭时间为早餐6～7点，午餐12点，晚餐18～19点；吃饭时间最好30～40分钟，用餐过程要从容，心情要愉快。

2.三餐定量：三餐都不宜被忽略或合并，且分量要足够，每餐各占一天所需热量的1/3，或呈倒金字塔形，早餐丰富、午餐适中、晚餐量少。

3.三餐定点：养成定点吃饭的习惯，如果你希望未来宝宝吃饭时能坐在餐桌旁专心进餐，那么你现在吃饭的时候就应该固定在一个气氛温馨的地点，且尽量不受外界影响或打断用餐。

饮食专家建议

许多母亲都曾为孩子不爱吃青菜、正餐，只喜欢吃饼干、糖果、汉堡、可乐等烦恼过，当然习惯的养成很重要，但若准妈妈在怀孕时尽量吃原始食物，如五谷、青菜、新鲜水果等，烹调的方式也以保留食物原味为主，少用调味料，少吃垃圾食品，让宝宝还在肚子里时就习惯此类的饮食，加上日后的用心培养，相信一定能事半功倍。

准妈妈的参考餐单

用餐时间	食物名称
早餐	牛奶麦片，煮鸡蛋1个，面包2片，凉拌金针菇
加餐	果汁1杯，花生10粒
午餐	奶香苹果煎饼，蒜蓉西蓝花，土豆烧茄子
加餐	苹果1个，酸奶1杯
晚餐	虾仁迷你饺，鸭肉白菜，奶香咖喱鸡

孕14周菜谱

牡蛎粥

原料 糯米30克，牡蛎肉50克，猪肉50克，料酒、盐、蒜末、葱末、胡椒粉各适量。

制作步骤

① 糯米淘洗干净备用，牡蛎肉清洗干净，猪肉切成细丝。

② 糯米下锅，加清水烧开，待米稍煮至开花时，加入猪肉丝、牡蛎肉、料酒、盐一同煮成粥，然后加入蒜末、葱末、胡椒粉调匀，即可食用。

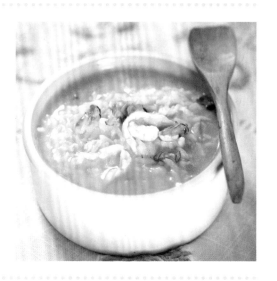

菜合

原料 韭菜300克，鸡蛋2个，花生油1大匙，面粉500克，粉丝、海米、木耳、腐竹、姜、盐、香油、料酒各适量。

制作步骤

① 韭菜洗净沥水，切成末，放入盆内。

② 将鸡蛋用热油炒熟铲碎后，盛入盆内。

③ 将发好的粉丝、海米、木耳、腐竹洗净，剁碎，放入盆内。

④ 将姜切成末，再加盐、香油、料酒拌匀。

⑤ 将面粉用温水和成面团，做成25克一个的面剂，擀成薄饼，两层饼中间夹一层馅，制成菜合。

⑥ 将平底锅抹一层花生油，烧至七成热时将菜合放入，烙至两面金黄即成。

同步胎教

欣赏《月光奏鸣曲》

胎儿的听觉正在发展完善，舒缓的音乐利于宝宝接受音乐的熏陶。推荐妈妈欣赏贝多芬的《月光奏鸣曲》第一乐章。

贝多芬的《月光奏鸣曲》之所以被称为"月光"，是由于德国诗人路德维希（1799～1860）把此曲第一乐章比作"犹如在瑞士卢塞恩湖月光闪耀的湖面上荡漾的小舟一样"。"月光"这个名称使这首钢琴奏鸣曲成为家喻户晓的名曲。此曲写于1801年，是献给贝多芬的第一个恋人朱莉埃塔的。第一乐章，是持续的慢板，2/2拍子，徐缓的旋律中流露出一种淡淡的温柔和思念。

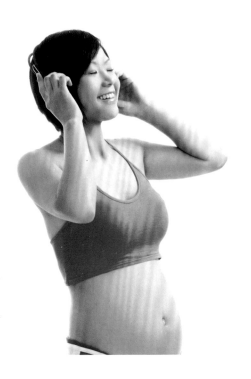

欣赏《枫叶寒蝉》

推荐准妈妈欣赏齐白石的《枫叶寒蝉》。

《枫叶寒蝉》是齐白石工笔兼写意风格的代表作之一。画面取枫叶一枝，以大写意手法画出，简约、传神。一只寒蝉伏于叶上，正感知着浓浓的秋意，蝉笔法工致，呼之欲出，境界新奇而充满诗意。写意的树叶与工笔的寒蝉相互对比，其格调超脱高妙，力显神韵，洋溢着健康、有趣、自足和蓬勃的生命力。画面构图简洁，流露着画家对日常生活情景的热爱和朴实深厚的人生体验，通过水墨和色彩表达出真挚的情感。

专家问答

问：怀孕14周，外阴清洗有没有特别需要注意的问题？

答：外阴部位一定要每天清洗。此部位最好用清水洗，尽量少用洗剂，避免坐浴，也不要冲洗阴道，否则会影响阴道正常的酸碱环境而引起感染。洗好澡后，别急着穿上内裤，可穿上宽松的长衫或裙子，等阴部风干后再穿上，可以有效地预防阴部痛痒。

问：怀孕14周，总感觉全身无力，还时不时头痛，是怎么回事？

答：这是气血不足的表现。由于准妈妈脑部的血液、养分等提供给了胎儿，导致脑部的血液不足，所以才会出现头晕、头疼、全身无力等症状。

问：怀孕14周，反胃呕吐、头晕、四肢无力、腹部右侧疼，最近胃口不好，吃得不多，请问是正常的吗？

答：一般孕期反应都出现在12周以前，也有的出现在中晚期，可能跟孕妇体质有关系，再加上缺乏运动、过于担心、心情不好也会影响食欲。准妈妈不用太担心，尽量放松心情，多吃水果蔬菜刺激食欲。

问：怀孕14周，最近开始长妊娠纹，而且长妊娠纹的地方特别痒，请问碍事吗？这是妊娠瘙痒症吗？

答：妊娠瘙痒是怀孕时的正常现象，注意体重不要增长过快。

问：怀孕14周了，两个乳房轮流痛，我知道可能是因为乳房还要增大，所以会胀痛，有什么好的方法让疼痛减轻一些吗？

答：在妊娠3个月后，乳房较为膨胀，在乳晕、乳头上开始有色素沉着，颜色发深。此时就要留心乳房部位的护理，要经常用温水轻轻擦洗乳头，擦洗时要用性质温和、不刺激的香皂或沐浴露，将上面的干痂清洗掉，然后抹上油脂，防止乳头皲裂。

问：怀孕14周小腿抽筋，有什么办法可以避免？

答：小腿抽筋要注意祛寒保暖；注意睡眠姿势；走路或运动时间不可过长；适当参加体育锻炼；必要时补充一些维生素E；适当补钙，含乳酸和氨基酸的奶制品、瘦肉等食品，能促进钙盐溶解，帮助吸收。

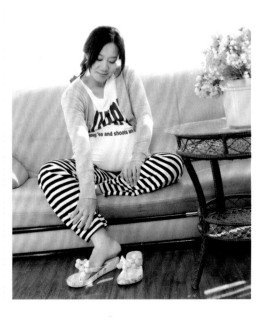

怀孕4个月
怀孕15周 （99～105天）

母婴变化

准妈妈的变化

怀孕15周 更换孕妇装

此时可以考虑买孕妇装了，因为宽松的衣服会使你感觉更舒服。虽然离预产期还有一段时间，但是乳房内已经开始生成乳汁。分泌乳汁时可在胸部内垫上棉纱，并在洗澡时用温水轻轻地清洗乳头。

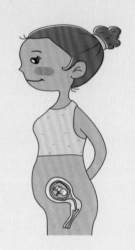

胎儿的变化

怀孕15周 头部到臀部的长度有93～103毫米

到怀孕15周时，终于完成胎盘的形成。胎盘具有保护胎儿并提供营养和氧气的作用。此时羊水的量也开始增多，胎儿在羊水中可以自由自在地活动。此时的胎儿开始长眉毛，头发继续生长。随着肌肉的发达，胎儿会握拳，会睁开眼睛，还会皱眉头，有时还能吸吮自己的拇指。

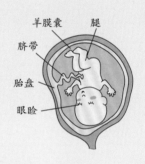

羊膜囊　　腿
脐带
胎盘
眼睑

生活指导

本周注意事项

生活计划	执行方案
全面开展胎教	此时直接和间接的刺激都会对胎儿的生理、心理发育产生影响，是进行胎教的最佳时机
小心妊娠斑	外出时应戴遮阳帽，避免阳光的刺激
补充营养	保证充足的蛋白质、多种维生素、钙、铁等营养素的供给

乘公交车要注意的特殊情况

不要为了赶时间而一溜小跑地奔向车站，甚至不顾一切地追赶即将发动的公交车，这都会造成危险。准妈妈最好能避开上班高峰期，如果做不到，也不要与他人争抢车门、座位，在推搡中最容易出现问题，特别是在孕早期。

怎样在工作时保持舒适

即使你的工作很少需要站立，属于那种拿起电话就算得上重活的工作的话，怀孕时你也要注意照顾好自己。这里有一些小建议：

稍事休息

如果你一直站着，你可以把脚抬起来，来回走动走动。肌肉的运动能帮助腿脚中的血液回到心脏，促进血液循环。如果你一直坐着，那么每隔1小时可以起来站一站、走一走，这样能减轻你脚部和关节的水肿，也会让你感觉到更舒适。站起来的时候，你可以做一些伸展运动来保护你的背部。

穿舒适的鞋和宽松的衣服

你还可以穿孕妇专用的内裤或弹力长袜来防止、减轻水肿和下肢静脉曲张。

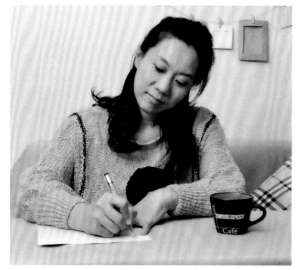

多喝水

在工作的地方准备一个大水杯，并经常将它灌满，因为倒水本身也给你一个休息走动的机会。想小便的话，别忍着，一有便意，就应该立刻去卫生间。

预防便秘

只要有可能，尽量保证午餐营养的均衡和丰富。注意吃富含纤维的食品，以减轻便秘。

孕妇发生腕管综合征的概率较高，因此你要采取适当措施，限制需要重复动作的工作，并尽可能使工作环境舒适些。如果你感觉现在的工作已经造成身体部位的不舒适和疼痛，不要犹豫，申请更换一个更符合人体工程学的键盘、鼠标垫或椅子，以防止重复性劳损。

减少压力

如果你无法消除工作场所中给自己身体带来不适的因素，那么就试图找到可以缓解的办法，比如伸展身体，做做深呼吸或瑜伽，或者站起来走动一会儿。

饮食营养

营养重点

营养全面、合理搭配为饮食原则	
重点补充	**适量补充**
锌、膳食纤维	维生素C、矿物质

营养需求

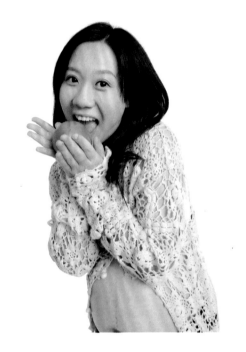

孕15周准妈妈及胎儿对营养的需求大大增加，准妈妈可通过喝孕妇奶粉来满足自身和胎儿的营养所需。孕妇奶粉营养全面、质量较好，所以怀孕期间的准妈妈坚持食用有很多好处。

对于那些仍有孕吐的准妈妈来说，并不用刻意让自己多吃什么，与其每天对着鸡鸭鱼肉发愁，不如多选择自己喜欢的食物，以增进食欲。如进食的嗜好有所改变也不必忌讳，吃些酸的食品可能会增进食欲。如果准妈妈的妊娠反应严重影响了正常进食，可在医生建议下适当补充复合维生素片。

吃什么、怎么吃

准妈妈多吃一些芹菜、萝卜等含粗纤维的蔬菜或水果，对清洁口腔有利，而且充分地咀嚼可以起到锻炼牙齿、按摩牙龈的作用。含咖啡因的饮料和食物会影响胎儿大脑、心脏、肝脏等器官的发育；辛辣食物会引起便秘；一些含食品添加剂和防腐剂的食物易导致畸胎和流产，准妈妈应少吃或不吃。

饮食专家建议

水果不仅口感好，且营养丰富，含维生素C、矿物质和膳食纤维，许多准妈妈就将水果当饭吃。还有的准妈妈为了生个健康、漂亮、皮肤白净的宝宝，拼命吃水果。其实，这种做法是片面的、不科学的。

水果吃多了，自然其他食物就吃得少了，这就减少了准妈妈摄取的食物种类，违背了准妈妈的饮食原则。此外，水果中的糖分很高，孕期饮食糖分过高，还可能引发妊娠糖尿病。所以，准妈妈不能把水果当饭吃，而是应该有选择地吃各种各样的食物，均衡营养。

准妈妈的参考餐单

用餐时间	食物名称
早餐	小米粥，煮鸡蛋1个，炝拌小水萝卜，核桃蛋黄豆腐
加餐	苹果1个，香蕉1个
午餐	地瓜饼1张，排骨汤面，鲜虾百合芦笋，脆辣鸡胗
加餐	猕猴桃1个，葡萄10粒
晚餐	辣白菜炒饭1碗，白贝豆腐萝卜汤，蚝油黑椒炒牛肉

孕15周菜谱

香菇炒菜花

原料 菜花250克，香菇15克，花生油15克，鸡油10克，盐3克，鸡精2克，葱花2克，姜片2克，水淀粉10克，鸡汤200毫升。

制作步骤

1 菜花择洗干净，切成小块，放入沸水锅内焯一下捞出；香菇用温水泡发，去蒂，洗净。

2 炒锅上火，放花生油烧热，下葱花、姜片煸出香味，加鸡汤、盐、鸡精，烧开后捞出葱花、姜片不要，放入香菇、菜花，用小火稍煨入味后，用水淀粉勾芡，淋鸡油，盛入盘内即成。

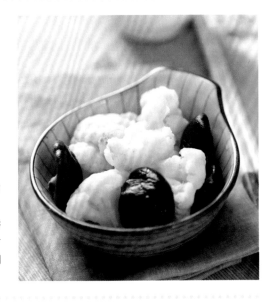

橙子白果粥

原料 橙子、白果、冰糖各适量。

制作步骤

1 先将橙子里的肉瓣取出，切小块备用。

2 白果煮烂后加冰糖、橙子块，煮开后即可饮用。

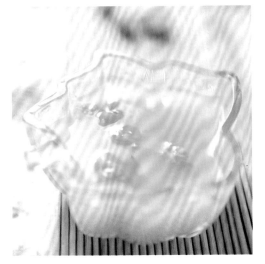

同步胎教

欣赏《松林的早晨》

推荐准妈妈欣赏俄国著名画家希施金的名作《松林的早晨》。希施金是19世纪俄国巡回展览画派最具代表性的风景画家，也是19世纪后期现实主义风景画的奠基人。

在松林的早晨，金色的阳光透过朝雾射向林间，清新潮湿的空气浸润着密林，巍然挺拔的松树枝叶繁茂，生机勃勃，表现了大自然无限的生机。在这大自然的怀抱中，你仿佛可以尽情地呼吸这甘美新鲜的空气，你几乎能兴奋的叫出声来，聆听自己那激荡于林间的回声。在这安谧寂静的环境中，几只活泼可爱的小熊在母熊的带领下，来到林中嬉戏玩耍，它们攀援在一根折断的树干上，相互引逗，似乎在练习独立生活的本领。这一生动细节的描绘，使整个画面产生了动静结合的艺术效果，同时，也增强了观者身临其境的真实感。

大片松林虽然布满整个画面，但是，由于安排得错落有致，主次分明，虚实相间，使画面显得多而不乱，密而不塞，给人以疏朗、开阔、深远的感觉。

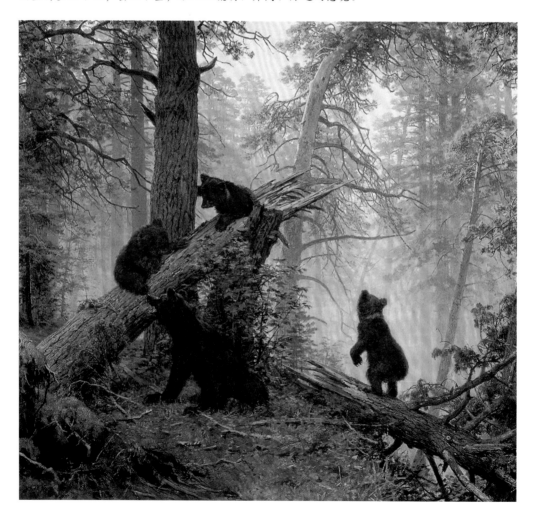

专家问答

问：怀孕15周还是有妊娠反应，这是怎么回事？

答：一般情况下，怀孕12周以后妊娠反应开始减弱，但是有少数孕妇反应时间比较长。

问：怀孕15周会有胎动吗？

答：一般情况下，怀孕6～7周可见卵黄囊，怀孕7～8周可见胎芽及胎心波动，怀孕18～20周才会有胎动。

问：怀孕15周患肠炎怎么办？

答：孕妇除了一人吃两人补之外，也是一人生病两人受伤害，孕妇平时可饮用含乳酸菌的饮品，能增强肠道抵抗力。无论如何孕期罹患肠炎应小心谨慎，密切与产检医师联系治疗，确保母子均安。

问：怀孕15周，彩超检测胎儿有轻度脑腔积液怎么办？

答：积液不超过1厘米的话就不能诊断为脑腔积液，你可以遵医嘱再复查看看，也可能被吸收掉。在怀孕22～26周做四维彩超排畸检查，了解胎儿发育情况和有无畸形。

问：怀孕15周，胃口变得不好了，担心胎儿营养跟不上怎么办？

答：胎儿虽小，可也有自我调节的能力，只要维生素、微量元素、蛋白质补充足够就行。现在很多东西都附带了不必要的激素，都有一定的毒副作用，也许，胎儿正在采取措施进行自我保护呢。

问：怀孕15周就有妊娠纹出现了，请问吃什么食物可以缓解吗？

答：均衡饮食。怀孕期间应补充丰富的维生素及矿物质。由于胶原纤维本身是蛋白质所构成，所以可以多摄取含丰富蛋白质的食物。避免摄取太油、太甜（容易肥胖）、太咸（容易水肿）的食物。

问：怀孕15周，如果缺钙有什么症状吗？

答：缺钙的症状有：小腿抽筋、牙齿松动、妊娠高血压综合征、关节疼痛、骨盆疼痛等。小腿抽筋主要表现为孕妇夜间熟睡时出现小腿抽筋的现象。如果孕妇出现了这种情况，说明孕妇体内的钙已经不够自身和胎儿的生长需求了。

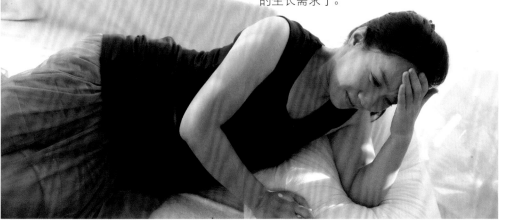

怀孕4个月
怀孕16周（106～112天）

母婴变化

准妈妈的变化

怀孕16周　下腹部明显变大

随着食欲的增强，准妈妈的体重会迅速增加。此时，下腹部会明显变大，所以周围的人对其怀孕的事实一目了然。除了腹部外，臀部和全身都会长肉，所以要注意调整体重。一般情况下，怀孕18～20周能感受到第一次胎动。

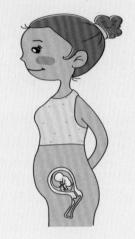

胎儿的变化

怀孕16周　头到臀部的长度约为108～116毫米，体重达到80克左右

胎儿的神经系统开始工作，肌肉对于来自脑的刺激有了反应，因此能够协调运动。现在能够通过超声波扫描分辨出胎儿的性别了。通过羊膜穿刺术，可以获得有关胎儿健康的重要信息。

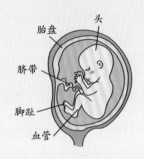

胎盘
头
脐带
脚趾
血管

生活指导

本周注意事项

生活计划	执行方案
唐氏综合征筛检	如果准妈妈年龄在35周岁以上，建议抽血做唐氏综合征筛检
慎重接种	在这一时期预防接种要慎重，以免造成感染，形成死胎或流产，接种前必须先与医生商量
关注体重	从本月起每隔15天空腹测一次体重，每周增长以350克为宜，增加过快或不增都应注意

第二次产检

从第二次产检开始，准妈妈每次必须做基本的例行检查，包括：称体重、量血压、问诊及听胎心音等。准妈妈怀孕16周以上，可抽血做唐氏综合征筛检（以16～18周最佳），并看第一次产检的验血报告。

至于施行羊膜穿刺的周期，原则上是从孕16～20周开始进行，主要是看胎儿的染色体异常与否。关于准妈妈体重的增加，以每周增加不超过500克为理想状态。

选择孕妇装

背带裤

背带裤几乎成为了准妈妈的标志性服饰。与长裤相比，搭配背带裤的上衣不必过于讲究，宽松舒适就可以了。

长裤

有一种孕妇裤，在小腹处是一种特殊的弹性设计，其他部位仅比一般的裤子略微宽松一些，穿起来不会显得臃肿。

上衣

用伸缩性好，不刺激肌肤的材料制作成的衣服，在产前产后都适合。

套装

一般来说，从孕中期开始换穿孕妇装，建议可以先买2～3套孕妇装，同时可搭配平时较为宽大的娃娃装或上衣，到了孕晚期再添购1～2套外出孕妇装。

孕期内裤

孕期由于内分泌的变化，准妈妈的皮肤会变得特别敏感，所以选择内裤的质料要以密度较高的棉质料为佳，以防皮肤不适。

鞋

不要穿高跟鞋。准妈妈所穿的鞋子应该是轻便、舒适、易于行走的。最好穿平跟鞋，有牢固宽大的鞋后跟支撑身体，鞋底最好有防滑纹，以免跌倒。

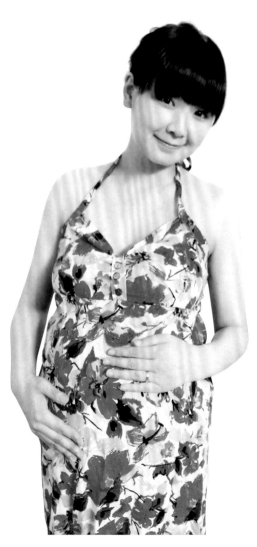

饮食营养

营养重点

营养全面、合理搭配为饮食原则	
重点补充	**适量补充**
锌	钙、复合维生素

营养需求

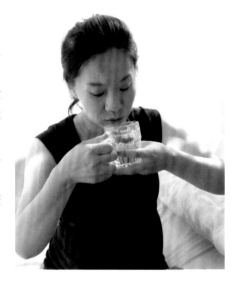

从孕16周开始，胎儿进入迅速生长阶段，每天需要大量营养素。恰好此时，准妈妈的孕吐情况已经大有改善，早孕的不适反应已消失，流产的危险也变得很小，但是对于饮食营养的关注则丝毫不能放松。

此时准妈妈应该增加各种营养素摄入量，尽量满足胎儿迅速生长及母体营养素存储的需要，避免营养不良或缺乏对胎儿生长发育和母体健康的影响。

吃什么、怎么吃

增加主食摄入：应选用标准米、面，搭配一些杂粮，如小米、玉米、燕麦片等。一般来说，孕中期每日主粮摄入应在400～500克，这对保证热量供给、节省蛋白质有着重要意义。

增加动物性食物：动物性食物所提供的优质蛋白质是胎儿生长和孕妇组织增长的物质基础。此外，豆类以及豆制品所提供的蛋白质质量与动物性食物相仿。对于经济条件有限的家庭，可适当选食豆类及其制品以满足机体需要。但动物性食物提供的蛋白质应占蛋白质总量的1/3以上。由于准妈妈要负担两个人的营养需要，因此需要比平时更多的营养。同时，尽量避免食用过分刺激的食物，如辣椒、大蒜等。每天早晨最好喝一杯温开水。此外，要避免摄入脂肪过多和过分精细的食物，一定要保证铁元素和维生素的供给。

饮食专家建议

现在是胎儿长牙根的时期，准妈妈要多吃含钙的食物，让胎儿长出坚固的牙根。白糖有消耗钙的不良反应，且易使人发胖。准妈妈可以用红糖来代替白糖。红糖中钙的含量比同量的白糖多两倍，铁比白糖多1倍，还有人体需要的多种营养物质，有益气、补中、化食、健脾、暖胃等作用。

准妈妈的参考餐单

用餐时间	食物名称
早餐	珍珠汤，手抓饼，爽口瓜皮丁
加餐	牛奶1杯，橙子1个
午餐	米饭1碗，玉米笋烩鸡柳，浇汁香煎鱿鱼
加餐	樱桃10个，榛子10个
晚餐	馄饨1碗，香煎鱼肉饼，红烧鸡翅，美味烧茄子

孕16周菜谱

胡萝卜苹果奶

原料　胡萝卜80克，苹果100克，熟蛋黄1/2个，牛奶80毫升，蜂蜜10毫升。

制作步骤

① 苹果去皮，去心；胡萝卜洗净。

② 将苹果、胡萝卜切块后与熟蛋黄、牛奶、蜂蜜一起放入搅拌机中，搅打均匀。

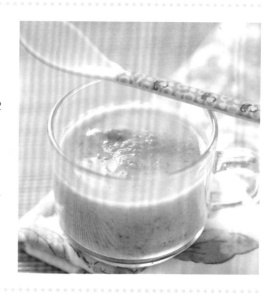

玉米蚕豆羹

原料　甜玉米粒300克，鲜蚕豆30克，菠萝40克，枸杞10克，植物油10克，盐3克，生粉1小匙，骨头汤1碗。

制作步骤

① 甜玉米粒蒸熟；菠萝去外皮切成与玉米粒大小一般的颗粒；鲜蚕豆剖去外皮；枸杞用水泡发。

② 锅里放入植物油烧热，加入骨头汤烧滚，再放入甜玉米粒、枸杞、菠萝、鲜蚕豆同煮10分钟，入味后放盐，生粉用水勾芡出锅。

111

同步胎教

朗诵《雨巷》

为胎儿朗诵戴望舒的《雨巷》，同时配以英国名曲《绿袖子》。优美的曲子配上优美的诗，一定可以给胎儿美的享受。

《绿袖子》是一首英国民谣，在伊丽莎白女王时代就已经广为流传，相传是英皇亨利八世所作。这首民谣的旋律非常古典而优雅，是一首描写对爱情感到忧伤的歌曲。

撑着油纸伞，独自
彷徨在悠长、悠长
又寂寥的雨巷
我希望逢着
一个丁香一样的
结着愁怨的姑娘

她是有
丁香一样的颜色
丁香一样的芬芳
丁香一样的忧愁
在雨中哀怨
哀怨又彷徨

她彷徨在这寂寥的雨巷
撑着油纸伞
像我一样
像我一样地
默默彳亍着
冷漠、凄清，又惆怅

她默默地走近
走近，又投出
太息一般的眼光
她飘过

像梦一般地
像梦一般地凄婉迷茫
像梦中飘过
一枝丁香
我身旁飘过这女郎
她静默地远了、远了
到了颓圮的篱墙
走尽这雨巷

在雨的哀曲里
消了她的颜色
散了她的芬芳
消散了，甚至她的
太息般的眼光
丁香般的惆怅

撑着油纸伞，独自
彷徨在悠长、悠长
又寂寥的雨巷
我希望飘过
一个丁香一样的
结着愁怨的姑娘

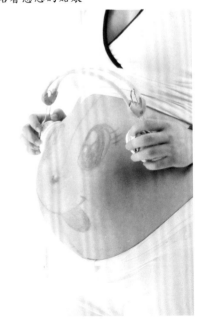

专家问答

问：怀孕16周了，可以做四维彩超吗？

答：怀孕22周做比较适合，那个时候胎儿该发育的都发育好了，可以比较全面地检查是否有畸形，太早做就达不到排除畸形的作用了。

问：怀孕16周了，饮食上该注意些什么？

答：多补钙，多喝骨头汤，多吃鱼，不要吃含防腐剂之类的食品，还要少吃糖，否则容易患妊娠糖尿病。

问：怀孕16周，我做了唐氏筛查后结果显示为高危，这是怎么回事呢，能说明孩子有问题吗？

答：即使结果为高危也不必惊慌，因为还要进一步做羊膜穿刺和胎儿染色体检查才能明确诊断。

问：怀孕16周总是失眠，而且还便秘，这是怎么回事啊？

答：怀孕的女性在精神和心理上都比较敏感，对压力的耐受力也会降低，常会忧郁和失眠。这是由体内激素水平的改变引起的。因此，适度的压力调适以及家人的体贴与关怀，对于稳定孕妇的心情十分重要。

问：怀孕16周，在B超室工作，请问对胎儿有影响吗？

答：会有辐射，最好回家静养，以免影响胎儿发育，要注意休息。

问：怀孕16周不慎撞到了盆骨，会不会伤到胎儿？

答：建议尽快到医院检查。

问：怀孕16周，可以涂防晒霜吗？

答：怀孕16周，皮肤也发生了微妙的变化，大多数孕妇的皮肤会变得红润、光泽、油腻、多汗。可选涂一些防晒值（SPF）不超过15的防晒保湿乳液，SPF值越高，刺激性也越强，容易导致孕妇肌肤干燥。所以建议孕妇选择SPF值低一点、刺激性小一些的防晒产品。

问：怀孕16周了，对鲜牛奶一直都没有胃口，喝了就反胃，可以改喝酸奶吗？

答：适量喝是可以的。但注意不要太冰，以免刺激引起宫缩。

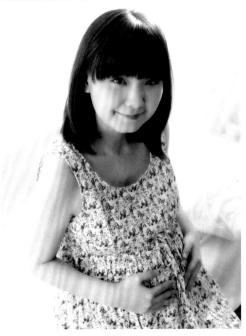

怀孕5个月
怀孕17周 （113～119天）

母婴变化

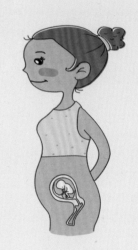

准妈妈的变化

怀孕17周 有的准妈妈会出现牙龈出血

由于子宫的增大，胃肠会向上移动，所以饭后总会感到胸闷、呼吸困难。开始在臀部、大腿、手臂等各部位都形成皮下脂肪，体重明显增加。

胎儿的变化

怀孕17周 胎儿的身长有12厘米，体重会超过100克

胎儿的头虽然仍较大，但看起来已经开始和身体的其他部分成比例了。他的双眼更大了，但仍紧闭着，睫毛和眼眉长得更长。这时期胎儿迅速成长，脂肪开始在胎儿的皮下聚集，帮助保暖并提供能量。

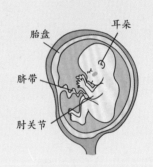

胎盘　　　耳朵　　脐带　　肘关节

生活指导

本周注意事项

生活计划	执行方案
控制体重	给自己确定分娩前的目标体重，并每天记录体重
注意起居	在起居中一定要踩稳，这阶段睡眠时最好侧卧，以免压迫腹中胎儿，阻碍其血液循环。多去户外走走，晒晒太阳，促进钙的吸收
饮食营养	均衡地摄取所需的营养，减少碳水化合物的摄入量
穿上孕妇装	选择一身合体的孕妇装会把孕期装点得分外精神

可以进行有规律的运动

怀孕13～28周，准妈妈处于孕中期。在此期间早孕反应逐渐减轻，食欲增加，准妈妈进行体育锻炼不仅有利于自身的身体健康，而且有利于胎儿的生长发育。

少去闹市散步

闹市机动车辆密集，汽车尾气排放出来的一氧化碳、氮气、硫等会让准妈妈全身不适、头晕目眩；而尾气中的有害物质会通过胎盘屏障进入胎儿体内，影响胎儿的大脑发育；一些看不见的粉尘也会影响准妈妈的健康，因此准妈妈忌去闹市散步。

晚上不要睡的太晚

由于工作或者娱乐的原因，有些准妈妈养成了晚睡的习惯。怀上宝宝后，这个习惯也难以改掉。晚上睡得太晚会扰乱人的生物钟，导致人体分泌的生长激素受到影响，从而影响胎儿的生长发育，严重的甚至使胎儿停止发育。除此之外，准妈妈也会由于大脑休息不足使脑血管一直处于紧绷状态，导致头痛、失眠、烦躁等不适症状，还有可能出现妊娠高血压综合征。因此准妈妈忌晚上睡觉太晚，应该保证每天晚上10点左右上床睡觉。

孕妇晒太阳，胎儿脑健康

本周胎儿在快速生长的同时，大脑也在飞快地发育着，此时，对胎儿大脑的保健尤为重要，而阳光是胎儿大脑发育最好的保健师。

医学专家的试验证据表明，准妈妈因缺少阳光照射而造成的维生素D缺乏，会影响胎儿的大脑发育，胎儿出生前与出生后同样需要充足的阳光照射，以获得维生素D。准妈妈晒太阳，冬季一般每日不少于1个小时，夏季每日需要半个小时左右，特别是长期在室内或地下工作的准妈妈，更需要晒太阳。值得注意的是，皮肤黑的准妈妈比皮肤白的准妈妈需要更多日照。

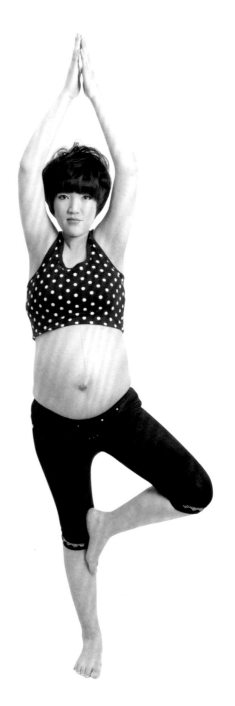

饮食营养

营养重点

营养全面、合理搭配为饮食原则	
重点补充	**适量补充**
钙、维生素D	维生素A、维生素C、维生素E

营养需求

本周准妈妈要把钙供应给胎儿，促进他骨骼的生长，因此一定要吃足够的含钙食品，尤其是乳制品。含钙多的食物包括杏仁、豆类、乳制品、带骨鱼类、芝麻酱、豆腐和菠菜等。

吃什么、怎么吃

孕17周是胎儿脑细胞和脂肪细胞增殖的"敏感期"。在这个时期，准妈妈一定要注意增加蛋白质、磷脂和维生素的摄入，应多吃乳类、蛋类、瘦肉、肝、鱼、豆类和青菜，保证营养的充足供应。

饮食专家建议

在城市中生活的准妈妈难免要被迫接受各种辐射，那么哪些食物可以帮助准妈妈抵抗辐射呢？

抗辐射关键词一：番茄红素。

番茄、西瓜、红葡萄柚等红色水果，富含一种抗氧化的维生素——番茄红素，以番茄中的含量最高。

抗辐射关键词二：维生素E、维生素C。

豆类、橄榄油、葵花子油、油菜、青菜、芥菜、卷心菜、萝卜、鲜枣、橘子、猕猴桃等，富含维生素E和维生素C，具有抗辐射作用，还能将沉淀于细胞内的毒素溶解掉。

抗辐射关键词三：维生素A、β-胡萝卜素。

鱼肝油、动物肝脏、鸡肉、蛋黄和西蓝花、胡萝卜、菠菜等，此类食品富含维生素A和β-胡萝卜素，不但有助于抵抗电脑辐射的危害，还能保护和提高视力。

抗辐射关键词四：硒。

芝麻、麦芽、黄芪、酵母、蛋类、啤酒、大红虾、龙虾、虎爪鱼、金枪鱼、大蒜、蘑菇等富含硒，微量元素硒具有抗氧化的作用，它是通过阻断身体过氧化反应而起到抗辐射、延缓衰老的作用。含硒丰富的食物首推芝麻、麦芽和黄芪。

抗辐射关键词五：海带胶质、碱性食物。

海带是放射性物质的"克星"，海带含有一种称作海带胶质的物质，可促使侵入人体的放射性物质从肠道排出。

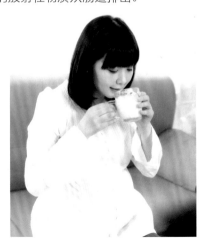

准妈妈的参考餐单

用餐时间	食物名称
早餐	煮鸡蛋1个，小米粥1碗，老醋菠菜1碟
加餐	杏仁5粒，牛奶1杯
午餐	热汤面1碗，肉丁炒蟹味菇，虾仁豆腐
加餐	苹果1个，猕猴桃1个
晚餐	米饭1碗，草鱼炖豆腐，松仁玉米

孕17周菜谱

牛奶花蛤汤

原料 花蛤400克，植物油10克，红椒、姜片、盐、鲜奶、鸡汤、鸡精、胡椒粉各适量。

制作步骤

① 将花蛤放入淡盐水中浸泡使其吐清污物，然后放入滚水中煮至开口，捞起后去掉无肉的壳。

② 红椒洗净切成细粒。

③ 炒锅下油烧热，放入红椒、姜片爆香，加入鲜奶、鸡汤煮滚后，放入花蛤用猛火煮1分钟，最后加入盐、鸡精、胡椒粉即成。

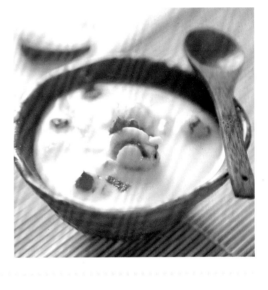

炒素蟹粉

原料 熟土豆1个，胡萝卜、鲜笋各1/2个，绿叶菜、水发冬菇各100克，植物油、白糖、盐、鸡精、姜末、米醋各适量。

制作步骤

① 把熟土豆、胡萝卜去皮碾成泥，鲜笋斩细，绿叶菜和水发冬菇切成丝。

② 炒锅放油烧热，投入土豆泥、胡萝卜泥煸炒，再放绿叶菜和冬菇、鲜笋同炒，加入白糖、盐、鸡精、姜末梢炒，最后淋米醋，随即起锅装盘。

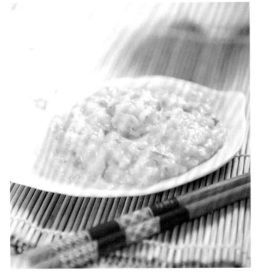

同步胎教

欣赏《秋日私语》

《秋日私语》是钢琴王子理查德·克莱德曼的代表作之一，是一首非常浪漫抒情的钢琴曲，非常适合准妈妈在散步时欣赏。

天空高远，飞鸟盘旋，青山隐隐。一片褪去夏日气息的树叶，摇曳在风中。微风吹拂，树叶在空中跳出了最美的舞蹈，带着新的希望与期待飘落……《秋日私语》的前半部像一首叙事诗，叙述着秋天的故事，悠扬婉转，随着思绪的深入，乐曲变得激昂，最后在高潮部分骤然收尾，留下无尽的想象空间。

教胎儿认识数字1和2

准妈妈从这周开始可以增加数学知识的胎教内容了，比如教胎儿学数字、学图形等。每天不要学太多，一次学习两个数字就可以了，在一两周内反复学习这两个数字，强化宝宝的印象，另外学习时要将数字视觉化，也就是结合实物来进行学习。如教"1"这个数字时，可以说"1像铅笔细又长"等，让"1"这个数字变得具体又形象；在教"2"这个数字时，可以说"2像小鸭水中游"；说的时候还可以做出小鸭游水的动作来强化对实物的认识。

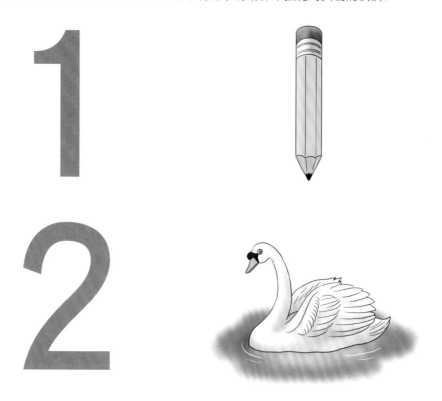

专家问答

问： 怀孕17周了，胎心位置偏低怎么办？

答： 应该没什么影响。现在胎儿还太小，等怀孕7～8个月的时候，做腹部按摩可以改变胎位，但还是要遵从医嘱。

问： 怀孕17周，想服用DHA制剂，有什么品牌推荐吗？

答： 不一定要吃专门的DHA制剂，最安全的方法是食补，一般海鱼、核桃等食物中DHA的含量都很高。

问： 怀孕17周，吃不下东西，想用保健品补充一下营养，可以吗？

答： 不建议怀孕期间的准妈妈吃太多的保健品，其实普通的食物就可以，尤其是食物多样化，种类丰富，当然有条件的话也可以适当补充保健品，但不是以保健品为主，而是以食物为主。

问： 怀孕17周，中度贫血，这种情况严重吗？

答： 中度贫血，最重要的是找出原因，例如是否为缺铁性贫血，还是患了地中海贫血症，如患了地中海贫血症是不可以吃补铁药的，那些铁会沉积在肝脏里；如果是缺铁性贫血就要服用铁制剂加叶酸、维生素C来造血。

问： 怀孕17周了，为什么还会有孕吐情况呢？

答： 每个怀孕的人反应都不一样，保持好的心态，会没事的。

问： 怀孕17周，如果外出坐飞机该注意什么？

答： 完全可以安心乘坐飞机。直到怀孕8～9个月才是禁止坐飞机的。

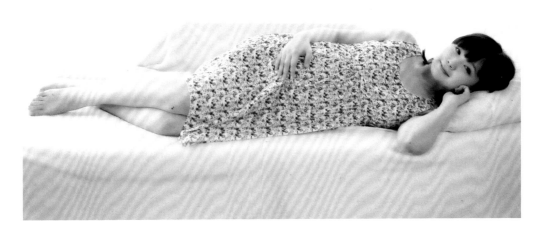

怀孕5个月
怀孕18周 （120～126天）

母婴变化

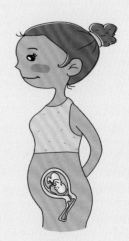

准妈妈的变化

怀孕18周　大部分准妈妈都会感觉到胎动

在这一时期，精力逐渐恢复，并发现性欲增强。在怀孕期间，动作温柔的性生活是相当安全的，如果有什么顾虑，可以向医生咨询。

胎儿的变化

怀孕18周　胎儿的身长是12.5～14厘米，体重约150克

随着心脏跳动的活跃，利用听诊器可以听到胎儿的心跳声音，而且利用超声波检查可以查出心脏是否有异常。这时是胎儿最活跃的阶段，胎儿不时地以脚踢妈妈肚子的方式来表达自己的存在。

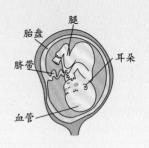

生活指导

本周注意事项

生活计划	执行方案
预防痔疮	适当食用莴笋、萝卜、豆类等产气食物，少食辛辣食物
参加培训班	与丈夫一起参加孕妇学习班，了解孕期可能出现的各种异常和妊娠并发症

与胎儿建立联系

胎儿自怀孕8周起即开始运动，此时脊柱亦开始进行细微的小动作。但这个时候的胎动准妈妈还无法察觉，常被误以为是消化不良、胀气或饥饿所致，但有经验的准妈妈会了解将会发生些什么，因此能较早确认出胎动的感觉。自怀孕16周起，胎儿的四肢开始活跃地运动，通常准妈妈在这个时候可以感觉到胎动，但更多的人要在18～22周才能感受到第一次胎动。从现在起，准妈妈和胎儿的联系更加紧密了，准妈妈和准爸爸经常对着胎儿说话、唱歌或放音乐，这些都能安抚胎儿，让他更健康地成长。

感受第一次的胎动

对大部分准妈妈而言，第一次胎动的感觉就像是肚子的咕噜声而不是踢打。每一个胎儿都有自己独特的运动方式，有些非常活跃，有些则很少活动。除了明显的踢这个动作，你甚至可以感觉到胎儿打嗝。

随着胎儿渐长，胎动于30～32周最明显。在20周时，每日平均胎动的次数约为200次，在32周时则增加为375次，每日的胎动次数可能介于100～700次。自32周之后，胎儿逐渐占据子宫的空间，其运动明显地受到限制。虽然受到限制，胎儿偶尔还是会发出用力的一击。当胎儿的头部撞在骨盆底的肌肉时，准妈妈会突然觉得被重重一击。胎儿除了为锻炼及协调成长中的肌肉而运动外，还会因其他原因而产生胎动现象。例如，胎儿可能正在变换姿势，或因准妈妈的坐姿或站姿令他感到不适而移动。也许他只是想换个位置以方便自己快乐地吮吸手指头也说不定。

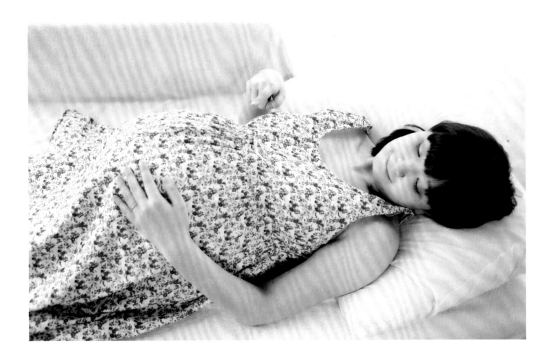

饮食营养

营养重点

营养全面、合理搭配为饮食原则	
重点补充	**适量补充**
蛋白质	矿物质、复合维生素

营养需求

孕18周准妈妈需要每天喝水1～1.5升。也可以喝牛奶，牛奶中含有丰富的矿物质和蛋白质，对母胎都非常适宜。如果准妈妈体胖，可喝脱脂奶。如果喝奶后出现腹胀、腹痛、腹泻等症状，可喝酸奶或脱脂酸奶。

吃什么、怎么吃

1.一瓶200～250毫升的牛奶：可补充优质的蛋白质和钙质。2.一个鸡蛋：鸡蛋的蛋白质最易被人体吸收，且富含卵磷脂。3.一份主食：250～400克，可给人体提供能量和B族维生素。4.500克蔬菜：其中绿色蔬菜250克，红黄蔬菜250克，可给人体提供维生素、矿物质和纤维素。5.两个水果：可给人体提供果糖、果胶、维生素、矿物质和纤维素。6.100克豆制品：可给人体提供优质的植物蛋白质。7.100克肉制品：可给人体提供优质的动物蛋白质。8.一份调味品：每天食用25克豆油或色拉油，白糖尽量少放或不放，每天盐的摄入量少于6克。9.一份水：每天喝6～8杯水，约1200～1500毫升，可促进身体的新陈代谢。

饮食专家建议

怀孕18周适合准妈妈吃的食物有：

1.全麦制品：包括麦片粥、全麦饼干、全麦面包等。麦片可以使准妈妈保持较充沛的精力，还能降低体内胆固醇的水平。

2.蔬菜：颜色深的蔬菜往往意味着维生素含量高。甘蓝是很好的钙来源。花椰菜的好处不少，富含钙和叶酸，有大量的纤维和抵抗疾病的抗氧化剂。

3.水果：水果种类很多，柑橘富含维生素C、叶酸和大量的纤维，可以帮助准妈妈保持体力，防止因缺水造成的疲劳。

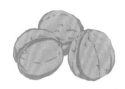

4.奶、豆制品：准妈妈每天应该摄取大约1000毫克的钙，只要3杯脱脂牛奶就可以满足这种需求。酸奶也富含钙，还有蛋白质，有助于胃肠道健康。

5.瘦肉：瘦肉富含铁，并且易于被人体吸收。怀孕时准妈妈血液总量会增加，因此准妈妈对铁的需要就会成倍地增加。

6.干果：花生之类的坚果，含有有益于心脏健康的不饱和脂肪。但是因为坚果的热量和脂肪含量较高，因此每天应控制在30克左右。

准妈妈的参考餐单

用餐时间	食物名称
早餐	牛奶麦片粥1碗，鸡蛋1个，虾仁甜豆
加餐	花生10粒，橙子1个
午餐	馒头1个，酱焖鲫鱼，山竹笋焖鸡
加餐	桃子1个，葡萄10粒
晚餐	葱油饼1张，红酒醉牛肉，鸡蛋炒韭菜

孕18周菜谱

鸡汤煲松仁海带丝

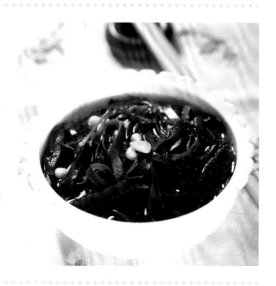

原料 松子仁100克，水发海带200克，鸡汤500克，盐1小匙。

制作步骤

1. 松子仁用清水洗净，水发海带洗净切丝。
2. 锅置火上，放入鸡汤、松子仁、海带丝用小火煨熟，加盐调味即可。

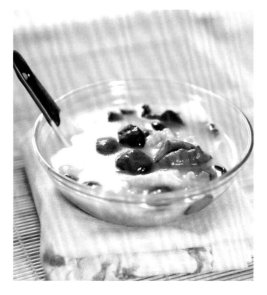

高汤鸡肉猴头菇

原料 鸡肉400克，黄芪、白术、猴头菇各50克，冬笋1/2根，植物油1大匙，料酒、姜片、葱段、酱油、高汤、盐、鸡精、湿淀粉各适量。

制作步骤

1. 黄芪和白术先煎取汁200毫升；猴头菇去掉针刺和老根，切成片；冬笋切片；鸡肉切块，白菜取菜心用开水烫后，盛盘。
2. 锅内放油烧至七成热，先炒鸡肉和猴头菇，变色后加料酒、姜片、葱段和酱油炒几下，加黄芪、白术汁和高汤，用小火焖至肉烂，拣去姜、葱，以盐、鸡精和湿淀粉勾芡即可。

同步胎教

教胎儿认识数字3和4

准妈妈在这周要教胎儿学数字"3、4"，教"3"这个数字时，可以说"3像耳朵听声音"等，让"3"这个数字变得具体又形象；在教"4"这个数字时，可以说"4像红旗随风飘"。

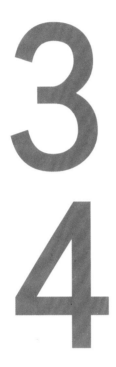

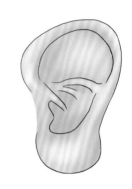

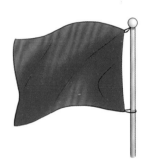

欣赏海顿的弦乐四重奏

推荐准妈妈欣赏海顿的弦乐四重奏《E大调弦乐四重奏——第一乐章》、《C大调弦乐四重奏——第二乐章》、《D大调弦乐四重奏——第三乐章》、《G小调弦乐四重奏——第四乐章》。

海顿是维也纳古典乐派的奠基人，他同莫扎特和贝多芬三人同为维也纳古典乐派的杰出代表，是世界音乐史上影响巨大的重要作曲家。海顿对古典音乐的主要贡献是交响曲和四重奏，由于他对于交响曲体裁的形成和完善作出了巨大贡献，因此海顿被人们称作"交响乐之父"。

海顿的音乐风格热情、典雅，充满了欢乐、幸福、和平的气氛。他的音乐就像优美的田园诗一样。他总是用这种笔调来歌颂大自然，歌颂生活。在他的作品中，还经常可以感受到鲜明的奥地利民歌风格。海顿作品的另一个特点是具有巧妙的幽默感，乐曲中充满了愉快而别致的情趣。为了达到既有清晰的旋律，又有复调的美感，海顿采用"说话的原则"，即各声部彼此像交谈般地呼应。莫扎特说："从海顿那里我才第一次学会了写作四重奏的真正方法。"在交响曲中，他"确立了以短小动机加以动力性展开的奏鸣性发展原则，废除了数字低音的传统，以及开始确立了近代管弦乐的编制和配器原则"。这些，都给予莫扎特和贝多芬很大的启迪。

专家问答

问：怀孕18周小腹像针刺般痛，怎么回事啊？

答：如果是一阵阵胀痛，或阴道有血性分泌物，就要考虑是子宫收缩，是流产先兆。但这种针刺般的疼痛应该是子宫增大引起的神经性疼痛，如果不放心可去产科检查一下。

问：怀孕18周彩超显示胎盘下缘部分位于子宫内口处，怎么办？

答：平时注意按医嘱定期检查，如出现阴道出血应及时到医院治疗。你这种情况会随孕周的延长而逐渐好转，如果到怀孕32周前胎盘位置已正常的话，那就和正常怀孕没什么区别了。

问：怀孕18周有严重的龋齿，能治疗吗？可不可以打麻药？会有什么影响？

答：龋齿是较长时间才形成的，不是急性病。如果现在不是很疼，建议不要去打麻药补牙，等分娩以后再去补牙，以免影响胎儿。如果实在疼痛难忍，可以在医生的指导下合理用药。

问：我怀孕18周，做了两次B超要紧吗？

答：一般情况下，孕早期做一次，以确定宫内妊娠，排除宫外孕的可能。孕18～20周时做B超，查看胎儿是否发育正常。孕晚期是看胎儿方位、胎儿入盆、羊水、胎盘情况等。另外B超是一种"波"，并没有辐射，而且只是短时间地扫过人体，对孕妇和胎儿并没有不良影响，只要不是反复、长时间做B超，是不会有影响的。

问：怀孕18周时，发现有两个子宫肌瘤怎么办？

答：建议随时观察肌瘤和胎儿的生长状况。若是肌瘤不继续长大，胎儿一切发育正常的情况下，最好是在分娩时采取剖宫产把肌瘤一起拿掉，顺产的危险性比较大。

问：怀孕18周，肚皮上长红点是为什么？

答：内分泌的问题，有人长满了整个背部，一般建议去皮肤科看，但其实分娩过后会自然消失。

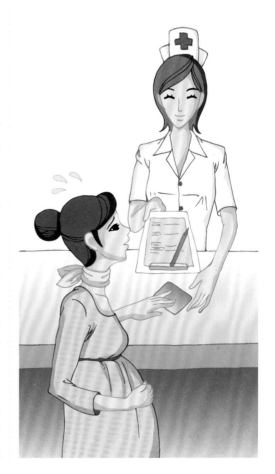

怀孕5个月
怀孕19周 （127～133天）

母婴变化

准妈妈的变化

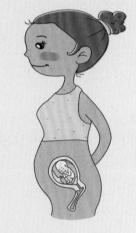

怀孕19周 在肚脐下方1厘米左右的位置能感觉到子宫

乳头会分泌出乳汁。这个时期，皮肤的色素变化会加剧，所以乳头的颜色会加深，偶尔会疼痛。由于流入阴道周围皮肤或肌肉的血液量增加，阴道内白色或淡黄色白带会增多。

胎儿的变化

怀孕19周 胎儿的身长为13～15厘米，体重约200克

胎儿皮肤的腺体分泌出一种黏稠的、白色的油脂样物质，称为胎儿皮脂，有防水屏障的作用，可防止皮肤在羊水中过度浸泡。

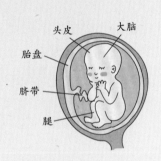

头皮　大脑
胎盘
脐带
腿

生活指导

本周注意事项

生活计划	执行方案
选择准妈妈专用文胸	大小适宜的文胸能更好地支托不断加重的乳房，准妈妈要随时更换文胸，以适应胸部的变化
保持心情愉快	由于体重的变化，准妈妈感觉越来越辛苦，一定要适当缓解。通过自己感兴趣的事情来转移注意力
预防贫血和意外伤害	预防贫血和意外伤害，准妈妈的饮食和起居要小心

第三次产检

准妈妈在孕20周做超声波检查，主要是看胎儿外观发育上是否有较大问题。医生会仔细测量胎儿的头围、腹围、大腿骨长度及检视脊柱是否有先天性异常。准妈妈在孕16周时，已可看出胎儿性别，但在20周时，准确率更高。至于最令准妈妈期待的首次胎动，第一胎约在18～20周出现；第二胎则在16～18周会感觉到。此外，准妈妈在怀孕20周以后，会出现假性宫缩，大部分会在30分钟内缓解，但随着孕期周数的增加，胎动出现的频率也会愈来愈高。

及时保护乳房

孕中期，准妈妈的乳房也明显增大，这时最好选用背带较宽、杯口较大、尺码宽松的棉质内衣，不要穿过紧的衣服，否则会影响乳腺的发育，甚至会造成乳腺管的堵塞，容易患乳腺炎。睡眠时应侧卧或者仰卧，不要俯卧，以避免挤压乳房。若准妈妈发现乳房出现异样疼痛和外形的改变，应及时去医院检查。

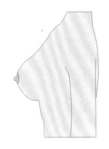 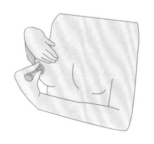 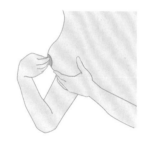

1.首先清洁乳头。用拇指、示指、中指同时向里按压。

2.用手指按住，扭动乳头。

3.用3个手指抓住，扭转乳头。

坚持乳房按摩

乳房若出现一般胀痛，准妈妈可以用双手握住两侧的乳房，两手交替地按摩。每天有规律地按摩1次，也可以在洗澡或睡觉前进行2～3分钟的按摩。动作要有节奏，乳房的上下左右都要照顾到。

注意保持乳房的大小平衡

孕19周的时候，雌激素分泌越来越多，乳腺导管出现阻塞，乳房里的内基质不断增多，导致乳房中脂肪的堆积，乳房的重量和体积在不断地变化，此时，准妈妈需要均衡地安排睡觉的侧睡姿势，以免产后乳房大小不一。

不要刺激乳头

乳头周围分布着大量的神经，内分泌物是通过神经传导的，如果过多刺激会使催产素分泌过多，作用于子宫，产生子宫收缩，会发生流产、早产。因此孕期不宜过多地刺激乳房和乳头。准妈妈要时时刻刻注意对乳房的保养，因为保养既能保持乳房的形体美，也为将来哺乳打下良好的基础。

饮食营养

营养重点

营养全面、合理搭配为饮食原则	
重点补充	适量补充
维生素A、维生素D	钙、铁

营养需求

孕19周准妈妈应加强对维生素A的补充。维生素A对维持正常视觉有重要作用，严重缺乏维生素A会导致色盲。不仅如此，维生素A也是正常骨骼发育所必需的，缺乏时会导致成骨与破骨之间的不平衡，并造成神经系统异常。

吃什么、怎么吃

1.维生素A：可帮助细胞分化，对眼睛、皮肤、牙齿、黏膜的发育是不可缺少的。准妈妈若平日饮食均衡，维生素A在日常饮食中摄取就足够。

建议食物：深绿色蔬菜、水果等。

2.钙：怀孕时期为帮助胎儿及母体骨骼发育，必须多摄取钙；哺乳时期，为增加乳汁，最好也能多吃含钙的食品。

建议食物：小鱼干、黄豆制品、蛋、牛奶、绿色蔬菜、萝卜、花椰菜、鲑鱼、牡蛎、甘蓝、虾、蛤类等。

3.铁：准妈妈应摄取足够的铁，以满足孕期的需求及分娩时大量流失的血。

建议食物：蛋黄、肉类、动物的肝及其他内脏、蛋黄、谷类、深绿色蔬菜、桃子、杏仁、葡萄干、贝类等。

4.钠：准妈妈若为高危险妊娠，如妊娠高血压综合征、妊娠糖尿病等，应控制钠（盐分）的摄取量。

避免的食物：盐渍品、卤制品、素食品、罐装加工食品等。

5.维生素C：维生素C具有增强免疫力的功效；且素食准妈妈可多补充维生素C，以利铁质被身体吸收。

建议食物：柑橘、番石榴、番茄、草莓、绿色蔬菜、花椰菜、白菜等。

6.蛋白质：这是孕妇和产妇都非常需要的一种营养素，在一般的正常饮食中多能获取，所以不需太过担心。

建议食物：动物性蛋白质，如蛋、牛奶、肉类、鱼类等；植物性蛋白质，如豆浆、豆腐等大豆制品。

饮食专家建议

饮食均衡很重要。因为许多食物之间具有交互作用，如多吃深绿色蔬菜，可以帮助钙质被身体吸收；多吃含维生素C食物，能帮助矿物质被身体吸收，所以六大类食物，不要偏废或独钟哪一类，因为任何食物摄取过多或过少，都会让体内的营养失去平衡。

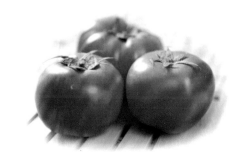

准妈妈的参考餐单

用餐时间	食物名称
早餐	牛奶1杯，面包2片，鸡蛋1个，酱牛肉2片
加餐	胡萝卜汁1杯，核桃仁2个
午餐	米饭1碗，芝士大虾，菠菜枸杞熘猪肝
加餐	橘子1个，苹果1个
晚餐	南瓜粥1碗，小花卷1个，吉利鱼排，番茄烧豆腐

孕19周菜谱

虾片粥

原料 大米300克，大虾200克，盐、淀粉、花生油、料酒、酱油、白糖、葱花、胡椒粉各适量。

制作步骤

1 将大米淘洗干净，放入盆内，加盐拌匀稍渍；将大虾去壳并挑出沙肠洗净，切成薄片，盛入碗内，放入淀粉、花生油、料酒，酱油、白糖和少许盐，拌匀上浆。

2 锅置火上，放水烧开，倒入大米，再开后小火熬煮40～50分钟，至米粒开花，汤汁黏稠时，放入浆好的虾肉片，旺火烧滚即可。

3 食用时，撒上葱花、胡椒粉即可。

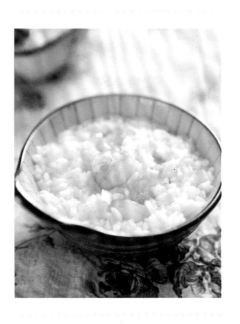

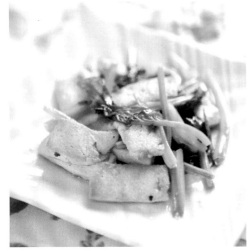

菠菜煎豆腐

原料 豆腐400克，菠菜200克，植物油、盐各适量。

制作步骤

1 将豆腐切片，菠菜切段。

2 锅烧热加油，豆腐片放入油锅两面煎黄。

3 加盐，烧1～2分钟后，再加菠菜段即可。

同步胎教

教胎儿认识数字5和6

准妈妈在这周要教胎儿学数字5、6。教5这个数字时，可以说"5像称钩去买菜"等，让"5"这个数字变得具体又形象；在教6这个数字时，可以说"6像口哨吹得响"。

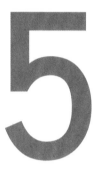
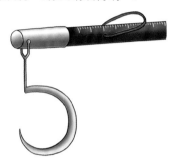

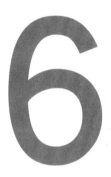
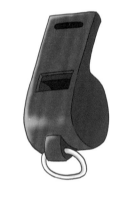

学做呼吸操

蜂鸣式呼吸法有特殊的镇静安神的作用，因为呼气时间延长，对准妈妈非常有利，准妈妈每天可以练习做呼吸操3分钟，这样做可以为将来分娩做准备。

坐在床上，安静身心，天气好时，可以打开窗户，使空气流通。蜂鸣式呼吸法是通过两个鼻孔吸气和呼气。呼气时嘴闭紧并大声发出嗡嗡声，只要感觉舒适，持续呼气并发出嗡嗡声，然后用鼻孔吸气，不发声。重复练习10次，蜂鸣式呼吸法能延长呼气时间，加强对呼吸的控制。此呼吸法可以深入振动肺部组织，减少充血，是减轻胸闷的好方法。

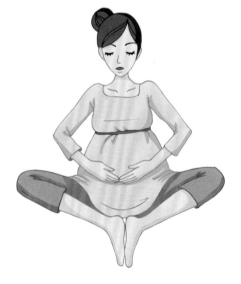

专家问答

问：怀孕19周，由于闪避车辆走动稍快，引起肚子痛，会不会有什么事？

答：怀孕要小心行动！你的叙述大致没有什么危险，也不太像流产症状。建议去医院检查，以获得最准确的结论，请放松心情。

问：怀孕19周，应该在什么时候做检查？

答：妊娠期间分别在12周、20周、28周时到医院做孕期检查，28周以后每月检查一次，到36周后每周检查一次。但根据具体情况的不同，需要遵医嘱进行检查。

问：怀孕19周了，请问环境过度吵闹是否会对胎儿造成危害？

答：过度吵闹的环境对胎儿肯定会有影响，以后尽量避免这样的噪声环境。

问：怀孕19周了，能与胎儿进行拍打游戏吗？

答：触压、拍打胎教法进入孕中期后就可以进行了，最好的时间是在每晚睡前进行。

问：我怀的是双胞胎，到底有没有必要买托腹带呢？戴的时候有什么注意事项吗？

答：建议买一个，托腹带能减轻准妈妈的负担，还可阻止子宫下垂，保护胎位，减轻腰部的压力，又不会伤害胎儿。要注意的是，托腹带不可包得过紧，以免影响胎儿正常发育，晚上睡觉时应脱掉。

问：怀孕19周了应该注意什么？

答：怀孕19周了要多补充蛋白质、维生素、脂肪等，每天摄入足够的蔬菜、水果、肉类、蛋类、豆类等，至少一星期吃三次鱼、虾皮、紫菜等，要多喝汤和水、牛奶。每天要补充钙片，如果有条件的话每天早晚喝一杯孕妇奶粉。至于生活方面一定要保持心情愉快，多休息，不要长时间站立，不要干重活，适量运动。

问：怀孕19周了，出现异常胎动怎么办？

答：孕中期，如果躺或坐的姿势不对，有可能导致胎儿的暂时性血氧不足，会给你传来特殊的信号，急促地动几下。此时你应调整一下位置，会好些。

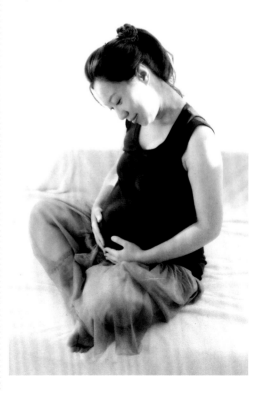

怀孕5个月
怀孕20周 （134～140天）

母婴变化

准妈妈的变化

怀孕20周 子宫上移到肚脐部位，准妈妈出现尿频症状

子宫逐渐地往外挤，所以腹部会越来越大，而且腰部线条会完全消失。由于腹部的压力，肚脐会突出。随着子宫的增大，肺、胃、肾等器官会受到压迫，所以会出现呼吸困难、消化不良、尿频等症状，有时还会出现尿失禁的情况。

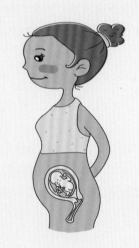

胎儿的变化

怀孕20周 身长为14～16厘米，体重达到260克左右

此时的胎儿完全具备了人体应有的神经系统，神经之间已经互相连接，而且肌肉比较发达，所以胎儿可以随意活动。有时伸懒腰，有时用手抓东西，有时还能转动身体。本周是胎儿的味觉、嗅觉、听觉、视觉和触觉等感觉器官发育的关键期。

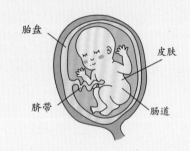

生活指导

本周注意事项

生活计划	执行方案
记录胎儿的心脏跳动	正常胎儿的心脏跳动次数为每分钟120～160次。如果胎儿的心脏跳动次数突然减少，便应该及时向产科医生咨询
预防水肿	在生活细节中远离水肿困扰

肩膀酸痛

怀孕20周后，准妈妈会感到肩膀酸痛。孕中期后出现的肩膀酸痛多是因为血液循环不佳所造成。怀孕后的血液量会增加，到了怀孕中、晚期，扩大的子宫会压迫静脉，影响血液回流，造成血液循环不佳，末梢循环也会受到明显的影响，再加上活动不便，运动量减少，更可能使血液循环不佳的情况恶化。上班族经常维持同一姿势坐在电脑前，更容易加重肩膀酸痛。

改善方式

避免肩膀酸痛最好的方法就是"不停地移动"，维持同一姿势不要超过20分钟，比如久坐和久站都不要超过20分钟，若是不能离开座位，也应起身伸伸懒腰、动动肩膀，促进血液循环。

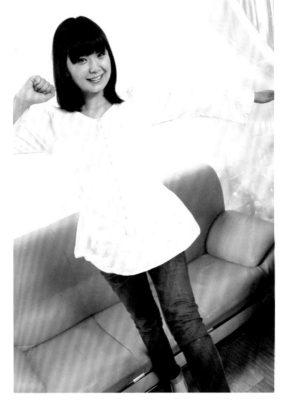

当肩膀酸痛时，也可采用热敷的方式，以不烫伤为原则，一般约40℃左右的温度，就可感到高温，将热毛巾敷于酸痛处10～20分钟，也可请家人帮忙按摩，进行简单的揉搓按摩即可，主要目的在于促进血液循环、放松肌肉，不要针对特殊穴位进行按摩，以免引发宫缩。

小贴士

一般来说，不论坐或站，肩、颈和头部应该维持直立和平衡，且肩膀要放松自然下垂，以免给肩膀带来过大压力。

孕期运动，一举两得

孕期适当的活动和劳动，对母体和胎儿双方都有好处。在母体方面，适当的活动和劳动，可使准妈妈身心舒畅，保持良好的心理状态；促进血液循环，增强心肌收缩力；使消化液分泌增多，有利于食物的消化、吸收和利用。

在胎儿方面，由于胎儿与母体血脉相连、息息相关，因此，准妈妈适当的活动和运动，也增加了对胎儿氧气和营养的供给，促进胎儿大脑和身体的发育。

饮食营养

营养重点

营养全面、合理搭配为饮食原则	
重点补充	**适量补充**
蛋白质、钙	无机盐、复合维生素

营养需求

怀孕20周，为了保证胎儿的健康发育和准妈妈的需要，要合理调配膳食以保证热能和营养素的供给。

准妈妈在保证优质蛋白质的同时，还要确保无机盐和维生素的供给。无机盐、维生素具有建造身体、调节生理功能的作用，缺乏易影响胚胎的分化、细胞的分裂和神经系统的发育。

吃什么、怎么吃

怀孕20周孕妇应多吃蔬菜、水果，因为蔬菜、水果具有良好的感官性状，可增进食欲，帮助消化，对维持肠道正常功能及丰富膳食的多样化等方面具有重要意义。

在蔬菜、水果的选择上，还是有一定学问的。一般来说，颜色深的青椒、胡萝卜、韭菜、绿菜花等蔬菜富含叶绿素、叶酸、β-胡萝卜素以及维生素C等准妈妈所需的重要营养素。

另外，在时间的选择上也有不同，一般来说，新鲜的水果和蔬菜比长期存放的营养丰富，比如新鲜大白菜与存放了许久的大白菜相比，不但口感更好，而且营养更丰富，水果、蔬菜在食用前要注意用果蔬专用清洗剂洗干净，以免残留在果蔬表面的农药对人体造成危害。蔬菜加工时要先洗后切，以免营养成分丢失。切过的菜不宜存放时间过长，以免产生有害物质——亚硝酸盐。不要用铜锅炒菜，炒菜时应急火快炒，菜汤不要丢掉，以减少营养成分的丢失。

饮食专家建议

在本周胎儿的视网膜已经形成，胎儿能否拥有一双亮眼睛就看营养如何补充了。锌、维生素A、维生素B_6、维生素C、维生素E对眼睛的发育作用很大。缺锌会使视神经萎缩，造成暗适应异常、夜盲症等。补充维生素A可起到提高视力的作用。补充维生素B_6能够营养视神经，有助于增强视神经的传导功能。

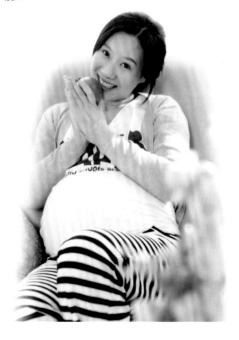

准妈妈的参考餐单

用餐时间	食物名称
早餐	鸡蛋1个，牛奶水果粥1碗，红枣玉米发糕，甜椒炒肉
加餐	番茄汁1杯，草莓5个
午餐	虾仁泡菜饼，双色豆干，茄汁黄豆
加餐	饼干2片，果汁1杯
晚餐	胡萝卜肉丁面，鹌鹑蛋蒸扇贝，虾仁炒茭白

孕20周菜谱

酸奶地瓜泥

原料 地瓜1个，酸奶100克，鲜牛奶2大匙。

制作步骤

1. 将地瓜洗净蒸熟。
2. 将蒸熟的地瓜去皮压成泥。
3. 加入鲜牛奶拌匀。
4. 将地瓜泥放入盘中，整形。
5. 将酸奶淋在地瓜泥上，还可以撒上喜欢吃的水果、干果之类的配料。

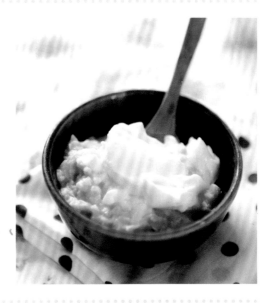

虾米炒芹菜

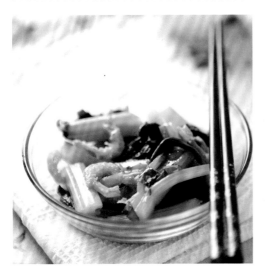

原料 芹菜200克，虾米10克，植物油15克，酱油10克，鸡精3克，盐适量。

制作步骤

1. 将虾米用温水浸泡；芹菜去老叶（保留大部分叶子）后洗净，切成短段，用开水烫过。
2. 锅置火上，放油烧热，下芹菜快炒，并放入虾米、酱油，用旺火快炒几下，出锅前撒些鸡精和盐（因为虾米已有咸味，盐需少放）即可。

135

同步胎教

教胎儿认识数字7和8

准妈妈在这周要教胎儿学数字7、8。教"7"这个数字时，可以说"7像镰刀割青草"；在教"8"这个数字时，可以说"8像葫芦能做瓢"。

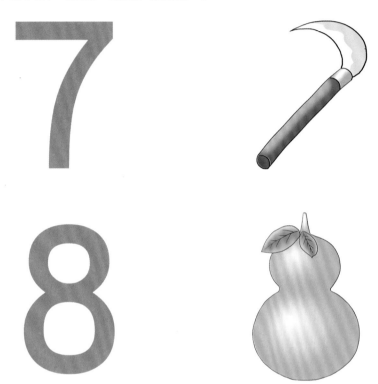

欣赏《A大调钢琴五重奏》

舒伯特的室内乐作品在他的作品总目录中占有重要的地位，其中弦乐四重奏《A大调钢琴五重奏》中的《鳟鱼》最为著名。《A大调钢琴五重奏》写于1819年，当时的舒伯特22岁。作者将自己两年前的歌曲《鳟鱼》的旋律安排在这首五重奏的第四乐章里面，歌曲原本就很受欢迎，用在五重奏里，也使这部室内乐更易于推广，人们在欣赏这部作品时，最喜欢听的就是"鳟鱼"乐章。

这部为钢琴与大、中、小提琴和低音提琴所作的作品共分五个乐章，以第四乐章最为著名，是"鳟鱼"的主题变奏。在原作的歌曲中，作者先以愉快的心情，生动地描绘了清澈小溪中快活游动的鳟鱼的可爱形象；然后，鳟鱼被猎人捕获，作者深为不满。作者用分节歌的叙事方式，表达了他对鳟鱼的命运无限同情与惋惜的心情。

推荐准妈妈欣赏维也纳少年合唱团的《鳟鱼》。钢琴连音描绘着鱼儿畅游激起的水中波纹。歌声里充满喜悦和向往，有时候会叫人混淆，歌唱的究竟是鱼还是孩童。

专家问答

问：已经怀孕20周了，为什么还没感觉到胎动啊？

答：这个因人而易，有些人不敏感就会晚一些，一般怀孕在16～24周感到初次胎动都属正常，如果24周之后还没有感觉到胎动就应去医院做检查。

问：怀孕20周了，检查后发现羊水偏少怎么办？

答：如果羊水少的话，建议两小时内喝2000毫升的水来快速补充，如果喝不下去那么多，坚持每天多喝些水也可以。

问：怀孕20周，我常常感到腰痛，这和腰椎间盘突出有什么联系吗？

答：平时常有腰酸背痛的准妈妈应特别注意预防腰部受伤或过度劳累。要避免久坐和提重物，适度运动保持腰部肌肉放松，维持其弹性。

问：怀孕20周，怎样保养皮肤，怎样按摩好？

答：可以使用孕妇专用的护肤品。按摩的话，可以用手由内向外将脸颊顶向外侧，上下左右转一圈，再用双手拎住双耳向面孔两侧上方提拉。

问：怀孕20周了，今天腹部被老公不小心压了一下，要紧吗？

答：不必担心，只要没感到腹痛，一般来说是没有什么问题的。

问：我怀孕后反应一直很强烈，吃点东西马上就吐出来，如果我平时多吃点零食会好些吗？

答：平常要常备一些小零食，恶心时可以用这些小零食来减轻症状。早晨醒来后，可以先吃几片饼干，休息20～30分钟后再起床。

问：怀孕20周，早上起床发现阴道流血，但是身体没有任何不适，这是怎么回事？

答：少量出血或阴道出血有可能是较为严重的情况的征兆，如前置胎盘、胎盘早剥、晚期流产（孕13～28周），或早产（孕28～37周）。也可能是与怀孕毫不相干的情况造成的，如阴道感染，包括酵母菌感染，俗称真菌或细菌性阴道炎，建议去医院做检查。

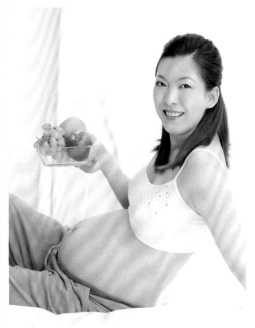

怀孕6个月
怀孕21周（141～147天）

母婴变化

准妈妈的变化

怀孕21周　子宫上移到肚脐上部1.27厘米左右的位置

这个时期准妈妈最好避免剧烈运动，尽量抽时间多休息。此外，这个时期子宫已经上移20厘米左右，压迫静脉，准妈妈容易出现水肿或静脉曲张。

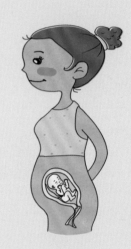

胎儿的变化

怀孕21周　胎儿身长为18厘米，体重是300克左右

此时胎儿的消化器官越来越发达，可以从羊水中吸取水和糖分。随着胎脂的增多，胎儿的身体处于滑润的状态。胎儿舌头上的味蕾已经形成，胎儿会不时地吮吸自己的拇指或摸脸蛋。

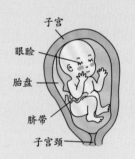

子宫
眼睑
胎盘
脐带
子宫颈

生活指导

本周注意事项

生活计划	执行方案
加强乳房保健	如果准妈妈乳头扁平或凹陷，要用手指慢慢捏出来。但如果有早产史或出现子宫变硬症状，则应停止牵拉乳头
保证充足的睡眠	保证充足的休息和睡眠时间。餐后休息半小时，下午休息2小时，每晚保证9小时左右的睡眠
不要忘了产前检查	不要忘记去医院做产前检查，至少要在怀孕中、晚期检查两次血红素，以便及早发现是否贫血

为母乳喂养做准备

乳头凹陷短平如何调理？准妈妈出现了乳头凹陷或者过于短小等异常现象，如果在孕期内得到了及时纠正和护理，这种状况还是可以得到很好改善和缓解的。下面将给出几点提示，希望可以帮助各位准妈妈较为完美地做好产前乳头护理工作。

用温水清洁

怀孕6个月之后，宜每日用温湿毛巾擦洗乳头、乳晕，通过适度清洁保持上皮组织的健康；有针对性地进行伸展和牵拉练习。

做乳头牵拉伸展练习

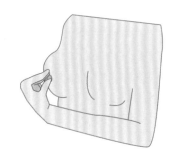

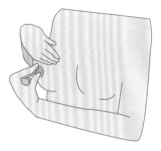

1.将拇指和示指平放在乳头左右两旁。

2.以乳头为中心，慢慢向两侧外方用力，将周围皮肤组织展开，令乳头外凸。

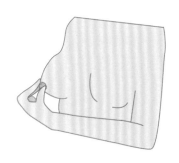

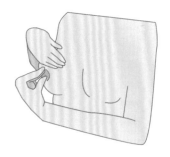

3.将拇指和示指放在乳头的上下两旁，将乳晕纵向拉开。

4.单手托住一侧乳房，另一只手的拇指、中指和示指抓住乳头同时向外牵拉。

上述一系列动作，以每日重复2次为宜，每次进行10～20次即可。另外，准妈妈的乳房保养还可借助一定的外力，例如从怀孕7个月开始佩戴孕期文胸，以期对周围组织起到稳固维护的作用。

饮食营养

营养重点

营养全面、合理搭配为饮食原则	
重点补充	**适量补充**
蛋白质	铁、复合维生素

营养需求

蔬菜、水果中所含的重要维生素包括：胎儿的细胞和组织发育以及视力和免疫系统发育所需的β—胡萝卜素，胎儿骨骼和牙齿以及连接组织中的胶原必不可少的维生素C，还有用于预防神经管畸形的叶酸。

孕21周，建议准妈妈每天吃500克水果、蔬菜。为确保你能获得最佳营养物质，一个实用的方法是吃不同颜色的水果和蔬菜。

吃什么、怎么吃

如果担心孕期血糖升高，最好采取以下方法进行日常饮食。

1.增加膳食纤维摄入。膳食纤维可延缓糖的吸收，建议每日膳食纤维摄入量以30克左右为宜。

2.适量补充微量营养素。适当补充维生素C、维生素E、β—胡萝卜素、维生素B_1、维生素B_2、维生素B_6、维生素B_{12}、锌、铬、钒、硒、镁等。

3.减少盐的摄入量。建议每天盐的摄入量应控制在6克以内。

4.合理分配餐次。每天早、中、晚餐摄入的能量按25%、40%、35%的比例分配。可酌情采用少食多餐、分散进食的方法。

饮食专家建议

孕期为什么会发生急性胰腺炎？

1.这很大程度上是胆囊结石惹的祸。

怀孕期间，胆道系统发生一系列变化，如胆固醇分泌增多，血中孕激素水平提高，导致胆管松弛和胆囊排空减缓；妊娠中后期增大的子宫压迫胆道系统，引起胆汁排泄不畅，容易形成胆石。

若原先就有结石的话，便会加重症状，引起胆管病变，上抬的子宫也可以压迫胰腺，引起胰管内压增高，一旦结石引起胰液排出不畅，很可能导致胰腺炎。

2.此外，吃过多高脂食物是该病的诱因。

准妈妈吃得太好、大量进补，都容易诱发胰腺炎。不科学的膳食结构加上生理因素，怀孕后血浆三酰甘油一般可升高30%左右，并在孕晚期达到高峰，严重者血浆呈乳糜状。且由于孕妇腹内的高压环境，容易发展成为重症急性胰腺炎，尤其是晚期妊娠患者。

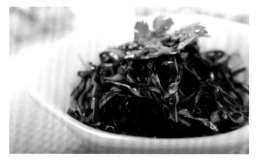

准妈妈的参考餐单

用餐时间	食物名称
早餐	鸡蛋羹1碗，灌汤包8个，腰果银耳拌香芹
加餐	牛奶1杯，饼干2块
午餐	米饭1碗，茄汁牛腩，西蓝花油豆腐
加餐	柚子1/2个，葡萄10粒
晚餐	奶香玉米豌豆饼，海苔香酥虾，白灼西蓝花

孕21周菜谱

橘味海带丝

原料　干海带250克，白菜400克，香菜段20克，橘皮50克，酱油、白糖、香油、醋各适量。

制作步骤

① 干海带入锅蒸25分钟，捞出，放热水中浸泡30分钟，捞出备用。
② 把海带、白菜切成细丝，码放在盘内，加酱油、白糖和香油，撒入香菜段。
③ 把橘皮用水泡软，捞出，剁成细碎末，放入碗内，加醋搅拌，把橘皮液倒入盘内拌匀，即可食用。

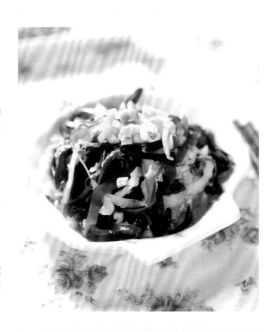

凉瓜酸菜瘦肉

原料　凉瓜400克，酸菜梗200克，瘦猪肉200克，盐、鸡精各适量。

制作步骤

① 凉瓜洗净，去瓜核，切片；酸菜梗(选用咸酸菜梗)洗净，切片；瘦猪肉洗净，切片。
② 把凉瓜、瘦猪肉放进锅内，加清水适量，武火煮后，文火煲1小时，放咸酸菜梗，再煲20分钟，加盐、鸡精调味即可。

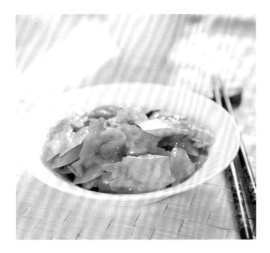

同步胎教

教胎儿认识数字9和0

准妈妈在这周要教胎儿学数字9和0，教9这个数字时，可以说"9像匙子能吃饭"等；在教0这个数字时，可以说"0像鸡蛋圆又圆"。

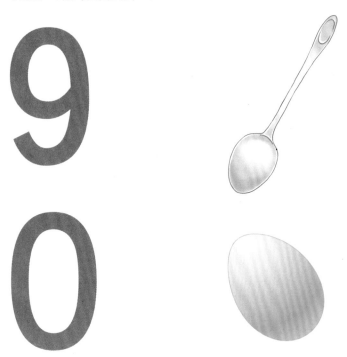

朗读泰戈尔的抒情诗

《吉檀迦利》是"亚洲第一诗人"泰戈尔创作的佳作，是最能代表他思想观念和艺术风格的作品。《吉檀迦利》是他获得诺贝尔文学奖的作品。

这部抒情诗集，风格清新自然，带着泥土的芬芳。泰戈尔以轻快、欢畅的笔调歌唱生命的枯荣、现实生活的欢乐和悲哀。

这里推荐准妈妈朗诵冰心翻译的《吉檀迦利》其中的一首。冰心的译诗在选词和情感表达方面更温柔细腻。

这掠过婴儿眼上的睡眠——有谁知道它是从哪里来的吗？是的，有谣传说它住在林荫中，萤火朦胧照着的仙村里，那里挂着两颗甜柔迷人的花蕊。它从那里来吻着婴儿的眼睛。

在婴儿睡梦中唇上闪现的微笑——有谁知道它是从哪里生出来的吗？是的，有谣传说一线新月的微笑，触到了消散的秋云的边缘，微笑就在被朝雾洗净的晨梦中，第一次生出来了——这就是那婴儿睡梦中唇上闪现的微笑。

在婴儿的四肢上，花朵般地喷发的甜柔清新的生气，有谁知道它是在哪里藏了这么许久吗？是的，当母亲还是一个少女，它就在温柔安静的爱的神秘中，充塞在她的心里了——这就是那婴儿四肢上喷发的甜柔新鲜的生气。

专家问答

问：我怀孕21周了，最近经常腰疼，请问是怎么回事？

答：属正常，随着妊娠月份的增加，准妈妈的腹部逐渐突出，使身体的重心向前移，应注意多休息，适量活动，加强营养。

问：怀孕21周，彩超显示"胎儿颈部可见脐血流"，这种现象是不是说胎儿脐带绕颈？

答：应该就是常说的"脐带缠脖"了，但是不是所有的"脐带缠脖"都是有危险的。

问：怀孕21周，有低热，对胎儿有影响吗？

答：体温在37.5℃左右都是正常的，准妈妈的体温有点高（正常范围内）也是正常，不需要吃药，请放松心情，不用担心，多喝白开水，休息即可。为了胎儿的健康，准妈妈保持良好的心情也很重要。

问：怀孕21周，经常吃奶酪会不会发胖？

答：奶酪吃多了不会发胖。奶酪"浓缩"牛奶的精华，1千克奶酪制品都是由10千克牛奶浓缩而成的，具有丰富的蛋白质、B族维生素、钙和多种有利于准妈妈吸收的微量营养元素。天然奶酪中的乳酸菌有助于准妈妈的肠胃对营养的吸收。

问：怀孕21周，羊膜穿刺会造成胎儿畸形吗？

答：有2%～3%的准妈妈在羊膜穿刺后会出现轻微的子宫收缩及阴道流血，通常在休息或安胎治疗后得到缓解。羊膜穿刺用于产前诊断的孕周多在孕16～22周，此时胎儿的胎体、四肢等都已发育完成，故不会造成胎儿畸形。

问：怀孕21周胎动还不是很明显，正常吗？

答：胎动一般于怀孕16～20周开始，计数方法：于每天早、中、晚固定时间各数1小时，每小时大于3次，反映胎儿情况良好。也可将早、中、晚3次胎动次数的和乘以4，即为12小时的胎动次数，如12小时胎动达30次以上，反映胎儿情况良好；少于20次，说明胎儿异常，如果胎动少于10次，则提示胎儿宫内缺氧。要注意定期孕检及胎心监护！另外，临床和B超的周数会稍有差别，只要孕期检查正常就不必太紧张。

问：怀孕21周，外阴瘙痒难忍，还伴有一些脓水状分泌物，请问该怎么办？

答：妊娠期的女性免疫力低，容易引发阴道炎，建议去医院检查，不要自行上药。你说的脓状分泌物如果是豆腐渣状的，可能是霉菌性阴道炎，采用阴道内给药就可以了，要尽快就医。

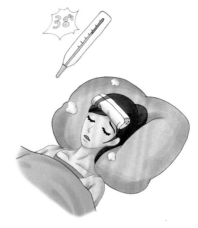

怀孕6个月
怀孕22周 （148～154天）

母婴变化

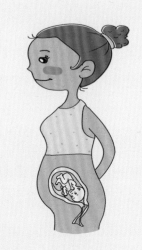

准妈妈的变化

怀孕22周　体重的突然增加和腹部的增大，身体重心偏移

这个时期准妈妈的血液量会大大增加，但因为需求量增加更大，因此准妈妈在孕中期还是容易出现贫血和眩晕的症状。此时由于子宫增大，身体重心发生偏移，准妈妈日常活动要注意安全。

胎儿的变化

怀孕22周　胎儿的身长为19厘米，体重为350克左右

胎儿现在有了汗腺，血管仍然可见，但皮肤不像以前那样透明了。他的指甲完全形成并继续生长。如果是个男孩，睾丸开始从骨盆向下降入阴囊内。原始精子在睾丸里已经形成。

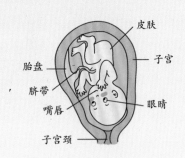

皮肤

胎盘

脐带

嘴唇

子宫颈

子宫

眼睛

生活指导

本周注意事项

生活计划	执行方案
预防贫血	孕中期最好及时补充铁元素，这样能有效预防贫血
进行乳房按摩	开始为产后哺乳做准备，进行乳头护理及乳房按摩
保持皮肤的清洁	要经常沐浴，保持身体的清洁，尽量穿没有刺激性的棉质衣服
保持旺盛的求知欲	这一时期是胎儿大脑发育高峰时期，准妈妈要保持高度的求知欲

保持亲密关系

孕中期，准妈妈的早孕反应逐渐消失，由于阴道润滑的原因，对性生活会有更多的渴望，也更容易达到性高潮。这一时期胎盘已经形成，胎儿在子宫内相对稳定，而且女性体内的分泌物也增多了，是性欲高的时期，恢复正常的性生活是完全可以的，但动作要尽量温柔，并有所节制。孕6月准妈妈的腹部还不是特别明显，仍可采用男上位姿势，不过动作一定要轻柔，尽量不要压迫到准妈妈的腹部，并兼顾性生活前爱抚部位的接触，增强幸福感。

女上男下式

这种姿势由于女方在上面，而避免了男方对其腹部的压迫，对胎儿也比较安全。在孕中期这种姿势比较安全，孕后期可改为女上式。

侧卧式

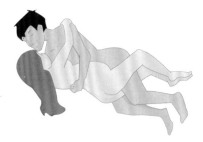

为了加强夫妻之间的感情，男女双方可以选择侧卧式，这样既有利于性爱前的相互爱抚，又有利于陶冶情趣。夫妻双方面对面的做爱，温馨和浪漫尽在其中。这种姿势要求男方侧卧，女方侧卧，这样可以避免女性的腹部遭受挤压。

坐入式

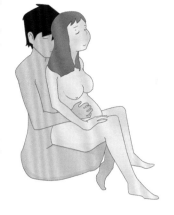

这种姿势适合在女方腹部还未明显隆起的时候，男女双方做爱时女方面对男方，坐在男方的双腿之上，这有助于较深地插入，从而使双方的快感明显。当女性腹部隆起明显时，女方可以调转身体采用坐姿后入式。

男上女下式

这种姿势对男性的要求比较高，采取这样的方式是为了避免性爱时男方压迫女方腹部。男方在性爱时要以双手支撑，以免压迫女方腹部，这种姿势在女方腹部隆起过大之前都可以采用。

后入式

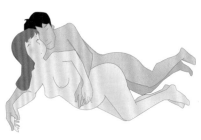

这种姿势相对来说比较安全，女方四肢侧卧，男方采取跪姿从后方进入女性身体。男女双方可以在享受性爱的欢愉之时，保证女性子宫中胎儿的安全。

虽然性爱体位很重要，但是男女双方也要注意强度和时间，一切以安全、舒适为主，当准妈妈出现腹部疼痛、阴部出血等情况，性生活要马上停止，并及时到医院诊治。

饮食营养

营养重点

营养全面、合理搭配为饮食原则	
重点补充	**适量补充**
铁	复合维生素

营养需求

由于准妈妈牙龈出血的情况越来越频繁，因此要注意多吃蔬菜和水果。蔬菜、水果中的维生素可以帮助牙龈恢复健康，防止牙龈流血，排出口腔中过多的黏膜分泌物及废物。用餐后喝一些柠檬水（在水中加上一片柠檬）或漱口，可令口腔保持湿润，还能刺激唾液分泌，减少因鼻塞、口干或口腔内残余食物引起的厌氧细菌造成的口臭。

这个时期还要注意不要过多摄入简单的糖类食品（如蔗糖、果糖、葡萄糖等），以防引发妊娠糖尿病。

吃什么、怎么吃

为了帮助准妈妈在夏天防晒，这里介绍4种具有防晒功效的食物。

1.番茄：这是很好的防晒食物。番茄富含抗氧化剂番茄红素，每天摄入16毫克番茄红素，可将晒伤的危险系数下降40%。

2.柠檬：含丰富维生素C的柠檬能够促进新陈代谢，延缓衰老，美白淡斑，收细毛孔，软化角质层及令肌肤有光泽。

3.坚果：坚果中含有的不饱和脂肪酸对皮肤很有好处，能够从内而外地软化皮肤，防止皱纹，同时保湿，让肌肤更年轻。

4.鱼类：科学研究发现，1周吃3次鱼可保护皮肤免受紫外线侵害。

饮食专家建议

由于胎儿的发育非常迅速，胎儿需要更多地从母体汲取营养，准妈妈应该注意避免缺铁性贫血的发生。妊娠期贫血是一个常见的问题，可占孕期疾病的20%～40%，铁是造血的重要元素，缺乏铁也是孕期常见的问题。贫血不仅影响准妈妈自身的健康，更重要的是使胎儿的生长发育受到影响，一定要注意采取防治对策。

国家健康学会建议准妈妈孕中期适当服用补铁片，还要努力从食物中摄入足够的铁。服含铁片可能会引起胃痛或者便秘。一旦出现这些不良反应，可以尝试口服液态铁剂，这对胃的刺激相对小些。

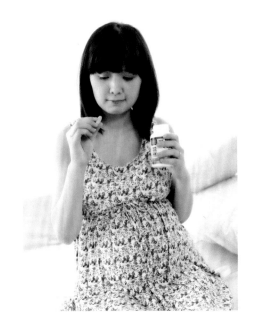

准妈妈的参考餐单

用餐时间	食物名称
早餐	菠菜面1碗，鱼香茄子，鸡蛋1个
加餐	牛奶1杯，苹果1个
午餐	米饭1碗，孜然鸡胗，滑炒藕片
加餐	香蕉1个，板栗6个
晚餐	韭菜豆腐盒子2个，小米粥1碗，荷塘小炒，火爆腰花

孕22周菜谱

香脆三丝

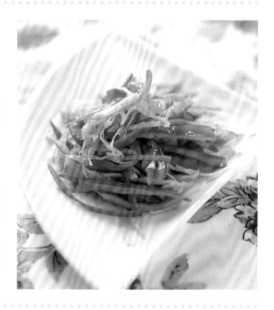

原料 白菜300克，胡萝卜200克，青椒200克，大料2~3瓣，红尖椒、姜末、蒜泥、鸡精、花椒粒、植物油各适量。

制作步骤

1. 将白菜、胡萝卜、青椒洗净沥水切成细丝，撒上盐腌渍5~10分钟，撒上姜末、蒜泥、鸡精，拌匀后装盘。
2. 将红尖椒剪成细丝，与花椒粒、大料一同放在小碗内，将烧热的植物油倒入，晾凉后再淋到菜丝上。

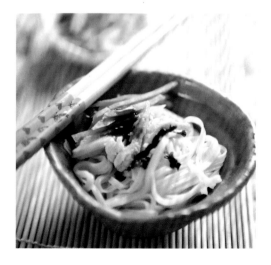

日式凉面

原料 菠菜面100克，鸡蛋1个，小黄瓜1根，胡萝卜1/2根，海苔丝、酱汁各适量。

制作步骤

1. 鸡蛋打散，以平锅煎成薄片并切细丝；小黄瓜洗净切丝；胡萝卜洗净去皮切成细丝。
2. 锅中放水，水开后加入菠菜面至熟软，捞出泡冰水，待凉后捞出备用。
3. 食用时，将黄瓜丝、海苔丝、蛋丝、胡萝卜丝等材料混合，蘸酱汁食用即可。

同步胎教

欣赏《维纳斯的诞生》

当准妈妈看到名画《维纳斯的诞生》时，会不会想到自己的宝宝诞生时会长得像谁呢？也许宝宝的大眼睛像妈妈，高鼻梁和小嘴巴像爸爸，如果是男孩儿那么一定很帅气，如果是女孩儿一定和维纳斯一样美丽。

一个爱与美的生命诞生了

艺术大师桑德罗·波提切利创作的《维纳斯的诞生》描绘的是爱与美的女神维纳斯诞生时的情景：少女维纳斯刚浮出水面，赤裸着身子踩在一只荷叶般的贝壳之上；她的体态优美而圆润，婀娜而又端庄；一头长发如同瀑布一样美丽。风神齐菲尔用微风轻轻地把她送到了岸边；粉红色的玫瑰花在她身边飘落；时辰女神为她披上了美丽的锦衣；蔚蓝的天空、平静的海洋，营造出一个美好的氛围，一个爱与美的生命就此诞生了！

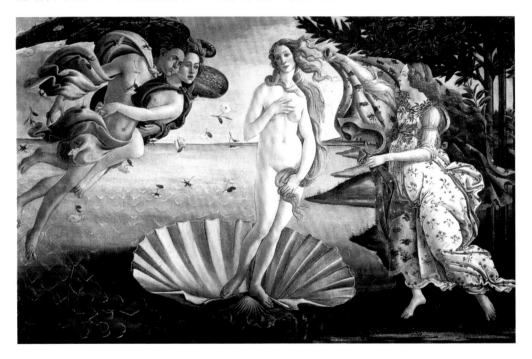

关于爱神的小故事

维纳斯是古希腊神界最美丽的女神，她专管天上人间的爱情和美丽，然而正因为她的美貌，搅乱了神界所有男子的心，包括神界最高统治者宙斯。宙斯的母亲赫拉是婚姻保护神，恼怒的宙斯将维纳斯许配给自己的儿子——神界的火神。但是维纳斯深深爱上火神的同胞弟弟——英俊潇洒的战神，经常和他幽会，并生下带着双翼的盲童小爱神丘比特。丘比特是个永远长不大、手执弓箭、专向有情人射箭的顽皮孩子。

专家问答

问：怀孕22周，医生说缺铁，想问一下，这个时期该如何补铁？

答：通常红色食物都具有补铁、补血的作用，如红枣、花生红衣、红小豆、动物肝脏、蛋黄和胡萝卜等。缺铁的孕妇在饮食上要多吃猪肝、玉米、黄豆、海带、紫菜、番茄、枣、橘子等，这些食物的含铁量都很丰富。也可以用猪肝炖汤，清热解毒。

问：怀孕22周能出去旅游吗？

答：怀孕18～24周是准妈妈出游比较安全的时段。因为这时候不太有流产的危险，准妈妈也不像之前会因早孕反应而恶心、呕吐不舒服，同时也不会有早产的顾虑。

问：怀孕22周适合去哪里旅游？

答：怀孕了可以去一下人比较少的地方，空气清新一点的，最好是省内旅游，避免长时间的车马劳顿。

问：怀孕22周，睡觉时应该采取什么姿势？

答：由于怀孕的时候子宫会右旋，所以医生会建议左侧卧位，使得下腔静脉不容易受压而至水肿，同时有利于胎盘血液循环。

问：怀孕22周，医生说胎位过低，请问这样会有什么不好的影响吗？

答：胎位过低会造成胎儿发育迟缓，造成流产、早产，平时应注意有无宫缩、腰酸和下坠感等，如有这些现象，请及时去医院检查，听从医生安排。

问：怀孕22周，检查缺碘、铁、钙。要多吃哪些食物？

答：补碘最基本的方法是食用碘盐，碘油等其他手段只能起到补充作用。只要我们能够吃到合格碘盐，就能够保证摄入足够的碘，不需要再吃任何含碘保健品和碘强化食品。补充血液中铁的含量最好用饮食进行调理。在日常膳食中，应多吃海带、黑木耳、鱼肉、鸡肉、牛肉、肝脏、鸡蛋、紫菜、芹菜、菠菜、豆类。另外，维生素C有助于机体对铁元素的吸收，在吃含铁食物的同时，也要多吃富含维生素C的水果及蔬菜。含钙丰富的食品有牛奶、豆类、硬果类、芝麻、虾皮、海带、芹菜等。此外，准妈妈要注意多晒太阳，能增进钙的吸收。

问：怀孕22周，便秘很严重，怎么办？

答：孕期和哺乳期一定要预防便秘，便秘容易产生毒素，特别是孕妇肠道吸收能力增强，毒素会通过血液带给胎儿，对其产生先天的毒素污染。必要时可以服用纤维素，纤维素不被人体消化吸收，但是可以改善便秘，不会给胎儿造成影响。

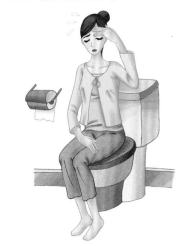

怀孕6个月
怀孕23周（155～161天）

母婴变化

准妈妈的变化

怀孕23周 腹部逐渐呈现出圆形，偶尔会发痒

由于腹部的隆起，影响了消化系统。某些准妈妈可引起消化不良和胃有灼热感。少食多餐比1天吃2～3顿饭要好些，可减轻胃灼热感。饭后轻松地散散步将有助于消化。

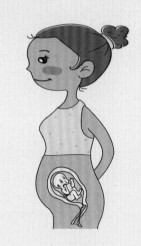

胎儿的变化

怀孕23周 胎儿的身长为20厘米，体重为450克左右

由于胎儿内耳的骨头已经完全硬化，因此他的听觉更加敏锐。他能分辨出来自宫外和准妈妈身体内部的不同声音。

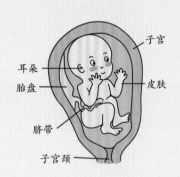

子宫

耳朵

胎盘

皮肤

脐带

子宫颈

生活指导

本周注意事项

生活计划	执行方案
做好心理准备	准妈妈可以通过书籍、录像或参加一些指导课，来了解分娩过程，在知识和精神上开始为分娩做准备
控制体重	继续关注自己的体重增加情况，如果体重增加较快，应控制高热量的饮食
注意休息	每天中午躺下休息一会儿，经常变换身体的体位和姿势，不要久坐或久站

胀气

怀孕中晚期子宫扩大会压迫到胃肠道，使得肠道中的内容物及气体不能正常排泄，造成胀气。另外，准妈妈的活动量减少也会使胃肠蠕动减弱，引起便秘而使腹胀感更加严重。

改善孕期胀气应少量多餐，可采取一天吃6～8餐的方式进食，不要一下吃太多食物。另外，也不要光吃流质的食物，因为流质食物对于肠胃来说并不是最好的选择，最好选择半固体的食物。

多吃蔬菜、水果，多喝白开水，多按摩。正确的按摩方式：饭后1小时轻轻躺下，呈45度半卧姿，双手从右上腹部开始，顺时针方向移动到左上腹部，再往左下腹部按摩，切记不能按摩中间子宫的位置。按摩力度不要过

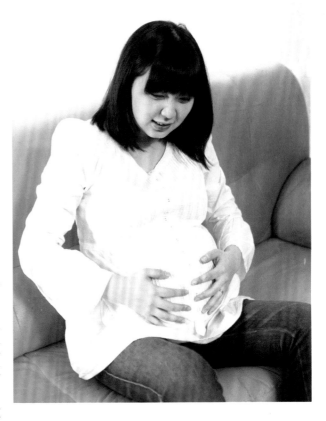

大，每天4～6次。散步也是促进肠蠕动的好方法，只要是身体健康、正常，没有早产征兆的孕妇，都可以在饭后30～60分钟后，到外面散步20～30分钟，散步的过程中也能帮助肠胃蠕动和排气。

胃部灼热

准妈妈怀孕过程中出现的各种肠胃症状，包括：呕吐、恶心、便秘、逆流等，皆十分普遍。所以，约有50%以上的准妈妈，会在怀孕期间发生胃部灼热的症状。通常胃部灼热发生于怀孕中期及晚期，大部分的准妈妈在分娩后，即可恢复正常。

准妈妈若要缓解胃灼热的症状，首先应尽量少食多餐，使胃部不要过度膨胀，即可减少胃酸的逆流。睡前2小时不要进食，饭后0.5～1小时内避免卧床。睡觉时，尽量以枕头垫高头部15厘米，以防止发生逆流。油炸或油腻食物会引起消化不良；酸性食物或醋会使胃灼热加剧，准妈妈皆应尽量避免。过冷或过热食物及辛辣食物，都会对胃部产生刺激，所以均应避免。

饮食营养

营养重点

营养全面、合理搭配为饮食原则	
重点补充	**适量补充**
蛋白质	膳食纤维、复合维生素

营养需求

孕23周准妈妈饮食需节制。这时准妈妈会特别偏好某些食品，看到平时爱吃的冰激凌，碳酸饮料或者麻辣豆腐时是不是会非常眼馋？没关系，偶尔可以稍稍地放松一下对自己的要求，但一定要有节制。由于孕中期基础代谢加强，对糖的利用增加，应在孕前基础上增加能量，每天主食摄入量应达到或高于400克，并且精细粮与粗杂粮搭配食用，食物增加的量可视准妈妈体重的增长情况、劳动强度进行调整。

吃什么、怎么吃

孕23周准妈妈的身体容易产生水肿现象，这时可以通过饮食来进行调整。

1.摄取高蛋白、低盐食物：每天都应摄取优质的蛋白质，例如家禽、家畜、肉、鱼、海鲜、贝类、蛋类、奶类及奶制品、大豆制品等。

2.进食足量的蔬菜水果：蔬菜和水果中含有人体必需的多种维生素和微量元素，它们可以提高机体抵抗力，加强新陈代谢，还具有解毒利尿等作用。

3.少吃难消化和易胀气的食物：如油炸食品、糯米糕、地瓜、洋葱、土豆等，以免引起腹胀，使血液回流不畅，加重水肿。

4.由食物中摄取维生素B_1：富含维生素B_1的食物包括酵母、肝脏、全谷类（如糙米）、黄豆、荚豆类、小麦胚芽、土豆，其中以动物性来源利用率较高。但以饮食摄入量来看，植物性来源为我们平常摄取维生素B_1的主要途径。

5.摄取具利尿作用的食物：被认为有利尿作用的食物包括芦笋、洋葱、大蒜、南瓜、冬瓜、菠萝、葡萄、绿豆、薏仁等。

饮食专家建议

怀孕期间，由于担心胎儿营养跟不上，准妈妈往往会吃一些比较好的东西，这些食物大多含脂类物质丰富，而肝脏是脂肪代谢的重要器官。若因为各种原因使肝脏脂肪代谢功能发生障碍，就会使脂肪在组织细胞内蓄积，当超过肝重量的5%以上或在组织学上有5%以上肝细胞脂肪化时便可称为脂肪肝。

平时预防脂肪肝，准妈妈不能吃得太好，更要控制热量的摄入。要多吃粗粮和蔬菜来增加饱腹感，这样才能降低发生脂肪肝的概率。

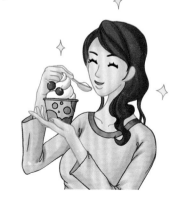

准妈妈的参考餐单

用餐时间	食物名称
早餐	虾仁饺子，紫菜汤1碗，荷包蛋1个
加餐	牛奶1杯，草莓5个
午餐	蒸地瓜1个，干贝莴苣丝，橄榄油榨菜炒鸡蛋
加餐	橘子1个，大枣5枚
晚餐	米饭1碗，腰果虾仁，香辣鲜牛肚

孕23周菜谱

蜜烧地瓜

原料 地瓜300克，红枣100克，植物油、冰糖、蜂蜜各适量。

制作步骤

1. 地瓜洗净，去皮，先切成长方块，再分别削成鸽蛋形。
2. 红枣洗净去核，切成碎末。
3. 炒锅上火，放油烧热，下地瓜炸熟，捞出沥油。炒锅去油置旺火上，加入清水300克，放冰糖熬化，放入过油的地瓜，加入蜂蜜，撒入红枣末推匀，再煮5分钟即成。

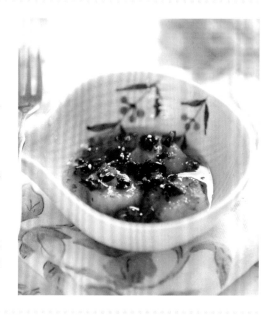

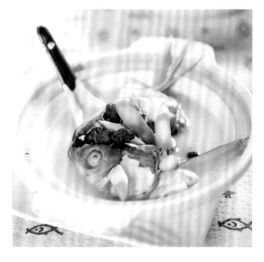

芥菜蜜枣咸鱼头汤

原料 芥菜300克，鱼头1/2个，植物油、姜片、盐、米酒各适量。

制作步骤

1. 鱼头洗净抹些米酒，热锅冷油下鱼头煎炸。
2. 慢火煎完一面，翻转鱼头再煎另一面，至两面金黄即可。
3. 余油下姜片爆香，下芥菜爆炒，炒至变色加入煎好的鱼头。
4. 注入适量开水，大火滚10分钟左右，加入盐调味即可。

同步胎教

欣赏《小园丁》

推荐准妈妈欣赏一幅油画《小园丁》。《小园丁》是俄国19世纪上半期最杰出的肖像画家吉普林斯基的作品，他毕业于彼得堡美术学院。从他的肖像画中可以看出他豪放的笔触和熟练的油画技法。他所画的肖像都力图刻画人物的精神世界并揭示出人物个性，具有一定的浪漫情调。他注重光和色彩的处理，画面明暗对比强烈，也对人物的眼神、表情以及所处的精神状态刻画得细致入微。

1816年吉普林斯基有机会去意大利留学，在罗马时创作了这幅《小园丁》。这是一位意大利小园丁，他手执弯刀趴在石头上歇息，睁大一双眼睛陷入深深的沉思之中，画中人物有着柔和的轮廓线和富有表现力的造型。看了这幅画后观者不禁会想，他在想什么呢?

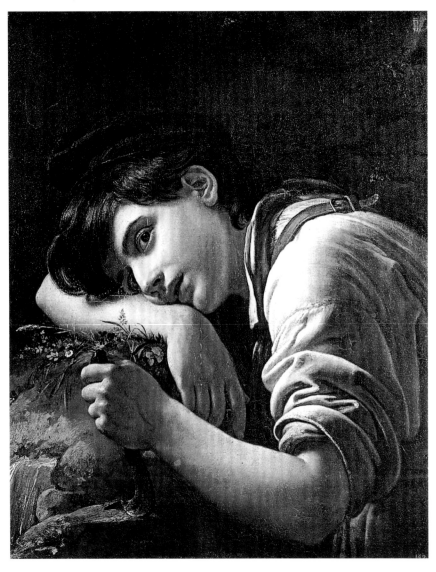

专家问答

问：怀孕23周医生让做彩超，有影响吗？

答：一般在怀孕22～26周做四维彩超，进行排畸检查，以便了解胎儿的发育情况和有无畸形情况。

问：怀孕23周，需要补钙吗？

答：怀孕23周，如钙值低，需要补钙。建议你在医生的指导下补充，并做好孕期检查。

问：怀孕23周左肾积水怎么办？

答：有相当一部分女性在怀孕中晚期会出现轻度肾积水，这是孕期正常生理变化，通常无须治疗，大部分人分娩后积水会自然消失。但孕期要注意休息，睡眠姿势提倡能有效减轻肾脏负担的左侧卧位，一旦发生泌尿系疾病切不可拒绝治疗。

问：怀孕23周，经常口渴，腿肿，脚肿，怎么回事？

答：建议去正规医疗机构做进一步检查，要排除妊娠高血压综合征的可能，综合征的典型症状是高血压、水肿、蛋白尿，一般出现妊娠水肿就要做进一步检查。

问：怀孕23周胎儿头在上，臀在下有关系吗？

答：完全没有问题。胎儿会在孕晚期自己玩倒立，变成头向下，臀向上的姿势，只要定期做产检，就算胎儿姿势不正确，医生也会教你一些日常方法来纠正。

问：怀孕23周了，做B超会对胎儿有不良影响吗？

答：B超的辐射是非常小的，对胎儿基本没有影响，B超是目前普遍应用的孕检工具。如果没有其他异常，孕期应该在孕20周、24周、28周、32周、36周、37周、38周、39周、40周进行产前B超检查。

问：怀孕23周了，肝功能化验前白蛋白和球蛋白偏低怎么办？

答：妊娠期孕妇的肝脏代谢负担会增加，如果单单是上述方面的问题，是没有关系的。不用吃保肝的药，因为孕期用药有很大的限制。平时注意饮食的合理搭配就可以了。

问：怀孕23周，肚脐右边经常撕裂疼痛，为什么？

答：你的情况考虑可能为慢性阑尾炎，胃肠道疾病，或者胎动过频等。

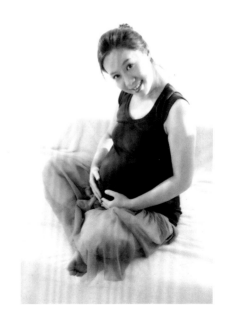

怀孕6个月
怀孕24周（162～168天）

母婴变化

准妈妈的变化

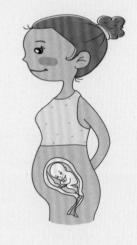

怀孕24周　子宫顶会上移到肚脐上方4～5厘米

准妈妈体重增加过量时，支撑身体的腿部将承受很大的压力，所以腿部肌肉很容易疲劳。鼓起的腹部还会压迫大腿部位的静脉，因此腿部容易发酸或出现抽筋症状。这些症状经常在晚上睡觉时出现，准妈妈会被突如其来的腿痛惊醒。

胎儿的变化

怀孕24周　胎儿从头部到臀部长约21厘米，体重约530克

如果胎儿现在就出生，成活的概率是1/4～1/5。此时的他仍然非常瘦，浑身覆盖着细细的胎毛。胎儿的体内开始生成白细胞以对抗感染。

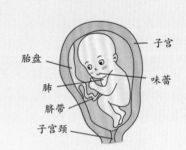

胎盘　　子宫
肺　　味蕾
脐带
子宫颈

生活指导

本周注意事项

生活计划	执行方案
开始做盆骨运动	轻度的柔软盆骨运动能增强骨盆肌肉的收缩力，改善腰背疼痛，使准妈妈感到身心愉快
预防便秘	为防止便秘，准妈妈可多吃含纤维素的蔬菜、水果，如芹菜、韭菜、香蕉、梨等；坚持每日做一些适量的运动，如散步、做广播体操；还要养成每天定时排便的习惯
少食多餐	少食多餐可减少胃灼热感，餐后散步也有助于消化

第四次产检

大部分妊娠糖尿病的筛检，是在怀孕24周做的。先抽取准妈妈的血液样本，来做一项耐糖试验，此时准妈妈不需要禁食。喝下50克的糖水，等1小时后，再进行抽血，当结果出来后，血液指数若在140以下，即属正常；指数若为140以上，就要怀疑是否有妊娠糖尿病，需要再回医院做第二次抽血。此次要先空腹8小时后，再进行抽血，然后喝下100克的糖水，1小时后抽1次血，2小时后再抽1次，3小时后再抽1次，总共要抽4次血。只要有2次以上指数高于标准值的话，即代表准妈妈有妊娠糖尿病。在治疗上，要采取饮食及注射胰岛素来控制，千万不可使用口服的降血糖药物来治疗，以免造成胎儿畸形。

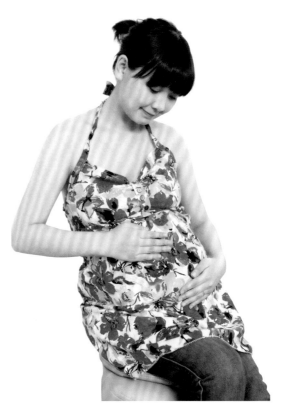

缓解腰酸背痛

怀孕20周后，因为子宫明显扩大，重心前移，身体会自主地将重心拉回，拉回的力量主要是靠下背、腰部的力量将重心拉回，因此，常见许多孕妇用手支撑腰部，形成肚子向前挺、肩部向后拉的身型，这样的姿势有违原本腰椎部位的正常曲线，此部位会承受较多压力，容易形成腰酸背痛的情况。

改善方式

孕期尽量维持正确的姿势，虽然腹部重量会使身体重心前倾，但准妈妈要尽量拉直身体，勿使脊椎向前倾。也可在身体能承受的情况下，做些简单的伸展运动，像是手臂向上延展，或是孕前有游泳习惯的准妈妈，怀孕后也可继续坚持，水中可借由浮力减轻身体负担，运动时会比陆地上来得轻松，也可借由在水中的伸展运动缓解腰背肌肉。

另外，也可用热敷的方式来改善。或者请老公帮忙按摩背部，以便舒缓一下背部紧绷的肌肉。

小贴士

若感到严重的不适，也可选用托腹带来分散压力，但由于托腹带须穿戴一整天，一定要选择透气舒适的材质。

饮食营养

营养重点

营养全面、合理搭配为饮食原则	
重点补充	**适量补充**
铁、复合维生素	膳食纤维

营养需求

孕24周，孕妇及胎儿都需要一定数量的维生素。只有保持养分均衡的饮食，才能保证维生素的含量。铁的摄取是一定不可缺少的，准妈妈需摄取少量的铁，贮存在组织中，胎儿就从这种"仓库"中吸取铁，以满足自己的需要。

吃什么、怎么吃

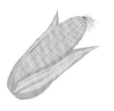

孕24周的准妈妈容易发生便秘，最好的改善方法是从生活方式着手，靠自己的努力来克服，而非用药解决。

1.三餐饮食正常：特别是早餐一定要吃，避免空腹，并多吃含纤维素多的食物，比如糙米、麦芽、全麦面包、牛奶，还有新鲜蔬菜、新鲜水果，尽量少吃刺激辛辣食品，不喝碳酸饮料。

2.多补充水分：体内水分如补充不足，便秘就会加重，所以，每日至少喝1000毫升水。因为水分不足，粪便就无法形成，而粪便太少，就无法刺激直肠产生收缩，也就没有便意产生。所以，补充水分是减轻便秘的重要方法。

3.切忌忍着不排便：也就是说，一有便意就去厕所排便。因为粪便在体内积存久了，不但造成排便不易，也会影响食欲。建议有便秘问题的孕妇每天多喝凉开水或牛奶刺激大肠蠕动，或是早晨起床后马上喝一杯凉开水或牛奶，这都是帮助排便的好方法。

4.养成每日定时排便的习惯：最好早餐过后排便，不要排便时阅读书报，应养成"专心"排便的好习惯。

5.充足睡眠，适量活动：多活动可增强胃肠蠕动，另外，睡眠充足、心情愉快、精神压力得到缓解等都是减轻便秘的好方法。

饮食专家建议

怀孕24周的准妈妈如何依靠饮食来护理肌肤？一般来说，怀孕期间，会分泌化学物质，让准妈妈比没怀孕前漂亮，肌肤有光泽。只有孕晚期并在冬天，皮肤才会变干，除了保持皮肤的清洁外，在饮食上要多摄取含优质动物蛋白和维生素A、维生素C、B族维生素等食物；蔬菜、水果可使你的皮肤颜色更加漂亮。均衡摄入营养平衡的食物能使准妈妈的头发和皮肤以及体内各器官得到很好的保护。

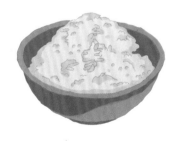

准妈妈的参考餐单

用餐时间	食物名称
早餐	牛奶麦片粥1碗，玉米1/2个，鸡蛋1个，椒麻凉拌牛肉
加餐	果蔬汁1杯，桃子1个
午餐	过水面条1碗，宫保豆腐，炸菠菜脯
加餐	黑芝麻糊1碗，苹果1个
晚餐	虾仁炒饭1碗，韭苔炒蛋，姜葱炒花蛤

孕24周菜谱

牛奶地瓜泥

原料　地瓜50克，牛奶30毫升。

制作步骤

① 地瓜洗净去皮，切成薄片，放入水中除去涩味。
② 将地瓜放入锅中与适量的水煮开，开锅后再转小火熬软。
③ 趁热磨成泥，加入牛奶略煮即可。

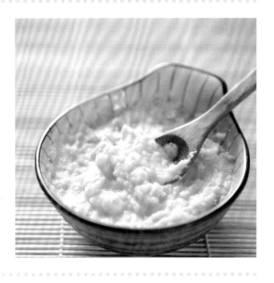

番茄煎蛋

原料　番茄300克，鸡蛋150克，鸡精1克，盐2克，植物油20克。

制作步骤

① 将鸡蛋打入碗内，略加盐，调成蛋液；番茄用开水烫后，撕皮切片。
② 炒锅放油烧六成热时，倒入蛋液，煎熟，加番茄片翻炒片刻，加盐及鸡精调味即可。

同步胎教

欣赏名画《西斯廷圣母》

最近准妈妈是不是发现自己的情绪很容易激动？经常会为了一点小事而变得不开心？与此同时，身体还会感觉很疲倦、心率增快……这些，很有可能打乱你原来的生活，让你的心情变得更糟。但是，孕妈妈要坚信，一切都会慢慢地好起来的。对于孕妈妈来说，你完全没必要把自己当做一个特殊的人看待，如果身体不适，可以躺下来休息一下；尽可能地保持你原来的生活节奏，让自己惬意、从容。做些能让自己开心的事情，比如欣赏一下拉斐尔的《西斯廷圣母》，也许看到这幅美丽的画，就会让孕妈妈暂时忘掉那些不愉快。

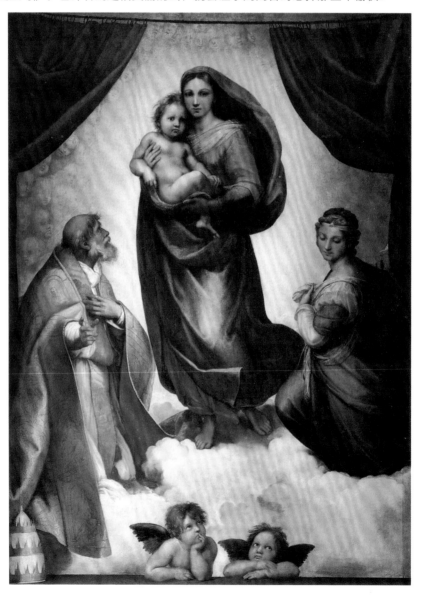

专家问答

问：怀孕24周有必要验血吗？

答：怀孕24周做一次验血，包括肝、肾功能、优生五项、唐氏筛查等常规孕检要查的项目，是有必要的。建议遵医嘱进行检查。

问：怀孕24周，胎儿头大正常吗？

答：由于胎儿发育存在着个体差异，一般问题不大。建议准妈妈放松心情，定期到医院进行复查。

问：怀孕24周，平时就吃点苹果，其他的水果不敢吃，一吃就拉肚子，该怎么办呢？

答：怀孕24周时，一般胎儿成长比较稳定，正常来说不容易拉肚子，吃水果削皮吃，或者放淡盐水里浸泡一下，如果还不行最好把水果切块煮水喝，再放些红糖，姜片，这样营养也吸收了，对胎儿也好。这个时期，水果是不能不吃的，要想办法吃些，希望这些会对你有帮助。

问：怀孕24周，细菌性感冒，低热，不吃药可以吗？

答：还是吃药吧，24周胎儿发育已稳定，发热对胎儿的伤害远比吃药严重，赶快让自己好起来更重要，青霉素类药物一般是不会对胎儿有什么影响的。

问：怀孕24周，脐带绕颈2周。请问孩子有危险吗？我能做些什么呢？

答：有现在能做的就是勤数胎动和监测胎心，一旦发现异常情况及时就医。

问：怀孕24周，在怀孕前得过过敏性鼻炎，一直没有用药，症状就是打喷嚏，不知道对胎儿发育有没有影响？

答：不会有影响的，它没有遗传性，放心。反而治疗用药不当的话，会对胎儿造成影响。

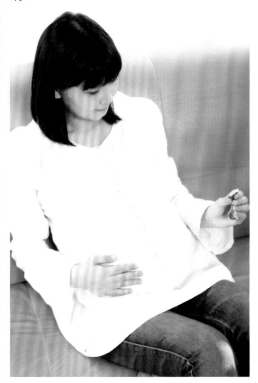

怀孕7个月
怀孕25周 （169～175天）

母婴变化

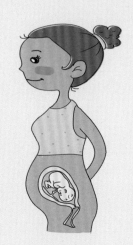

准妈妈的变化

怀孕25周　子宫已经相当大，处于肚脐和胸骨之间

这时准妈妈腹部、臀部和胸部上开始出现紫色的条状妊娠纹。眼睛对光线非常敏感。

胎儿的变化

怀孕25周　胎儿从头部到臀部长为22厘米，体重约700克

现在胎儿能抱脚、握拳了。肺中的血管继续发育，鼻孔开始张开。在牙龈的高处，胎儿的恒牙牙蕾正在发育，口腔和嘴唇区域的神经越来越敏感，为出生后寻找妈妈的乳头这一基本动作做准备。

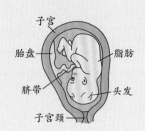

子宫
胎盘　　　　　脂肪
脐带
　　　　　　　头发
子宫颈

生活指导

本周注意事项

生活计划	执行方案
保证充足的睡眠	睡眠中准妈妈的脑垂体会不断产生促进胎儿生长的激素，所以准妈妈要保证充足的睡眠
应减少远途出行	避免长时间外出和旅游，出行时要注意出行安全
缓解疲劳	注意休息，不时变换身体姿势。舒缓的伸展运动、热水浴和按摩，都能帮助准妈妈缓解疲劳
控制体重	不宜过量进补，避免肥胖，定期进行产前检查

远离厨房空气污染

正常情况下，普通人对油烟一类的不良气体具备一定的抵抗及适应能力。但是准妈妈则不然，孕育期内她们本能的防御体系都降到了较低水平，因而极易成为被伤害的人群。

如何改善厨房空气质量	
1	使用合格的燃气具，并及时进行清理。一旦火焰呈现红色，则视为有通路被堵塞
2	使用高效的排烟装置，确保达到最好的通风效果。烹饪结束后，让抽油烟机继续工作一刻钟左右
3	养成科学的烹饪习惯，不要动辄将油加热至烟雾重重
4	加强厨房卫生管理，垃圾最好不过夜
5	适量摆放吸纳能力较强的绿色植物，如仙人掌、芦荟等。切记不可过量，以免造成室内正常氧含量不足

尽量减少对皮肤的刺激

由于激素的均衡被破坏，所以皮肤在怀孕期间会变得非常敏感。准妈妈全身会泛红，同时长出很多米粒大小的疙瘩。有时准妈妈会感觉身体严重痒痛，甚至令人无法入睡。为了预防皮肤疾病，最好穿纯棉内衣。另外，洗衣服时要比平时多漂洗几次，这样可以将洗衣液引起的皮肤刺激降到最低。

准备婴儿房

最好在孩子没有出生前就规划出婴儿房的布局，以后你可能因为每天喂孩子或是给孩子换衣服，没有时间或是过于疲劳，无暇考虑这些事情。无论你选哪一间房作为婴儿房，一定要保证房间尽可能卫生，表面易于擦洗，家具的表面平滑，棱角为圆形，油漆无毒、无铅。室内留有可放置物品的地方，特别是给孩子换衣服的地方。如果你想自己设计出一个换衣服的地方，最好要设计得大一点，以便放置换衣服垫。地板表面要保温、结实，最理想的是铺上软木块或纺织地毯。

婴儿房的温度最好控制在16℃～20℃。婴儿房内的光线最好用调光开关来控制，开灯时不会吓着孩子，在晚上可以把灯光调暗，免去了点夜明灯的麻烦。

婴儿房间的装饰应该明亮，颜色欢快。研究证明婴儿喜欢自然的颜色，如黄色、蓝色和明亮的苹果绿色或是草绿色。用原色喷出的图画也会使房间显得明亮、活泼。在房间里多装饰一些有趣的画片，在孩子的小床上方吊上一些活动的物体。用有生动图案的布料或墙纸装饰房间，也会给孩子带来视觉的刺激，有利于孩子的智力发育。

饮食营养

营养重点

营养全面、合理搭配为饮食原则	
重点补充	**适量补充**
蛋白质	复合维生素

营养需求

孕25周，准妈妈已经面临了妊娠高血压综合征的危险，所以在饮食方面要格外小心。

不宜多吃动物性脂肪，减少盐的摄入量，日常饮食以清淡为主，忌吃咸菜、咸蛋等盐分高的食品。同时，要保证充足、均衡的营养，必须充分摄取蛋白质，适宜吃鱼、瘦肉、牛奶、鸡蛋、豆类等。

另外，要注意增加植物油的摄入。此时，胎儿机体和大脑发育速度加快，对脂质及必需脂肪酸的需要增加，必须及时补充。因此，增加烹调所用植物油即豆油、花生油、菜油等的量，既可保证孕中期所需的脂质供给，又提供了丰富的必需脂肪酸。

吃什么、怎么吃

孕25周的膳食应包括以下食品：

1.牛奶：牛奶中含有丰富的必需氨基酸、钙、磷、多种微量元素及维生素A、维生素D和B族维生素。有条件者每日可饮用250～500毫升牛奶。

2.鸡蛋：鸡蛋是提供优质蛋白质的最佳天然食品，也是脂溶性维生素及叶酸、B族维生素的丰富来源，铁含量亦较高。鸡蛋不仅烹调方法简单多样，甜、咸均可，并易于保存。凡条件许可的，应每天吃1～2个鸡蛋。

3.鱼、禽、畜肉及内脏：这些都是蛋白质、无机盐和各种维生素的良好来源，每日的膳食中应供给50～150克。如条件不许可，可用蛋类、大豆及其制品代替。

4.大豆及其制品：大豆及其制品是植物性蛋白质、B族维生素及无机盐的丰富来源。豆芽含有丰富的维生素C。缺少肉、奶供应的地区，每天应进食豆类及其制品50～100克。

5.蔬菜、水果、黄绿色蔬菜都含有丰富的维生素、无机盐和纤维素：每天应摄取新鲜蔬菜250～750克，绿色蔬菜应占其中的一半以上。水果中带酸味的，含有较多的维生素C，还含有果胶，每天可摄取150～200克。

6.海产品：应经常吃些海带、紫菜、海鱼、虾皮、鱼松等海产品，以补充碘。

7.硬果类食品：芝麻、花生、核桃、葵花子等，其蛋白质和矿物质含量与豆类相似，也可经常食用。

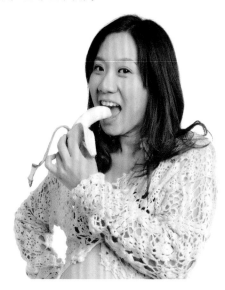

准妈妈的参考餐单

用餐时间	食物名称
早餐	豆浆1杯，煎蛋1个，发糕1块，木耳洋葱炒肉丝
加餐	火龙果1/2个，松子仁5个
午餐	包子3个，牛肉柿子汤，麻酱鲜虾拌杂蔬
加餐	菠萝3片，榛子5个
晚餐	米饭1碗，杭椒牛柳，干煸菜花

孕25周菜谱

鱼吐司

原料 吐司4片，鱼肉300克，植物油、蛋清、
　　　葱、姜、酒、鸡精、甜酱各适量。

制作步骤

① 吐司去边皮，切成厚4～5毫米的片，鱼肉剁成
泥，加蛋清、葱、姜、酒、鸡精一起拌匀。

② 将调好的鱼泥分别抹在切好的吐司上，用刀抹平
备用。

③ 油锅五成热时，放入鱼吐司炸，炸至呈黄色后出
锅。

④ 每块鱼吐司切成8小块，盘边上加甜酱，蘸食即
可。

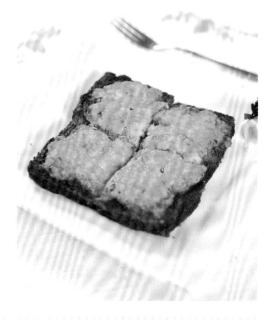

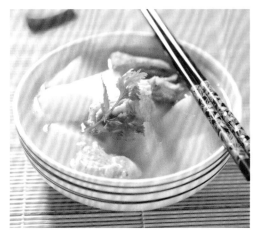

羊肉炖萝卜

原料 羊肉500克，萝卜400克，生姜、香菜、
　　　盐、胡椒粉、醋各适量。

制作步骤

① 将羊肉洗净，切成2厘米见方的块；萝卜洗净，切
成3厘米见方的块；香菜洗净、切段。

② 将羊肉块、生姜、盐放入锅中，加适量清水，大
火烧开，再放入萝卜块煮熟，加入胡椒粉和醋调
味即可。

同步胎教

欣赏玉器

中国是美玉之国，玉器是华夏民族文明史中一颗璀璨的明珠。在人们心中，玉是美好与高尚的象征。玉石的赏析非常复杂，准妈妈若要欣赏玉石之美，那么可以从材质和做工上来欣赏。汉代许慎说："玉，石之美者。"所以材质上细腻匀润、色彩鲜丽、质地坚韧的美石就是好玉。从做工上来说，就要看工匠是否很好地利用玉石的形态和特点做出令人称赞的作品，所谓巧夺天工，就是将玉与艺术相结合，才是一件好玉器。

翠玉白菜据说是清光绪皇帝妃子瑾妃的嫁妆，原来摆放在瑾妃所居住的北京故宫的永和宫。翠玉白菜由一块一半灰白、一半翠绿的玉石雕刻而成，工匠把绿色的部位雕成菜叶，灰白的部位雕成菜帮，菜叶上头还有两只小虫，一只是蚱蜢，一只是蝈蝈。这棵白菜与真白菜一般大小，滋润新鲜，就像真的一样。现在翠玉白菜被收藏在台北故宫博物院中。

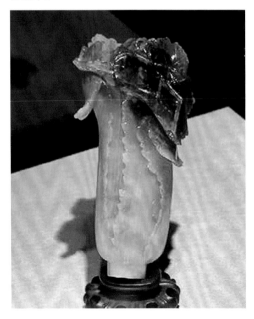

欣赏肖邦的华尔兹舞曲

欣赏肖邦《降D大调小狗华尔兹舞曲》，这首舞曲是描述乔治桑的小狗追逐自己的尾巴的一首曲子，因为曲子很短，因此也被称为《小圆舞曲》，充满了活泼欢快的情绪和乐趣。

对胎儿进行光照训练

准妈妈在6个月的时候通过产前检查应该已经知道了胎儿头部的位置，就可以每天选择固定时间，用手电筒通过腹壁照射胎儿头部。时间不要太长，切忌强光照射，每天准妈妈腹部照射3次，胎儿看到光线，会转头、眨眼。照射的同时，准妈妈和胎儿进行对话，告诉胎儿现在是什么时间。这样，可促进胎儿视觉功能发育，对日后视觉敏锐、协调、专注和阅读都会产生良好的影响。

利用光照胎教还可以训练宝宝的昼夜节律，准妈妈可以在每天早晨起床前，用手电筒的微光一闪一灭地照射腹部，告诉他："宝宝，从小就要养成早起的好习惯哦！"在晚上准备睡觉时，同样以用手电筒的微光一闪一灭地照射腹部，告诉胎儿："宝宝晚上需要休息的时间到了！"长此以往，宝宝就会和妈妈一样，养成白天活动，晚上休息的作息规律了，还可以促进胎儿视觉功能及大脑的健康发育。

专家问答

问：怀孕25周，孩子偏小，会有事吗？

答：1.定期做好检查，孕妇应当尽可能选择自己喜欢的食物。2.为保证饮食的质量，孕妇可适当补充奶类、蛋类、豆类，平日应该多注意营养；最好多吃富含蛋白质的食物，适量进食液体，并注意营养是否均衡。

问：怀孕25周，做四维彩超，医生说胎儿小脑延髓池宽12毫米。请问这是不是有问题？

答：20～30周的胎儿小脑延髓池宽度正常值为10毫米以下，因每个人的情况不同略有差异。如果再宽会有畸形的危险，建议2周后复查，或者到医院咨询。现在胎儿小脑延髓池的数值应该在临界值以上，如果其他数据都显示正常，可以在做好每一次产前检查的基础上，定期复查B超进一步观察诊断，若追踪观察过程有进行性增大，可怀疑脑腔积液。

问：怀孕25周羊水超标怎么办？

答：羊水过多，一般采用保守方法来处理。比如：准妈妈应多吃高蛋白质食物，要常卧床休息，从而避免早产。但如果已经造成了母亲中度或重度窘迫，就必须采取积极的做法：若胎儿已成熟，则可分娩下来；若胎儿太小不宜分娩，则可进行羊膜穿刺术，减少羊水量，以免造成准妈妈呼吸不适，甚至引起其他并发症。

问：怀孕25周，宫高17厘米，腹围95厘米正常吗？

答：宫高略小一点，但腹围还是正常的，每个人的情况都不太一样，同样的月份腹围的大小也会有很大差异。具体还要通过B超看胎儿的发育情况，按时请医生做检查。平时提供的孕期各项指标值只能做参考，是一个群体的大概平均值，不一定适用于每个人。

问：怀孕25周血糖高怎么办？

答：如果医生认为你需要到专业医院进行治疗，就一定要去。一般需要住院，因为是怀孕中，所以不能吃药控制血糖，所以需要注射胰岛素。医生需要你住院来调整胰岛素的用量，调整到一个适合你血糖数据的用量后，你就可以出院了。

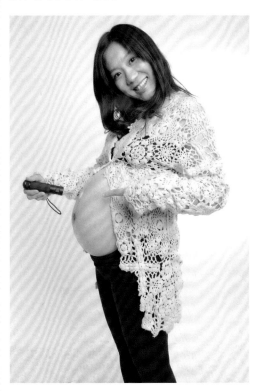

怀孕7个月
怀孕26周（176～182天）

母婴变化

准妈妈的变化

怀孕26周 体重比怀孕前总共增加7～9千克

随着胎儿的成长，子宫会越来越大。由于子宫会压迫肠胃，经常出现消化不良和胃痛。随着子宫肌肉的扩张，下腹部会出现像针刺一样的疼痛。

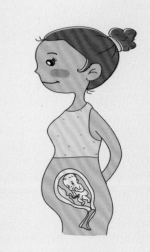

胎儿的变化

怀孕26周 胎儿从头到臀部长约23厘米，体重约850克

胎儿的肺仍在发育成熟中。胎儿的脊柱强壮了，但仍不能支撑正在生长的身体，这是如果把耳朵放在准妈妈的腹部，就能听到胎儿的心跳。胎儿会吸气、呼气。双眼已经完全成形。当听到声音时，他的脉搏会加快。

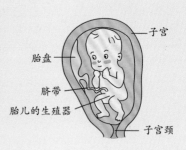

子宫
胎盘
脐带
胎儿的生殖器
子宫颈

生活指导

本周注意事项

生活计划	执行方案
注意环境卫生	注意环境卫生，不要去热闹、聚会的场合，以免被传染上感冒或其他疾病
保持正常的活动量	保持正常的活动量，平时多通过散步或能预防腰痛的体操来缓解腰部肌肉的疲劳
稳定情绪	稳定情绪，以积极的心态面对现实

要控制体重，加强运动

孕中期，胎盘已经形成，所以不太容易造成流产。这个时期，胎儿还不是很大，准妈妈也不是很笨拙，所以在孕中期增加运动量是非常适合的。

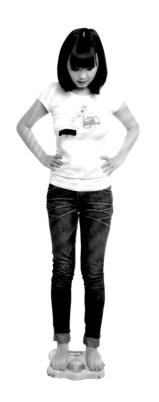

游泳

游泳可以锻炼准妈妈的全身肌肉，促进血液流通，让胎儿更好地发育。同时，孕期经常游泳还可以改善情绪，减轻妊娠反应，对胎儿的神经系统有很好的影响。但游泳时要防止他人踢到腹部。

散步

对于不会游泳的准妈妈，每天早晚散步也是一种很好的运动，既能促进肠胃蠕动，还能增加耐力，耐力对分娩是很有帮助的。准妈妈在走动的同时，还可以刺激胎儿的活动。其实，在阳光下散步是最好的，可以借助紫外线杀菌，还能促进肠道对钙、磷的吸收，对胎儿的骨骼发育特别有利。

散步的速度最好控制在每小时4千米，每天1次，每次30～40分钟，步行的速度和时间要循序渐进。同时，散步要选择好环境，比如空气清新的花园或树林。这一时期所说的加大运动量，并不是增加运动强度，而是提高运动频率、延长运动时间。

但需要强调的是，一定要根据自己的情况来做运动，不要勉强运动。如果以前一直没有运动，那么可以做一些轻微的活动，比如散散步；如果以前一直坚持运动，可以游泳、打乒乓球等。

体操

可以利用专门的体操学院或医院的孕妇体操教室做体操。即使在家中持续做一些简单的体操运动也能取得很好的效果。体操可以消除压力、防止肥胖、锻炼肌肉和关节，所以有助于顺产。

做体操时最好穿着舒适的衣服，在专用的垫子上进行10～15分钟的体操。大约在怀孕5个月以后开始进行孕妇体操，而且在肌肉松弛的状态下进行，效果最佳。

小贴士

进入孕中期，准妈妈的体重应该每个月增加2千克左右，但是也有体重增加超过3千克的情况。体重的过分增加，会导致难产、妊娠糖尿病、妊娠高血压综合征等，所以要特别注意控制体重。如果1周内的体重增加超过0.5千克，就应该注意均衡地摄取所需的营养，同时减少碳水化合物的摄取量来进行体重控制。

饮食营养

营养重点

营养全面、合理搭配为饮食原则	
重点补充	**适量补充**
蛋白质	钙、铁

营养需求

孕26周，孕妇对血红素铁、维生素B_2、叶酸、维生素A等营养素的需要量明显增加，为此建议此时期的孕妇至少每周吃一次一定量的动物内脏。准妈妈可以把"糯米红枣"当作加餐，但注意每次吃10个左右，不要过量。在饮食上除了多吃一些含铁丰富的食物外，还应注意多吃一些含维生素C较多的食品，以帮助身体吸收更多的铁质。

吃什么、怎么吃

孕26周，可以说喜忧参半。准妈妈体内激素分泌增加会让很多女人看起来更性感，不过，不断长大的胎儿会压迫你的胃，引起胃部灼热，你也可能会便秘。

膳食纤维对保证消化系统的健康很重要，也能够减轻便秘。食物纤维分为可溶纤维和不可溶纤维。可溶纤维能让你更久保持吃饱的感觉，让糖分稳定地进入血液；不可溶纤维让食物更快地通过身体，防止便秘，借助排便清除体内废物。富含膳食纤维的食物有：苹果、韭菜、芹菜、梨和全麦面包等。

饮食专家建议

本周准妈妈需要增加营养，要保证食物的质量，使营养均衡。从各种食物中普遍吸收各种营养元素。对生成胎儿的血、肉、骨骼起着重要作用的蛋白质、钙、铁等成分，这个阶段的需求量比平时大得多。由于维生素与钙的作用，促进骨骼生长的维生素D比平常的需要量多出4倍，热量只需增加5%～10%。

准妈妈要多吃含钙的食物，让孩子在胎内就长上坚固的牙根。注意少吃含白糖多的食物，因为白糖有消耗钙的作用，且易引起发胖。可选用红糖，红糖中钙的含量比同量的白糖多2倍，铁质比白糖多1倍，还有人体所需的多种营养物质，并且有益气、补中、化食和健脾暖胃等作用。

节制冷饮，多吃粗粮及粗纤维蔬菜，多饮水，多活动。还可以饮些酸牛奶和蜂蜜，起到润肠通便作用。

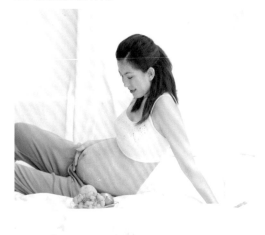

准妈妈的参考餐单

用餐时间	食物名称
早餐	馄饨1碗,煎蛋1个,拌海带丝1盘
加餐	白梨1个,花生10粒
午餐	花卷1个,清蒸鲈鱼,豆豉空心菜
加餐	栗子8个,葡萄干10粒
晚餐	米饭1碗,辣炒鸡心,开洋丝瓜

孕26周菜谱

核桃仁豌豆羹

原料 豌豆100克,核桃仁150克,白糖、藕粉
各适量。

制作步骤
① 豌豆放入锅内煮熟,待煮烂后捣成泥状。
② 核桃仁去皮用油炸透,捞出剁成细末。
③ 锅内加入适量清水煮沸,加入白糖和豌豆泥捣匀
煮沸,加入藕粉勾成稀糊状。
④ 撒上核桃仁末即可食用。

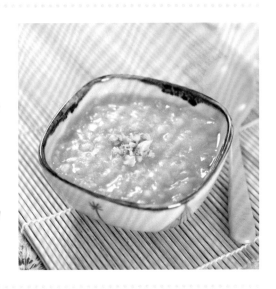

蒸南瓜饼

原料 南瓜1/2个,糯米粉、澄粉各300克,白
糖、豆沙馅儿、芹菜各适量。

制作步骤
① 将南瓜去皮,去籽,洗净切成小块。
② 放蒸锅蒸熟。
③ 将熟南瓜肉碾成泥状,加糯米粉、澄粉、白糖和
成面团。
④ 将面团分成若干小剂子,包入豆沙馅儿成饼胚。
⑤ 在饼胚表面刻上装饰纹,顶部加芹菜梗点缀后放
入平盘,蒸4~5分钟即可。

同步胎教

欣赏《金色的秋天》

推荐准妈妈欣赏俄国著名风景画家列维坦的名作《金色的秋天》。列维坦被称为"色彩抒情诗人"，他的画是俄罗斯大自然的象征，画家用自己的色彩勾勒出了俄罗斯独特的风光。

列维坦的这幅《金色的秋天》创作于1895年，画面充满了阳光，湛蓝的天空，仿佛活生生的、会呼吸似的，天空飘浮着灰白色的云，阳光穿过云朵照耀在同样蓝得发亮的小溪上，田野正在由绿变黄，树叶已全部变成金黄色，清晰可见的笔触宣泄着画家心中涌动的激情湛蓝的天空。画家运用潇洒稳健的笔触和色块，高度概括地描绘了俄罗斯金黄色秋天的自然景象。这幅画是一首秋天的颂歌，秋高气爽，观赏者看后顿觉心旷神怡，一扫心中的灰暗。

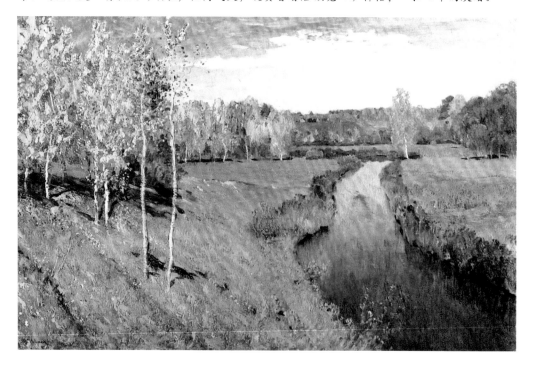

教胎儿认识圆形

准妈妈可以教胎儿认识一种图形——圆形，利用鲜艳的颜色在纸上画一个大大的圆形，然后在脑中描绘圆形是什么样子的，再给胎儿举例，哪些东西是圆形的，如皮球、太阳等。并且可以给胎儿讲圆形的特点，比如没有棱角，可以滚动等。

专家问答

问：怀孕26周血压高怎么办？

答：对于妊娠高血压，预防胜于治疗。一般要先控制饮食，勿吃太咸或含钠高之食物，例如：腌制品、罐头加工食品等，再来控制血压。

问：怀孕26周，胎动是怎样的？

答：胎儿在母体内一次全身运动，包括四肢以及躯干的运动，有时他们是一起动，有时他们是分别连续地动，不能说他的胳膊动一下你就记一次，要等到他全身运动完以后才算是一次完整的胎动。

问：怀孕26周，最近感觉胎动在胃部，是不是胎位不正？

答：怀孕中期随着子宫的增大，感觉胎位上升是正常的。而且慢慢你会感觉到身体各个器官都被顶得移位了，等到要临盆的时候，胎位又会下降。

问：怀孕26周了，检查出胎盘老化是怎么回事？怎么办啊？

答：胎盘老化是指胎盘的功能减退，胎儿娩出时常比正常胎盘要小，表面散布白色斑纹，有时还可以看到坚硬如石的钙化点。胎盘老化可以造成胎儿输氧不足，使胎儿经常处于缺氧状态。轻度缺氧、缺血性脑病可以治愈，较重者可使宝宝发生脑瘫或智力低下。

问：怀孕26周，感冒了，能打青霉素吗？

答：青霉素只要不过敏是可以用的。

问：怀孕26周，肚子有时候发紧，是怎么回事？

答：和其他肌肉一样，子宫也会经常收缩。即使你没有怀孕，它也会收缩。只不过平常你不会感到这种收缩。怀孕4个月后，当子宫膨胀时，有些准妈妈会感到这种收缩，感觉肚子发紧，有略微不适，但不是疼痛。

问：怀孕26周做检查，医生说胎位不正，胎头偏大两周，腿比较短，有问题吗？

答：怀孕26周胎位不正，这个没有太大的关系，因为羊水多，胎位还可以转动的，现在的胎位是不固定的，你可以再推迟2周到医院检查，看胎位是否正常，如果不正常可以矫正。胎头偏大可能和你孕周算得不太准确有关，可以严密观察胎儿的动态，现在就要注意休息，保证睡眠充足，保持情绪稳定、心情舒畅，可以去做一个三维彩超，能看得更清楚一些。

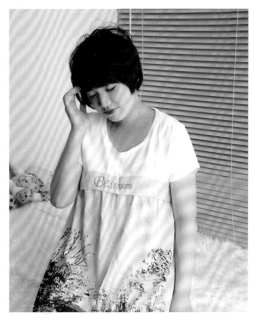

怀孕7个月
怀孕27周 （183～189天）

母婴变化

准妈妈的变化

怀孕27周 子宫上移到肚脐上方7厘米以上

这时由于腹部迅速增大，准妈妈会感到很容易疲劳，同时，脚肿、腿肿、痔疮、静脉曲张等不适症状也可能困扰着准妈妈。注意休息、不时变换身体姿势、做舒缓的伸展运动、洗热水浴和按摩，都能帮准妈妈缓解不适。此时家人的关心也非常重要。

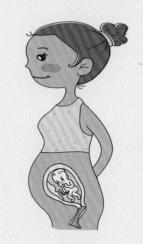

胎儿的变化

怀孕27周 胎儿从头部到臀部长约24厘米，体重约为1000克

随着皮下脂肪的增多，胎儿越来越胖了。现在吮吸拇指可能是胎儿最喜欢的运动之一。此时，胎儿的眼皮开始睁开，虹膜开始形成。胎儿似乎可以察觉出光的变化，研究显示，如果将手电筒的光照在准妈妈的腹部，胎儿可移向或离开光源的方向。

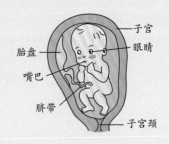

胎盘 —
嘴巴 —
脐带 —
— 子宫
— 眼睛
— 子宫颈

生活指导

本周注意事项

生活计划	执行方案
饮食适度	控制高热量和盐分、糖类的摄取量，防止妊娠高血压综合征
减少妊娠纹	使用维生素E油进行局部按摩，增加皮肤弹性
坚持胎动记录	从现在开始应该每天做胎动记录，监测胎动情况，了解胎儿的健康

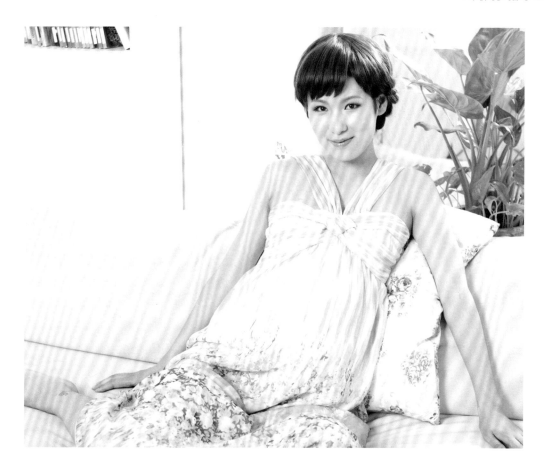

第五次产检

此阶段最重要是为准妈妈抽血检查乙型肝炎，目的是要检视准妈妈本身是否带原或已感染到乙型肝炎，如果准妈妈的乙型肝炎两项检验皆呈阳性反应，一定要让儿科医师知道，才能在准妈妈生下胎儿24小时内，为新生儿注射疫苗，以免让新生儿遭受感染。此外，要再次确认准妈妈前次所做的梅毒反应，是呈阳性还是阴性，如此才能在胎儿未出生前，为准妈妈彻底排除梅毒。

头昏眼花

如果平时身体健康状况只有60分的女性，在怀孕时，她身体的心、肺、肝、肾脏的工作量都必须增加，如此一来就无法负荷过多的工作量，很多的不适症状就会出现。妊娠期准妈妈的血压较低，很可能感到头晕眼花，站不稳，需要坐下和躺下。这种情况大部分发生于妊娠中、晚期。

准妈妈为了避免出现这种症状，尽量不要站立太久。如果突然感到晕厥，要坐下来并把头放在两膝之间，过一会儿就会好转。在洗完热水浴后，起身动作要慢。在躺下的时候，两脚要抬至高于头部。

饮食营养

营养重点

营养全面、合理搭配为饮食原则	
重点补充	**适量补充**
膳食纤维	复合维生素、铁

营养需求

从现在开始到分娩，应该增加谷物和豆类的摄入量，因为胎儿需要更多的营养。富含纤维的食品中B族维生素的含量很高，对胎儿大脑的生长发育有重要作用，而且可以预防便秘。如全麦面包及其他全麦食品、豆类食品等，准妈妈都可以多吃一些。

吃什么、怎么吃

在整个怀孕期间，准妈妈如果能有意识地吃某些食物，会对腹中的胎儿发育起到很微妙的作用，科学地调配饮食，均衡营养，会帮助准妈妈生个漂亮聪明的宝宝。

生个皮肤好的宝宝：如果准妈妈想要宝宝皮肤白些，就可以多吃一些富含维生素C的食物。含维生素C丰富的食物有番茄、菜花、冬瓜、洋葱这些日常比较常见的蔬菜。柑橘、苹果、鲜枣这些水果也含有很多的维生素C，其中苹果是最佳食物。

拥有明亮的眼睛：如果想让宝宝拥有一双明亮的大眼睛，准妈妈可以在孕期多吃些富含维生素A的食物，富含维生素A的食物有动物的肝脏、蛋黄、牛奶、胡萝卜、番茄以及绿色蔬菜、水果、干果和植物油等。其中鸡肝中含的维生素A为最多。

拥有聪明的大脑：相信所有的父母都希望自己的宝宝聪明伶俐，那么，准妈妈就应该在怀孕期间多吃些含碘丰富的食物，比如

海带等海产品，用以补充胎儿对碘的需要，促进胎儿甲状腺的合成，也有利于胎儿大脑的良好发育。这类食品中以海带为最佳。

另外孕晚期是胎儿脑细胞和脂肪细胞增殖的"敏感期"。在这个时期，准妈妈一定要注意增加蛋白质、磷脂和维生素的摄入，应多吃奶类、蛋类、瘦肉、肝、鱼、豆类、豆制品和青菜，保证食品的充足供应。

饮食专家建议

夏季准妈妈的饮食原则是清淡而有营养。首先，牛奶和鸡蛋是必不可少的，因为它们含有丰富的蛋白质，一般女性每天约需蛋白质60克，而准妈妈则需80克。其次，粗、细粮兼用。再次，夏季蔬菜水果丰富，宜多吃，因为瓜果蔬菜中含有丰富的维生素。另外，为了解暑，也可喝些绿豆汤。切忌口渴才饮水，应每隔两小时喝1次。

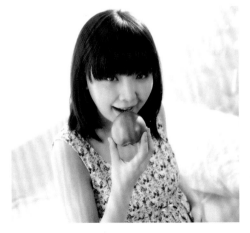

准妈妈的参考餐单

用餐时间	食物名称
早餐	鸡蛋羹1碗，锅烙3个，拌小黄瓜1碟
加餐	牛奶1杯，苹果1个
午餐	蒸地瓜1个，南瓜红烧肉，蚝油生菜
加餐	葡萄10粒，香蕉1个
晚餐	米饭1碗，葱油多宝鱼，青笋炒蛋

孕27周菜谱

地瓜大米枣粥

原料 地瓜200克，红枣50克，大米300克。

制作步骤

1 将地瓜去皮，洗净，切成小丁。
2 红枣、大米分别洗净。
3 将锅置火上，加适量清水，放入大米、红枣、地瓜，先用旺火煮开，后改用文火煮至饭熟即成。

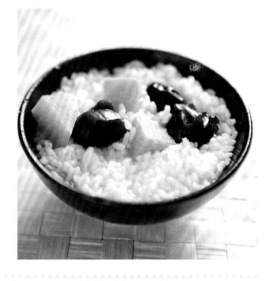

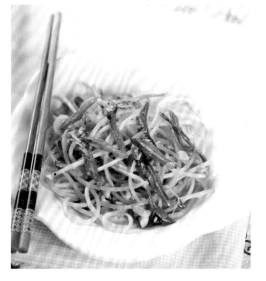

黄豆芽小鱼

原料 胡萝卜200克、黄豆芽150克、油豆腐100克、小鱼干、柴鱼片、盐各适量。

制作步骤

1 胡萝卜洗净去皮、切成丝；黄豆芽洗净沥干；油豆腐切丝。
2 锅中放水、小鱼干及柴鱼片，熬煮至香味释出。
3 放胡萝卜丝、黄豆芽、油豆腐丝，煮至熟软，加盐调味即可。

同步胎教

欣赏《抱鹅的少年》

　　《抱鹅的少年》这件作品出自希腊哈尔基顿的雕刻家波厄多斯之手，原作是青铜，留存至今的这件是复制品。波厄多斯擅长于风俗题材雕塑，成为当时专门雕刻儿童形象而闻名的艺术家。波厄多斯生活于公元前3世纪，正是希腊化风俗性雕塑发展的时代，几乎触及生活的各方面，从超凡脱俗的神性，开始表达最普遍的人性。特别重视真实地塑造人物形象，注重人的内在精神表现。从这个天真活泼的幼儿抱着有生命的鹅可见雕刻家对生活和人的理解，这是一组活灵活现的儿童生活雕像。

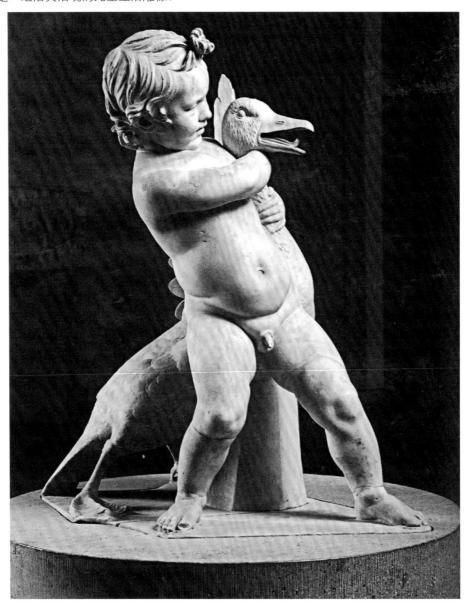

专家问答

问：怀孕27周做B超检查，胎儿双耳未显示是怎么回事？

答：有时候做B超检查可能由于胎儿胎位的原因，照不到身体的全部。

问：怀孕27周能做彩超吗？

答：是可以做的，但是一般要间隔一个月左右做一次，不要特别频繁。

问：怀孕27周了，能用BB霜吗？

答：很多化妆品里都含有铅、汞等化学成分，会随着皮肤渗入血液，为了胎儿的健康，请慎用。

问：怀孕27周了，宝宝在肚子里动得厉害，这正常吗？

答：胎儿心脏发育还不成熟，偶见的心律不齐没关系，不过最好还是做超声排畸检查，如果要详细检查胎儿心脏，建议要到正规大医院检查。

问：怀孕27周能不能乘坐飞机？

答：怀孕32～35周（不含35周）的准妈妈乘机，应提供医生在旅客乘机前7天内开的诊断证明书，并经国航指定的医院盖章和该院医生签字方能生效。

问：怀孕27周，打算引产，请问何种方式比较安全？

答：引产不管以什么方式都是有一定风险的，根据自己的情况，最好慎重考虑。

问：怀孕27周，可以吃棒冰吗？

答：可以，但应少吃生冷的东西。

问：怀孕27周了，乙肝表面抗体呈阳性，其他四项均为阴性，有问题吗？

答：新生儿感染乙肝病毒，是分娩时通过产道被母体感染。只要不是乙肝病毒携带者，新生儿就不会有感染乙肝病毒的机会。

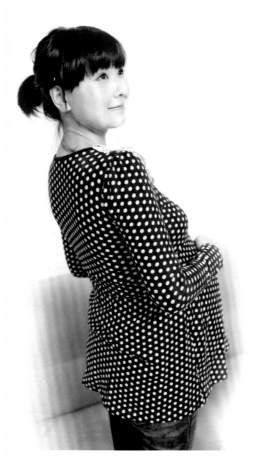

怀孕7个月
怀孕28周（190～196天）

母婴变化

准妈妈的变化

怀孕28周　子宫继续向肚脐方向上移

孕晚期不仅腹部增大，手臂、腿、脚踝等部位也容易肿胀发麻，容易感到疲劳。夜间出现轻微的水肿是非常正常的，所以不用担心。但如果早晨醒来脸部严重肿胀，或水肿一整天不消退，就有可能患了妊娠高血压综合征，建议及时到医院做检查。

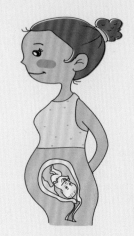

胎儿的变化

怀孕28周　胎儿从头到臀部长约25厘米，体重约1100克

胎儿正在以最快的速度生长发育。胎儿现在的主要任务是增加体重。此时男孩儿的睾丸开始下降进入阴囊。女孩儿的阴唇仍很小，还不能覆盖阴蒂，在怀孕最后几周两侧的阴唇将逐渐靠拢。

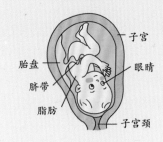

生活指导

本周注意事项

生活计划	执行方案
定期检查身体	随时关注准妈妈和胎儿的变化情况，从孕28周开始，产前检查为每两周1次
减少对皮肤的刺激	最好穿纯棉内衣，洗衣服时要比平时多漂洗几次
保持心情愉快	有的准妈妈会因血压升高或贫血引发头痛和头晕。心理负担和精神因素也会造成头痛，所以要尽量保持心情愉快

分娩姿势提前练习

放松

每天尝试训练你的呼吸和练习放松。

蹲姿

这个姿势在分娩的时候非常好用，因为它可利用地心引力帮助宝宝从产道出来。蹲姿训练可以使你的骨盆打开到最宽，并帮助拉伸会阴，可以防止分娩过程中的撕裂。刚开始练习这一姿势时会比较困难，最初的训练可以坐在一个矮凳上，将两脚尽量分开，身体前倾，保持背部挺直，用双肘将膝盖向外推。一旦关节灵活了，并感到这个姿势很舒服时，就可以尝试着将矮凳撤掉。练习蹲姿时，如果脚后跟不能着地，你可以用一个卷起来的毛毯或毛巾垫在脚后跟下面。

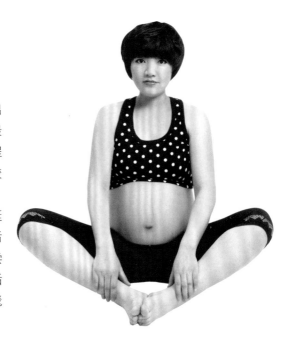

坐姿

脚心相对而坐不权可以帮助锻炼大腿肌肉，使之更强健，而且可以帮助你保持蹲姿并提高骨盆的灵活性。做这个训练时要保持背部挺直，两脚底相对，将脚后跟拉向会阴方向，用两臂将大腿下压。如果刚开始觉得这个姿势比较困难，可以放两个靠垫在大腿下面作为支撑，也可以将身体直直地靠在墙上。练习这个姿势时，要注意呼吸和放松的技巧。

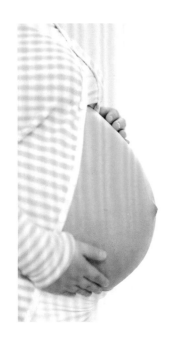

注意围产期保健

围产期是指怀孕满28周，胎儿体重达到或超过1160克，至产后7天的这段时期。在这段时期，准妈妈及胎儿容易发生危险，因此如果发现异常要及早治疗。28周以后，准妈妈要每两周检查一次，36周以后则每周检查一次。

性欲降低

准妈妈的腹部在此阶段会快速膨胀起来，腰痛、懒得动、性欲减退，这是一种保护自己、保护胎儿的正常状态。此时，为了母子健康，要绝对禁止性生活。夫妻间可以采用亲吻和拥抱等方式传达爱意，增进感情。对于这些，准爸爸要给予理解和体谅。

饮食营养

营养重点

营养全面、合理搭配为饮食原则	
重点补充	**适量补充**
铁	蛋白质、必需脂肪酸

营养需求

本周开始，是胎儿生长最快的阶段，准妈妈的膳食要保证质量、品种齐全。为了防止下肢水肿，准妈妈可以多吃些鲤鱼、鲫鱼、黑豆等有利水作用的食品，以缓解水肿症状。这一时期胎儿大脑发育进入高峰期，准妈妈在此时可适当补充健脑的食品，如核桃、芝麻、花生等。

吃什么、怎么吃

为预防准妈妈孕期贫血，以下有五大对策可供参考。

1.多吃含铁食物：从孕前及刚开始怀孕时，就要开始注意多吃瘦肉、家禽、动物肝及血、蛋类等富铁食物。豆制品含铁量也较多，肠道的吸收率也较高，要注意摄取。主食多吃面食，面食较大米含铁多。

2.多吃有助于铁吸收的食物：水果和蔬菜不仅能够补铁，所含的维生素C还可以促进铁在肠道的吸收。因此，在吃富含铁食物的同时，最好一同多吃一些水果和蔬菜。

3.做菜多用铁炊具烹调：做菜时尽量使用铁锅、铁铲，这些传统的炊具在烹制食物时会产生一些小碎铁屑溶解于食物中，形成可溶性铁盐，容易让肠道吸收铁。

4.多吃含叶酸食物：饮食上注意进食富含叶酸的食物，如肝脏、肾脏、绿叶蔬菜及鱼、蛋、谷、豆制品、坚果等。

5.按时去做产前体检：至少要在妊娠的中期和后期检查两次血色素，多次反复化验血能够及早发现贫血，也能采取相应措施纠正。

饮食专家建议

准妈妈在妊娠期间出现抑郁不乐或烦躁易怒等症状者，称"子烦"，又称"妊娠心烦"。常伴血压升高，有时伴轻度水肿。本病相当于西医妊娠高血压综合征的单纯高血压。主要发病机制是火热乘心，临床分为阴虚肝旺、痰火内蕴、肝经郁火三类。

常用食疗方如下：

1.菊花茶：每次取菊花3克，代茶饮用，每日2次。有胃病属虚寒者忌用。

2.枸杞子茶：每次取枸杞子3克，代茶饮用。每日2次。有胃病者可每日服1次。

3.芹菜汁：芹菜榨汁饮用，每日2次，每次50毫升。用于高血压心烦者。

4.海带冬瓜汤：海带30克，冬瓜100克，薏苡仁10克，同煮，熟后加白糖少许调味。

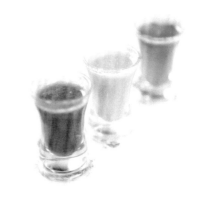

准妈妈的参考餐单

用餐时间	食物名称
早餐	珍珠汤1碗，糖饼1张，酱炒鸡蛋
加餐	牛奶1杯，木瓜1块
午餐	米饭1碗，土豆烧茄子，香辣排骨
加餐	猕猴桃1个，樱桃10粒
晚餐	番茄炒面，金针菇炒肉丝，咕噜鸡球

孕28周菜谱

鸡肉卤饭

原料 米饭250克，鸡肉50克，豌豆50克，香菇25克，冬笋50克，植物油、水淀粉、酱油、盐、鸡精、葱、肉汤各适量。

制作步骤

1 香菇切丁；葱切末；冬笋切丁。

2 鸡肉切丁，放油锅中炒熟，放葱末、冬笋丁、香菇丁、豌豆、盐、米饭、熟鸡丁、酱油炒透盛盘。

3 炒锅放适量肉汤和盐，烧开后用水淀粉勾芡，放鸡精，浇在炒好的饭上即成。

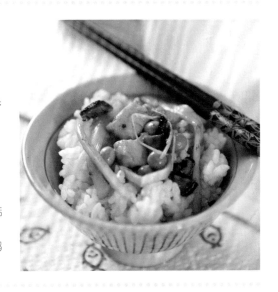

菠菜蘑菇汤

原料 菠菜200克，蘑菇100克，盐适量。

制作步骤

1 将菠菜洗净，放入冷水中浸泡20分钟，切段；蘑菇择洗干净。

2 锅中加足够的清水，待水开后，加入蘑菇、菠菜段煮熟即可，最后用盐调味。

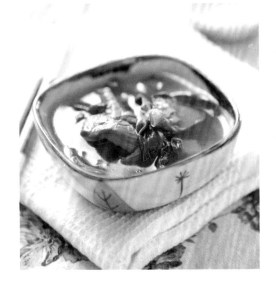

183

同步胎教

欣赏莫奈的《睡莲》

莫奈是法国印象派的大师，他曾长期探索光色与空气的表现效果，常常在不同的时间和光线下，对同一对象做多幅的描绘，从自然的光色变幻中抒发瞬间的感觉，在1883年移居到巴黎附近吉维尼镇上，修建了莫奈花园，现在，莫奈花园已经成为法国的著名旅游区之一，世界各地的游客都想来看看莫奈笔下的《睡莲》真实地再现于眼前。

1903～1908年，莫奈以睡莲为题材，画了48幅画，莫奈本人把这些画取名为《睡莲·水景系列》。创作的最后一年，莫奈一只眼睛已经半瞎，但他没有理会这一切。

此时他正沉浸在自己的花园中。在画中，莫奈对光线的处理，进行了各种尝试。所有的睡莲都被"一条条长长的光束从上到下垂直穿过"。这里推荐准妈妈欣赏《睡莲·晚间效果》，画这幅画时莫奈已迈入艺术的鼎盛期。在鲜黄、橘黄和朱砂色彩的烘托下，像是一团燃烧着的火。旋风般强劲的笔触增加了火焰在睡莲之间扭曲上升的感觉，呈现出一片视觉的梦幻世界。

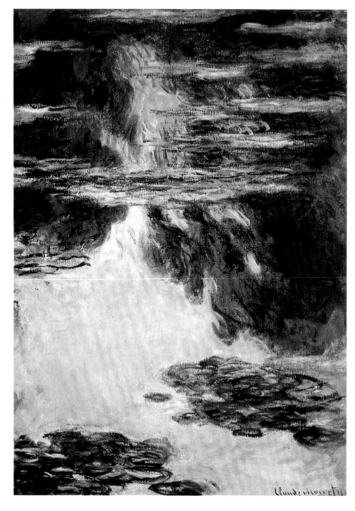

专家问答

问：怀孕28周了，今天一天没感觉到胎动，正常吗？

答：去医院做个胎心监护。如果以前已有了规律胎动，突然感觉不到胎动，需要警觉，建议立即去做胎心监护。

问：怀孕28周，宫高才20厘米，是不是太低了？

答：如果你自己就偏瘦的话，胎儿这个大小就很正常了，宫高和腹围不是评判胎儿发育的标准，建议你做个B超看看双顶径和胎儿腹径以及股骨长，通过这个标准来看胎儿的发育情况。

问：怀孕28周，胎盘成熟2～3级，正常吗？

答：胎盘2～3级应该是临产前的值，胎盘成熟得太早就会引起胎儿供血不足，如果到了3级就要多监测了，平时多注意胎动情况，一旦出现胎动异常，要立即就医。

问：怀孕28周，医生说胎儿头大？

答：胎儿头大不是什么大问题，只是不利于顺产而已。

问：怀孕28周，怎样测胎动？

答：一般在怀孕18～20周时，准妈妈可感受到胎动，到孕28～32周达到高峰，孕38周后又逐渐减少。准妈妈应从孕28周起监测胎动，每日早、中、晚各1次，每次1小时。准妈妈可取坐位或侧卧位，将两只手轻放腹壁上体会胎动。正常胎动为3～5次/小时。

问：怀孕28周胎儿的股骨长径、腹围、头围标准是多少？

答：怀孕28周，标准的股骨长径为5.4厘米，腹围24厘米，头围26.2厘米。

问：怀孕28周了，经常感到嘴唇干裂，请问该服些什么药？

答：不建议服药，平时多吃些新鲜蔬菜，如黄豆芽、油菜、白菜、白萝卜等，以增加B族维生素的摄取。

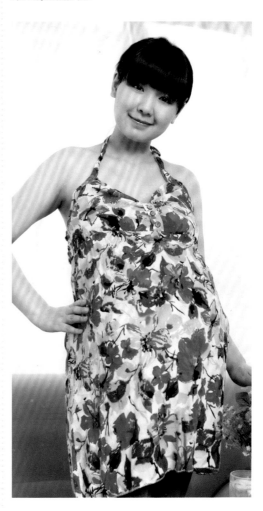

怀孕8个月
怀孕29周 （197～203天）

母婴变化

准妈妈的变化

怀孕29周 体重会增加8.5～10千克

一般情况下，准妈妈每天会有规律地出现4～5次的子宫收缩，这时最好暂时休息。为了顺利地分娩，子宫颈部排出的分泌物增多。为了预防瘙痒，准妈妈要经常换洗内裤，保持身体的清洁。

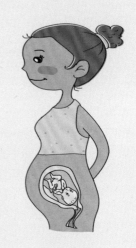

胎儿的变化

怀孕29周 胎儿从头部到臀部长度约26厘米，体重约1250克

此时胎儿能完全睁开眼睛，而且能看到子宫外的亮光，所以用手电筒照射时，胎儿的头会随着光线移动。这时期的胎儿对光线、声音、味道和气味更加敏感，能区别出日光和灯光。

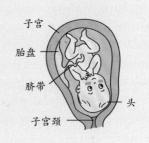

子宫
胎盘
脐带
头
子宫颈

生活指导

本周注意事项

生活计划	执行方案
计划产假	了解公司产假制度，对工作的交接及产后休养要全面考虑
选择分娩医院	实地考察，了解情况，选择最适合自己的医院
预防妊娠高血压综合征	控制体重，保持营养平衡和足够的睡眠
关注胎儿体位	这时的胎儿在子宫里仍不时地变换体位，有时头朝上，有时头朝下，还没有固定下来

第六次产检

在怀孕28周以后，医生要为准妈妈检查是否有水肿现象。因为准妈妈的子宫此时已大到一定程度，有可能会压迫到静脉回流，所以，静脉回流不好的准妈妈，此阶段较易出现下肢水肿现象。

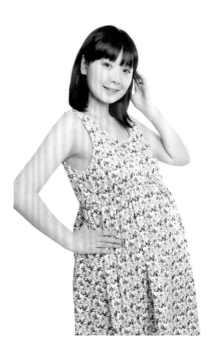

准妈妈如何自我检视水肿呢？可将大拇指压在小腿胫骨处，当压下后，皮肤会明显地凹下去，而不会很快地恢复，即表示有水肿现象。此外，随着怀孕周数的增加，孕妇的水肿现象会日益明显。准妈妈若要预防水肿的发生，平时可穿着弹性袜，睡觉时将双脚抬高，并以左侧位躺。

由于大部分的子痫前症会在孕28周以后发生，医生通常依据准妈妈测量血压所得到的数值作为依据，如果测量结果发现准妈妈的血压偏高，又出现蛋白尿、全身水肿等情况时，准妈妈须多加留意，以免有子痫前症的危险。所以，准妈妈在怀孕晚期，针对血压、蛋白尿、尿糖所做的检查非常重要。

另外，准妈妈在孕37周前，要特别预防早产的发生，如果阵痛超过30分钟以上且持续增加，又合并有阴道出血或出水现象时，一定要立即送往医院检查。

舒缓水肿、静脉曲张

怀孕28周准妈妈容易出现双腿水肿、静脉曲张的现象。一天中，下午的水肿会最明显，一般出现的顺序通常为足部、小腿、大腿、外阴、腹部、四肢和眼睑。

水肿一般都是下肢静脉血液回流受阻所影响，但若孕妇同时有高血压、蛋白尿等情况，就有可能是患了妊娠高血压综合征，不可忽视。

改善方式

怀孕期间的水肿只要没有并发高血压和蛋白尿，一般没有大碍。要减轻水肿的症状就要减轻子宫对下腔静脉的压迫，休息时可把脚抬高，也可多转动踝关节和脚部来促进血液循环，另外，适当的散步和腿部按摩对预防水肿也很有效。此外，休息时左侧卧也可以缓解子宫对下腔静脉的压迫。

小贴士

如果孕期蛋白质摄入不够，也会造成水肿，因此建议准妈妈多吃鸡蛋、牛奶、鱼虾等食物，少吃盐。

饮食营养

营养重点

营养全面、合理搭配为饮食原则	
重点补充	**适量补充**
蛋白质	复合维生素、微量元素

营养需求

孕晚期的准妈妈不要过多摄入糖类，也就是不要吃太多主食，以免胎儿过大，影响分娩。到了孕29周，增大的子宫顶住胃部，吃一点就饱，可以少食多餐，每天吃7～8次。很多准妈妈有夜间饿醒的经历，夜间可以吃点粥，吃两片饼干，喝1杯牛奶，或吃两块豆腐干，记得睡前要漱口。

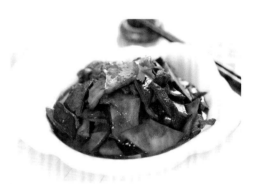

吃什么、怎么吃

孕29周准妈妈究竟该怎么补铁？

妊娠中晚期，准妈妈非常容易患缺铁性贫血。缺铁性贫血会影响腹中胎儿的健康成长，甚至可能引起胎儿宫内窘迫、早产等危险。

日常食物中的铁有两种存在形式，一种是血红素型的铁，即"二价"铁，只存在于动物血液、动物肌肉及动物肝脏里，这是最被人体消化道认可的铁吸收形式，利用率较高。蔬菜、水果、蛋黄、红枣等食物里所含的铁是非血红素铁，以"三价"铁离子的形式存在，在人体消化吸收前，必须先转化成"二价铁"离子，否则，吸收极其困难。

那么，准妈妈该怎么补铁呢？多吃含铁丰富的食物，动物肝脏是首选，像鸡肝、猪肝等，一周吃2～3次，每次25克左右。其次，动物血、瘦肉也很不错。

蔬菜、水果等含"三价"铁的食物，在一定条件下，可以还原成"二价"铁，变成易于人体吸收的形式。这个"条件"就是维生素C，但这不是说随随便便吃点富含维生素C的食物，就能促进铁吸收了。究竟准妈妈需要摄取什么样的维生素C呢？维生素C也分为还原型和氧化型，只有还原型维生素C，才能很好提高铁的吸收利用率。

还原型维生素C广泛存在于新鲜蔬菜、水果中，但它非常娇嫩，常温下食物每存放24小时，其含量就衰减一半，被氧化成了氧化型维生素C，促进铁吸收的作用会大打折扣，而平常所吃的维生素C药品，就更差了。

饮食专家建议

怀孕期间不要吃发芽、腐烂的土豆，因为土豆中含有一种叫龙葵素的毒素，孕妇若长期大量食用含生物碱较高的土豆，蓄积体内会产生致畸效应。

准妈妈的参考餐单

用餐时间	食物名称
早餐	豆腐脑1碗，煎饼1张，树椒土豆丝
加餐	牛奶1杯，火龙果1块
午餐	豆沙包2个，咖喱牛腩，青笋炒蛋
加餐	葡萄10粒，饼干3片
晚餐	米饭1碗，韭花炒核桃仁，香菇酱鸡翅

孕29周菜谱

马齿苋大米粥

原料 马齿苋100克，大米50克，盐2克，鸡精2克，葱花3克，植物油20克。

制作步骤

1 将马齿苋洗净，放沸水中焯一下，捞出过凉水数次，切碎。

2 将锅中油烧热，放入葱花煸香，再放入马齿苋、盐，炒到入味，出锅待用。

3 将大米淘洗干净，放入锅内，加入适量水煮熟，再加入炒好的马齿苋，出锅盛盆即可上桌。

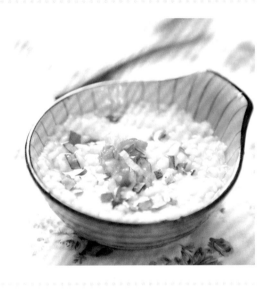

清蒸冬瓜熟鸡

原料 熟鸡肉400克，冬瓜300克，鸡汤、酱油、盐、鸡精、料酒、葱段、姜片各适量。

制作步骤

1 熟鸡肉去皮，切成象眼块，把鸡肉整齐地码入盘内，加入鸡汤、酱油、盐、鸡精、料酒、葱段、姜片，上笼蒸透，取出，拣去葱段、姜片，把汤汁滗入碗内待用。

2 冬瓜洗净切块，放入沸水锅内焯一下，捞出码入盘内的鸡块上，将盘内的冬瓜块、鸡肉块一起扣入汤盘内。

3 炒锅上火，倒入碗内的汤汁，烧开撇去浮沫，盛入汤盆内即成。

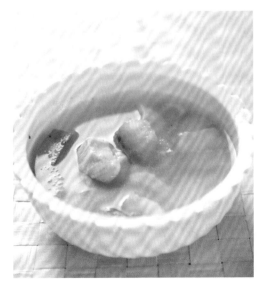

同步胎教

做简单的操

随着准妈妈的腹部越来越大，可以做一些简单的动作来缓解肌肉酸痛。

脚部放松：慢慢摆动脚部，从脚踝到脚趾，然后再反过来。当你长时间站立时可以做这个动作，每只脚做30次最合适。

耸肩：反复做，做30次。

给胎儿讲分粥的故事

有7个人住在一起，每天共食一锅粥，因人多粥少，争先恐后，秩序混乱。那么怎样才能公平合理地分食一锅粥呢？第一种方法，指定一个人分粥，结果总是主持分粥的人碗里的粥最多最好；第二种方法，大家轮流主持分粥，每人一天，一周下来，他们只有一天是饱的，就是自己分粥的那一天；第三种方法，轮流分粥，分粥的人要等到其他人都挑完后才能取剩下的一碗。令人惊奇的是，采用第三种办法后，七只碗里的粥每次都几乎一样多，大家快快乐乐，和和气气，日子越过越好。

哼唱《多来咪》

这首短小而活泼的《多来咪》，是经典音乐电影《音乐之声》中的一首插曲。修女玛丽亚给七个聪明却顽皮的小孩子做家庭教师，他们喜欢唱歌却从未有人教。

玛丽亚从最基础的音符教起："Do-Re-Mi-Fa-So-La-Ti"每个音符都有个发音相近的单词，简单易记且妙趣横生。

Doe, a deer, a female deer
Ray, a drop of golden sun
Me, a name I call myself
Far, a long, long way to run
Sew, a needle pulling thread
La, a note to follow Sew
Tea, a drink with jam and bread
Doe, a deer, a female deer
Ray, a drop of golden sun
Me, a name I call myself
Far, a long, long way to run
Sew, a needle pulling thread
La, a note to follow Sew
Tea, a drink with jam and bread
That will bring us back to DoDo-re-mi-fa-so-la-ti-do
So-do!

准爸爸也参与抚摸胎教

胎儿最喜欢准爸爸的抚摸了，所以在整个抚摸胎教的过程中，准爸爸一定要参与进来。

准爸爸应经常隔着肚皮轻轻地抚摸胎儿，并协助准妈妈让胎儿进行一些宫内运动，最好是一边抚摸一边与胎儿说话，同时告诉宝宝是爸爸在抚摸他。

当胎儿的活动过于激烈让准妈妈感觉有些难以忍受时，准爸爸可一边隔着肚皮轻抚胎儿，一边温和地说："乖宝宝，爸爸和你商量个事儿，小腿踢得轻点，好吗？你妈妈感觉有些吃不消了。"

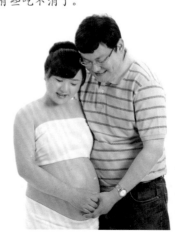

专家问答

问： 孕29周，羊水最大暗区为4.1厘米，正常吗？

答： 应该是偏少了，建议采用对症处理。

问： 怀孕29周后阴道一直流血，有危险吗？查出胎盘低、羊水少，胎儿还能保住吗？

答： 胎盘位于宫颈内口处，也就是说胎盘低置，应该休息静养，避免剧烈活动，禁房事，注意定期检查，胎盘位置太低容易造成流产，所以你一定要注意，实在不行就得卧床休息，直到宝宝出生。

问： 孕29周缺铁，但从食物当中摄取太慢，能否吃补铁的营养药，如果吃营养药对胎儿有影响吗？

答： 可口服右旋糖酐铁口服液或硫酸亚铁口服液，对胎儿没有影响。

问： 我打算做剖宫产，听说会很疼，还要打点滴，排气也疼，请问要住几天院？

答： 需要打麻药，准妈妈睡着后感觉不到疼痛，相比最初宫缩时的痛，剖宫产手术的疼痛根本不算什么，恢复快的准妈妈一周内便可出院。

问： 怀孕29周，能吃杏仁吗？

答： 杏仁有降气、止咳、平喘、润肠通便的功效。对于预防孕期便秘很有好处。但是中医认为杏仁有小毒，不宜多食。

问： 核桃是不是吃得越多越好啊？

答： 准妈妈在怀孕期间的确应该适当吃一点核桃等坚果类食品。但需要注意的是，核桃中的脂肪含量很高，吃得过多必然会因热量摄取过多造成身体发胖，进而影响准妈妈正常的血糖、血脂和血压。

问： 孕妇产前能不能喝蜂蜜？

答： 可以每天早上喝一杯蜂蜜水，但最好是纯的，不含激素，且不要过量，否则血糖容易升高。

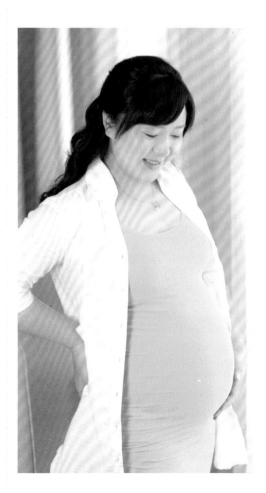

怀孕8个月
怀孕30周 （204～210天）

母婴变化

准妈妈的变化

怀孕30周 由于子宫增大，呼吸变得困难

随着子宫的增大，它开始压迫横膈膜，所以准妈妈会出现呼吸急促的症状。为了缓解呼吸急促症状，坐立姿势要端正，这样有利于减轻子宫对横膈膜的压迫。睡觉时，最好在头部和腰部垫上靠垫。

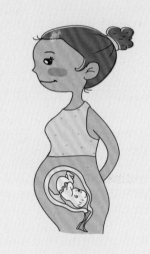

胎儿的变化

怀孕30周 胎儿从头部到臀部长约27厘米，体重约1400克

此时胎儿的胎毛正在消失，头发变得浓密了。虽然这时候不能自己呼吸，不能自己保持体温，但是已经具备身体所需的全部器官，所以此时即使早产，胎儿的存活率也很高。现在许多胎儿采取了头向下的姿势，这是最普遍、最容易出生的姿势。

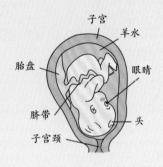

生活指导

本周注意事项

生活计划	执行方案
做一次体检	医生可以根据这些检查对准妈妈的分娩情况和胎儿的健康情况做出正确的判断
坚持胎动记录	这时胎儿活动已经比较明显，从现在开始应该每天做胎动记录，监测胎动情况
注意出行安全	不要再独自一个人出门，要服从自己身体的感觉，多休息

手指发麻

怀孕30周，准妈妈容易出现手指水肿、疼痛、发麻。因为手指属身体末端，孕期血液循环不佳时，此部位更容易受到影响，会出现水肿的情况，严重者会进一步产生酸麻的感觉。这是因为血液循环不佳，水分会从血管壁组织渗出，因此四肢末端容易水肿，特别是每天早上睡醒时，经过一夜的固定睡眠姿势，血液缺乏流动，容易因严重的水肿而感到手指发麻。

改善方式

感到手指发麻时，只要稍做活动后一般就可恢复正常，可做握拳再放松的动作，促进血液循环。另外，平时要减低钠的摄取量，饮食以轻淡为主，过咸的食物容易引起水肿。也可多吃些促进排水的食物，像红豆汤，多吃含维生素 B 的食物，像坚果、全麦谷物和绿色蔬菜等。

·小贴士·

若是感到严重的不适，也可冰敷手腕内部来减轻手指发麻。

呼吸不顺畅

怀孕30周，准妈妈容易出现呼吸不顺畅的情况。这是因为进入孕晚期后，子宫扩大，隆起的子宫向上顶到肋骨和肺脏，导致有效呼吸的空间变少，母体会自动调整呼吸，采用浅而短的呼吸方式，以增加呼吸到肺脏的氧气。

孕晚期呼吸不顺畅是需要大口吸气才能获得较多氧气的感觉，和一般速率较快且短的喘气不同，怀孕后心脏血管系统会产生改变，因血流量升高，心脏的输出功率也会随之提升，所以必须吸较多氧气以保证血液中的含氧量充足，所以怀孕后的准妈妈可能会渐渐发现自己的呼吸方式是较大口且长的呼吸方式，和以往比起来稍有不顺畅的感觉。

另外，进入孕晚期，因子宫向上顶到横隔膜，横隔膜会上升约4厘米，肺脏容积会跟着减少，也会影响呼吸的方式。

改善方式

整个怀孕期间几乎都会感到呼吸不太顺畅，直到怀孕晚期，胎头下降后，肺脏不再受到挤压，子宫也不会向上顶到肋骨和肺脏，自然就能让准妈妈出现轻松感，呼吸情况会感到明显好转。

·小贴士·

要仔细分辨"喘"和"呼吸不顺畅"的感觉，因为孕期应该是需要大口呼吸而非喘，若是因为喘，则有可能是气喘、肺积水或其他原因所引起，若是喘不过气则可能因为血氧浓度降低而影响胎儿。平时的呼吸不顺畅只要大口呼吸，调整好频率即可。

饮食营养

营养重点

营养全面、合理搭配为饮食原则	
重点补充	**适量补充**
钙、蛋白质	叶酸、铁、复合维生素

营养需求

怀孕30周骨骼开始钙化，仅胎儿体内每日就需沉积约110毫克的钙，而这完全来源于母体，从这点看，每个准妈妈都需要补钙。按照《中国居民膳食营养素参考摄入量》建议，孕晚期钙的适宜摄入量为1200毫克/天。

如何吃才能保证钙的摄入量呢？准妈妈每天至少要喝250毫升牛奶，还要多吃乳酪、豆制品、海带、虾皮、鱼类等。单纯补钙还不够，准妈妈要多晒太阳，常进行散步等较舒缓的运动，晒太阳能促进人体维生素D合成，帮助钙的吸收和利用。

吃什么、怎么吃

准妈妈在此周应多喝一些牛奶，每天最好喝两杯(500毫升)，也可喝豆浆，吃些豆制品、海带和紫菜。缺钙较严重的准妈妈要根据医生建议补充钙剂。

口服补钙，以清晨和临睡前各服一次为佳。如一日多次，最好在饭后1小时服用，以减少食物对钙吸收的影响。人的血钙在后半夜及清晨最低，若选用一日一次的钙制剂，最好临睡前服用，可使钙剂得到充分吸收和利用。

至于补多少，最好请专业医师评估饮食当中的钙含量，再加上补充的钙制剂，每天补够1000毫克钙就够了。

饮食专家建议

日常有许多食物可供钙源补充，这里介绍一些富含钙的食品。

乳类与乳制品：牛、羊奶及其奶粉、乳酪、酸奶、炼乳等。

豆类与豆制品：黄豆、毛豆、扁豆、蚕豆、豆腐、豆腐干、豆腐皮、豆腐乳等。

海产品：鲫鱼、鲤鱼、鲢鱼、泥鳅、虾、虾米、虾皮、螃蟹、海带、紫菜、蛤蜊、海参、田螺等。

肉类与禽蛋：羊肉、猪脑、鸡肉、鸡蛋、鸭蛋、鹌鹑蛋、松花蛋、猪肉松等。

蔬菜类：芹菜、油菜、胡萝卜、芝麻、香菜、雪里蕻、黑木耳、蘑菇等。

水果与干果类：柠檬、枇杷、苹果、黑枣、杏脯、橘饼、桃脯、杏仁、山楂、葡萄干、胡桃、西瓜子、南瓜子、桑葚干、花生、莲子等。

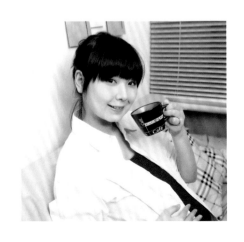

准妈妈的参考餐单

用餐时间	食物名称
早餐	牛奶1杯，全麦面包2片，煮鸡蛋1个，炒牛肉，蒜蓉茼蒿
加餐	草莓10个，核桃仁2个
午餐	米饭1碗，清蒸黄花鱼，肉皮炒黄豆
加餐	酸奶，烤地瓜
晚餐	包子，小米粥1碗，牛肉炖萝卜，芹菜炒肉

孕30周菜谱

家常酱豆腐

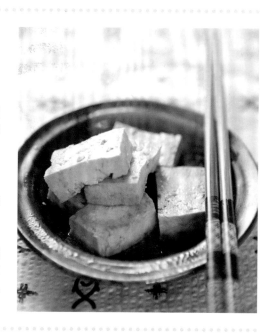

原料　豆腐300克，甜面酱、植物油各30克，白糖18克，黄酒12克，大葱、生姜、水淀粉各6克，鸡精2克。

制作步骤

① 将豆腐切成2厘米见方的丁，放入开水中汆一下，然后捞出晾干。

② 大葱、生姜去皮洗净，切成碎末。

③ 炒勺旺火烧热放入植物油，待五成熟时，投入葱末煸炒几下，加入甜面酱，稍炒几下，再放入白糖、料酒、鸡精，搅拌均匀后加豆腐丁翻炒几下，放入水淀粉勾芡，即成。

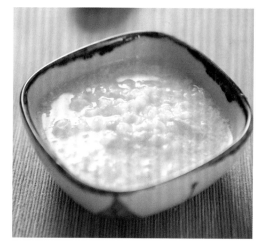

首乌大米粥

原料　何首乌80克，大米300克，鸡蛋1个，白糖少许。

制作步骤

① 将何首乌用纱布包裹，与大米同煮粥。

② 粥熟前将鸡蛋打入，并加入白糖，煮熟即可。

同步胎教

欣赏《圣母的婚礼》

拉斐尔·桑西的这幅《圣母的婚礼》独具艺术魅力，画面色彩鲜艳而又和谐，充满乐感，似乎婚礼在乐曲中进行，充分显示了画家的艺术造诣。

戏剧性的场景

画面前景仍以对称式布满人物，视觉中心是代表神的意志的主教主持仪式，约瑟将订婚戒指戴在马利亚的手上，左右两边分别是两组男女青年。

马利亚后面的一组女子是她的女友，而约瑟背后的男青年则是求婚者，他们手执求婚标志的棍棒，谁的棒头开花，谁就是命中注定的马利亚的未婚夫，正是约瑟的棒头开出一朵小花，这一神的意愿使其他求婚者陷入痛苦和不安，有的甚至激愤，前景中的青年就绝望地折断了手中的求婚棒。这是一幕充满戏剧性的场面。

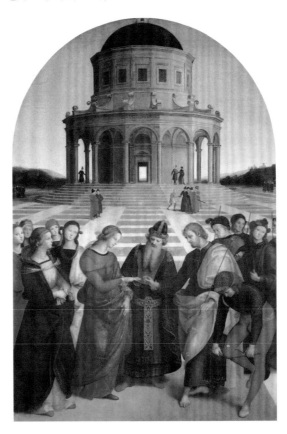

和谐的美感

画中无论男女，形象都塑造得俊美，画家大量使用变化多样的曲线，人物的体态面貌、衣服的褶纹变化，都给人秀逸柔美之感。人物造型除带有老师娴静优雅的风格特征外，开始显露自己独特的柔美风格。画面取对称式布局，背景是顶天立地的多边形洗礼堂充满天堂。大量使用水平线、垂直线和半圆形曲线，造成刚中有柔、简洁明快、整体变化和谐的美感。

专家问答

问：怀孕30周，最近胃右侧一直隐隐作痛，请问是正常的吗？

答：应该是正常的，到了孕晚期，胎儿越来越大，会把你的内脏顶起。大多数的女性子宫都是偏右的，所以你会感觉右边疼痛。

问：怀孕30周，大便时痔疮出血，要如何调整？

答：孕期痔疮出血可选用麻仁润肠丸或地榆槐角丸；出血时可适当选用止血药物，如酚磺乙胺和维生素K、维生素C等；肿痛时可用中药祛毒汤等药物熏洗、坐浴，外用九华膏、四黄膏、痔疮膏等药物；并尽量避免久站、久坐，应适当休息，适当活动。

问：怀孕30周，晚上一直胃胀，怎样才能减轻这种症状呢？

答：其实很正常，而且这种感觉会一直持续到胎儿出生，缓解的办法就是注意蛋白质的摄入，应多吃肉类、豆腐等食物。

问：怀孕后我的作息时间越来越乱了，该睡觉的时候睡不着，到吃饭的时间吃不下，请问这种状况会不会对胎儿有影响？我该怎样调整呢？

答：怀孕时养成良好规律的作息时间，胎儿出生后也会有规律的。怀孕也要早睡早起，白天尽量不要睡觉，习惯了就好了。另外，改善睡眠的办法有入睡前喝杯热牛奶、用热水泡泡脚、听听轻音乐等。

问：怀孕30周尿频，正常吗？

答：孕晚期发生尿频是很正常的。到了孕晚期，有将近80%的孕妇为尿频所困扰，晚上会经常起床跑厕所，因而严重影响了睡眠质量。

问：有人对我说，怀孕不能吃鸡，因为鸡是化胎的，这样的说法是正确的吗？

答：没什么道理，请不必担心。鸡肉含有丰富的营养物质，鸡汤也是滋补品，可以适当吃。

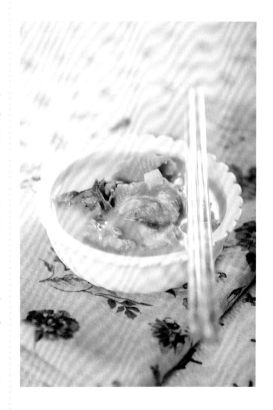

怀孕8个月
怀孕31周（211～217天）

母婴变化

准妈妈的变化

怀孕31周　子宫增大，出现腰痛，体重增加

这时支撑腰部的韧带和肌肉会松弛，所以准妈妈会感到腰痛。准妈妈打喷嚏或放声大笑时，会不知不觉出现尿失禁的现象，这是由于增大的子宫压迫膀胱而引起的，不用太担心。

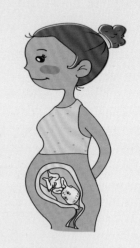

胎儿的变化

怀孕31周　胎儿从头部到臀部长约28厘米，体重约1600克

胎儿29周大了，此时胎儿的生长速度全面减慢，子宫空间变窄，羊水量逐渐减少。胎儿脑的发育正在进行最后冲刺，肺是发育成熟最晚的器官。

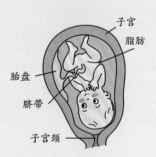

子宫
脂肪
胎盘
脐带
子宫颈

生活指导

本周注意事项

生活计划	执行方案
留意不规则的宫缩	不规则的宫缩时有发生，准妈妈会觉得肚子偶尔会一阵阵地发硬发紧，这是正常的
控制体重增长	如果营养摄入得不合理或过多，就会使胎儿长得太大，分娩时造成难产，所以一定要注意饮食安排
保持清洁	准妈妈的阴道分泌物增多，排尿次数也增多了，要注意外阴的清洁。禁止性生活，避免刺激子宫，诱发早产

腿部抽筋

怀孕31周准妈妈容易出现腿部抽筋现象，就是指肌肉突然、不自主的强烈收缩，会造成肌肉僵硬、疼痛。主要由三个原因导致：首先是缺钙，因为孕妇对钙的需求量增加，当体内钙不足时，又行走或站立过久，就容易使小腿和腿部肌肉抽筋；其次，是因为体重增加，导致小腿肌肉负担加重，使得小腿肚和脚部肌肉发生疼痛性收缩而导致抽筋；最后，扩大的子宫影响血液循环也会造成小腿抽筋。一般而言，缺乏钙的原因最为常见，因为胎儿在成长过程中需要吸收大量的钙，若是准妈妈钙摄取不足，就容易造成腿部抽筋。

改善方式

小腿抽筋时，应尽量伸直抽筋的腿部，并将脚板往自己身体的方向用力压，让小腿筋有被拉直的感觉，此时会增加肌腱张力，当张力增加到某一程度后，神经会将讯息传至大脑，大脑为了避免肌腱受伤就会释放出放

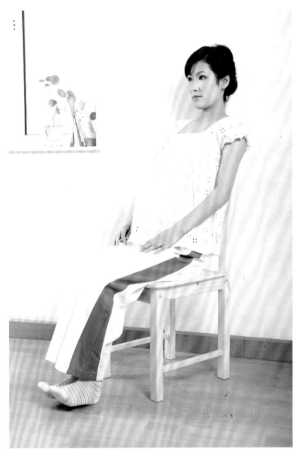

松肌肉的讯息，抽筋现象就会解除。另外，按摩及热敷抽筋的腿部肌肉，也可减轻抽筋的疼痛症状。

平时应多按摩腿部肌肉，帮助血液及淋巴循环，而为了避免睡觉时血液循环不佳而导致抽筋，建议准妈妈睡觉时将脚部垫高，促使血液回流。

小贴士

平时应多摄取高钙食物，像小鱼干、豆类制品、芝士、海带、牛奶等，孕中期以后每天的钙应补充到1200毫克，一般建议怀孕20周后准妈妈可另外补充钙片，并且适当晒太阳，帮助维生素D的合成，也有助于钙的吸收。

饮食营养

营养重点

营养全面、合理搭配为饮食原则	
重点补充	适量补充
钙、磷、锌、铁	DHA、复合维生素

营养需求

人的一生都需要不饱和脂肪酸，怀孕期间尤其如此。不饱和脂肪酸中的Ω-3和DHA有助于胎儿眼睛、大脑、血液和神经系统的发育，整个孕期都需要这些元素，尤其是怀孕的最后三个月，胎儿大脑迅速发育的时候，要多吃鱼类、坚果类食物。晚上准妈妈可能一两个小时就想上一次厕所，不要试图通过白天少喝水来防止晚上起夜，因为身体需要大量的水。

吃什么、怎么吃

在孕晚期，哪些营养素更受准妈妈的青睐呢？

1.富含锌的食物可助自然分娩。

研究表明，产妇的分娩方式竟然与其在孕晚期饮食中锌的含量有关。锌可以促进子宫收缩，促使胎儿驱出子宫腔，以帮助准妈妈顺利地自然分娩。

富含锌的食物有肉类、海产品、豆类、坚果类等。

2.“止血功臣”维生素K可防止分娩时大出血。

维生素K有很好的防止出血的作用。准妈妈在预产期的前一个月应有意识地从食物中摄取维生素K，可在分娩时防止大出血，也可预防新生儿因缺乏维生素K而引起的颅内、消化道出血等。

富含维生素K的食物有菜花、白菜、菠菜、莴笋、干酪、肝脏、谷类等。

3.给足钙和磷，因孕晚期胎儿全部乳牙均在牙床内形成。

胎儿牙齿的钙化速度在孕晚期增快，到出生时全部乳牙就都在牙床内形成了，第一颗恒牙也已钙化。如果此阶段饮食中钙磷供给不足，就会影响今后宝宝牙齿的生长。

含钙的食物如牛奶、蛋黄、海带、虾皮、银耳、大豆等。含磷的如动物瘦肉、肝脏、奶类、蛋黄、虾皮、大豆、花生等。

饮食专家建议

胎儿在最后的3个月储铁量最多，足够出生后3~4个月造血的需要。因此，在孕晚期一定要注重铁元素的摄入量，每天应达到35毫克。

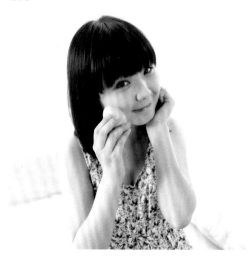

准妈妈的参考餐单

用餐时间	食物名称
早餐	豆浆1杯，煎蛋1个，菠菜拌花生米
加餐	香蕉1个，大枣5枚
午餐	鲅鱼水饺，大盘鸡，菠萝虾球
加餐	猕猴桃1个，核桃仁2个
晚餐	米饭1碗，酥炸小黄鱼，青椒炒肉丝

孕31周菜谱

红枣兔肉

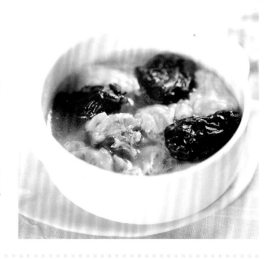

原料　兔肉300克，红枣30克，盐3克，植物油
　　　15克，料酒10克，醋5克。

制作步骤

① 红枣洗净、去核、沥干水分备用。

② 将兔肉洗净，切块，均匀地抹上植物油、盐、料酒
和醋，与红枣一起放瓦锅内，隔水蒸1小时，直至兔
肉熟烂即可。

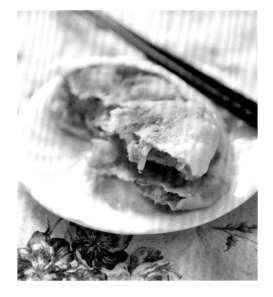

白萝卜肉饼

原料　白萝卜、面粉各150克，猪瘦肉100克、
　　　姜、葱、盐、植物油各适量。

制作步骤

① 白萝卜洗净，切丝，用油翻炒至五成熟，备用。

② 猪瘦肉洗净，剁碎，加白萝卜丝、调料，调成白
萝卜馅儿。

③ 将面粉加水和成面团，揪成面剂，擀成薄片，包
入萝卜馅儿，制成夹心小饼。

④ 锅置火上倒油烧热，放入小饼烙熟即可。

同步胎教

准爸爸给胎儿讲故事

准爸爸可以抚摸着准妈妈的肚子，给胎儿讲一个故事——《最好吃的蛋糕》。

鼠老大说："今天是妈妈的生日，我们给她买个蛋糕，让她高兴高兴。"

"好呀，好呀！"鼠老二和鼠老三齐声说。

老大、老二、老三好不容易凑齐了一小把硬币。

来到商店，鼠老大说："我们要买个最好吃的蛋糕。"

售货员数了数硬币，说："钱不够呀，不过可以卖给你们一张大饼。"好心的售货员给了他们一张挺不错的大饼。

老大、老二、老三垂头丧气地回了家。

鼠老三叹了口气说："咳……"

鼠老二也叹了口气说："咳……"

鼠老大拍拍脑袋说："我们想办法把大饼变成蛋糕！"

"怎么变？怎么变？"鼠老二、鼠老三瞪圆了小眼睛。

鼠老大拿出自己一直舍不得吃的奶糖，融化开浇在大饼上。嘿，多好呀，一股香甜香甜的奶油味儿。

鼠老二想了想，拿来一大片红肠，轻轻地放在大饼上，他不好意思地说："嘿嘿，我只咬过一点点……"

"妈妈看不出的！"鼠老大很肯定地说。

鼠老三采来一把五彩缤纷的野花，一朵朵摆在大饼上。

哎呀，好像看不出这是一张大饼啦！

三只小老鼠非常满意，越看心里越高兴。

轻轻推开妈妈的门，三只小老鼠齐声唱起来："祝你生日快乐……"

"哟，哪儿来的蛋糕呀？"鼠妈妈惊奇地说。

"我们做的！"鼠老大说。

"快尝尝吧！快尝尝吧！"鼠老二、鼠老三一起说。

妈妈轻轻地咬了一口，她一下子就明白了："噢，真好！真好！这是我吃过的最好的蛋糕！"妈妈开心地笑起来。

"是吗？"三只小老鼠也开心地笑起来。

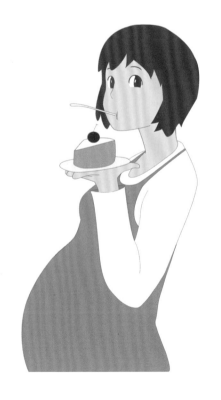

专家问答

问：怀孕31周，最近老感觉胃部不适、胀气，不知道该怎么办？

答：这时候要根据自己的胃口进食，不必刻意多吃或少吃什么，能吃就吃，是这个阶段准妈妈的饮食原则。同时要注意饮食均衡，保证各种维生素、微量元素和其他无机盐的供给。

问：怀孕31周，胎盘低置怎么办？

答：是属于胎盘前置，也就是低置，这种情况的确容易导致产前大出血，说明你的胎盘没有完全长上去，平时要特别注意，不能劳累过度，一定要注意休息，不能走太远的路。

问：怀孕31周，还能做三维B超吗？

答：怀孕31周的确不是做三维B超的好时机。第一，因为胎儿已经比较大，一些部位如四肢已经蜷缩起来，羊水条件也不如孕中期好，一些微小病变不容易被发现；第二，孕晚期即使发现异常，也很难对病变做出干预。

问：怀孕31周，做B超大夫说胎儿头型略扁，这是什么意思？

答：胎儿在发育过程中变化是相当大的，并不是从胚胎一开始成形就是圆形的头，很多婴儿出生后头多不是圆形的，所以你不必担心，这都是正常现象。

问：怀孕31周时身上不明原因瘙痒，伴有红色小丘疹，是什么原因引起的？

答：考虑可能是妊娠期胆汁淤积症。本病的主要危害是对胎儿产生不良影响，如导致早产、胎儿宫内发育迟缓、胎儿宫内缺氧、胎死宫内的可能，胎儿在宫内死亡是突发性的，难以预测。建议你及时到医院妇产科就诊，明确诊断后对症治疗。妊娠期肝内胆汁淤积症在分娩后即自行消失，预后良好，不用过度紧张。

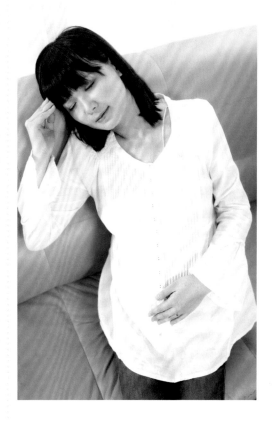

怀孕8个月
怀孕32周 （218～224天）

母婴变化

准妈妈的变化

怀孕32周 体重快速增长

怀孕32周时，准妈妈的体重会快速增长。随着胎儿成长，腹部内的多余空间会变小，胸部疼痛可能会更严重，呼吸也越来越急促。不过，当胎儿下降到骨盆位置后，症状就会得到缓解。

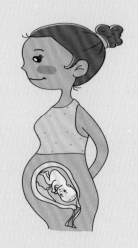

胎儿的变化

怀孕32周 胎儿从头部到臀部长约29厘米，体重约1800克

现在胎儿的五种感觉全部开始工作，他能炫耀一项新本领了——将头从一边转向另一边。胎儿的内脏器官正在发育成熟，脚趾甲全长出，头发仍在生长。虽然他继续坚持练习睁眼、闭眼，但每天仍有90%～95%的时间在睡眠中度过。

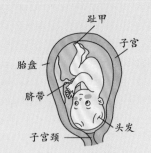

生活指导

本周注意事项

生活计划	执行方案
提前熟悉分娩的环境	可通过各种途径，如播放录像、参观、咨询和交流，使准妈妈熟悉分娩环境和医护人员，减轻入院分娩的紧张情绪
进行有助于哺乳的乳房按摩	为了充分地喂养母乳，准妈妈应该在分娩前认真进行乳头保养和按摩，这种乳房护理对分泌乳汁很有利
选择分娩方式	了解分娩，结合医生意见，选择适合自己的分娩方式

耻骨疼痛

怀孕32周后，准妈妈容易发生耻骨疼痛。这是因为怀孕后，体内分泌的孕激素和黄体素会使韧带松弛，好让骨盆的伸缩性变大，除了能给胎儿更多的成长空间，也有助于分娩，但有时这两种激素分泌过多，会使骨盆间的韧带过于松弛，引发耻骨疼痛。

一般而言，怀孕过程可能增加耻骨间的距离2～3毫米，一般怀孕的女性，耻骨间的正常距离为4～5毫米，增加后也应在9毫米以下，只要在此范围之内，准妈妈通常不会有症状，即使有疼痛也都在可以忍受的范围内。一旦超过9毫米，就属于耻骨联合过度分离，会引起较严重的疼痛感。

一般而言，进入怀孕晚期，耻骨疼痛的情况才会较为明显，但若是关节本身就有问题者，或是胎儿较大，都可能提前出现耻骨疼痛的问题。

疼痛多半是从耻骨部位延伸到髋骨，使髋关节无法内收及外展，更可能造成下背疼痛，当双腿分离或抬脚时都会引起特别的疼痛，疼痛严重的准妈妈，从床上起身或转身都会变得很困难。

改善方式

耻骨疼痛通常是在坐起和翻身或双腿张开时会较疼痛，因此，建议准妈妈要避免双腿张开的动作，若是十分疼痛，建议多卧床休息，睡觉时采用侧躺，并在双腿中间放置一个枕头，以免侧躺时股骨关节过度内缩又再度引发疼痛。准妈妈平时站立也要避免单脚使力，应双脚平均受力，另外，也可使用托腹带减缓过度分离的情况。

小贴士

耻骨疼痛产后就会复原，若是日常生活都无法减轻疼痛感，且严重影响日常生活的，建议寻求医生的帮助。

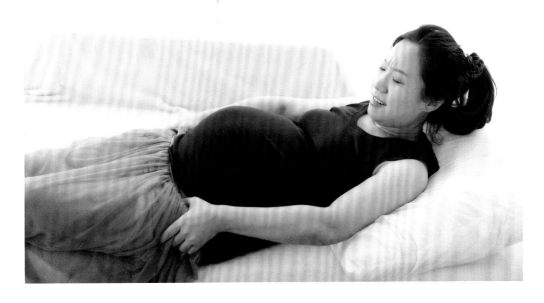

饮食营养

营养重点

营养全面、合理搭配为饮食原则	
重点补充	**适量补充**
维生素K	蛋白质、钙

营养需求

提倡食物的多样化。多吃动物性食物、豆类食物和水果，选用富含B族维生素、维生素C、维生素E的食物，B族维生素可以促进消化，增加食欲。维生素C可以提高机体抵抗力，改善新陈代谢，有解毒、利尿的作用。维生素E能防止早产。少吃或不吃不易消化的、油炸的、易胀气的食物。

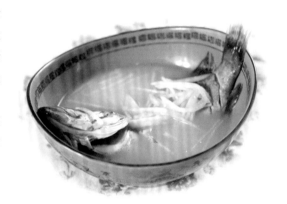

吃什么、怎么吃

有些准妈妈在这一时期水肿症状严重。下面介绍几款利尿消肿的食物，供准妈妈参考。

鲫鱼：鲫鱼是一种益脾胃、安五脏、利水湿的淡水鱼，可以消除妊娠水肿。鲫鱼肉是高蛋白、高钙、低脂肪、低钠的食物，经常食用，可以增加准妈妈血液中蛋白质的含量，改善血液的渗透压，有利于合理调整体内水的分布，使组织中的水分回流进入血液循环中，从而达到消除水肿的目的。

鲤鱼：鲤鱼有补益、利水的功效，准妈妈常食可以补益强壮、利水祛湿。鲤鱼肉中含有丰富的优质蛋白质，钠的含量也很低，准妈妈常吃可消肿。

冬瓜：冬瓜具有清热泻火、利水渗湿、清热解暑的功效，可提供丰富的营养素和无机盐，既可泽胎化毒，又可利水消肿，准妈妈可以常吃。

素烧茄子、什锦五香黄豆、鲜蘑豆腐汤、红枣鸡蛋汤、红烧蹄筋、鲫鱼汤、香菇炒菜花、红烧鲤鱼、荠菜粥、豆腐熬鲤鱼、红小豆米饭……这些都能帮准妈妈消除水肿，而且清淡可口。

饮食专家建议

医生建议，孕妇从32～36周起，可以适量服用维生素K。临产的孕妇分娩前1～4小时肌注或静滴维生素K，同时，新生儿也要补充维生素K。

准妈妈的参考餐单

用餐时间	食物名称
早餐	牛奶1杯，煎蛋1个，三明治1个
加餐	橘子1个，桃子1个
午餐	米饭1碗，香芋烧鸭，孜然爆鸡肝
加餐	菠萝2片，杨桃1个
晚餐	蔬菜面1碗，麻辣香水鱼，糖醋藕片

孕32周菜谱

板栗焖鸡块

原料　鸡肉250克，板栗100克，生姜、葱白、
　　　酱油、盐、鸡精、绍酒、白糖、植物油
　　　各适量。

制作步骤

① 鸡肉剁成小块，加酱油、绍酒腌渍10分钟；板栗去
壳和膜。

② 锅上火放油烧热，投入生姜、葱白煸香，倒入鸡块
炒至水分将干，加入酱油、盐、白糖、绍酒和水，
淹过鸡块大火烧沸，撇去浮沫，改小火焖10分钟，
放入板栗继续焖至肉烂栗酥，旺火收汁，加鸡精即
可装盘。

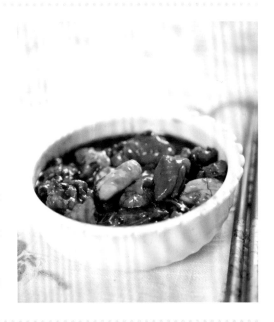

核桃芝麻花生粥

原料　核桃仁150克，芝麻50克，花生米100
　　　克，大米200克，蜂蜜适量。

制作步骤

① 将核桃仁、芝麻和花生米混合碾成小粒备用。

② 将大米淘洗干净，放入锅中，加适量水用小火煮
至粥八成熟。

③ 将碾好的核桃仁、芝麻和花生米，一起放入锅中
熬煮至熟烂，最后加入蜂蜜即可食用。

同步胎教

给胎儿讲星星的故事

每当夜幕降临，空中群星闪耀。这些看似渺小的星星，与我们肉眼所见差别甚大，有着许多不为人知的秘密。其实这些星星是非常非常大的，有气体和固体各种形态，它们在夜空中发着光。古代的人们把可以看得见的星星分成了十二星座，被称为"天文十二星座"，我们平常讲的星座则是指占星十二星座。按照十二星座的日期来预计一下，宝宝的出生日期所属的是哪个星座。

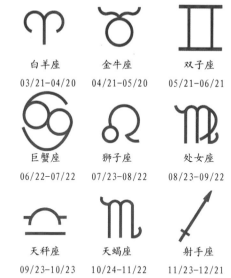

魔羯座	水瓶座	双鱼座
12/22-01/19	01/20-02/18	02/19-03/20
白羊座	金牛座	双子座
03/21-04/20	04/21-05/20	05/21-06/21
巨蟹座	狮子座	处女座
06/22-07/22	07/23-08/22	08/23-09/22
天秤座	天蝎座	射手座
09/23-10/23	10/24-11/22	11/23-12/21

十二星座日期及符号

欣赏"泥人张"泥塑

泥塑艺术是我国一种古老常见的民间艺术。它以泥土为原料，以手工捏制成形。或素或彩，以人物、动物为主。这里为准妈妈推荐的是天津"泥人张"的泥塑作品。

泥人张彩塑的创始人张明山，是清朝末年艺林的一位名扬中外的传奇人物。

他的彩塑作品生动传神，就像把真人浓缩了一样，被人们亲切地称为"泥人张"。

泥人张彩塑从张明山开创至今已有160多年的历史，它继承了我国古代雕塑艺术的传统形式，在处理写实与夸张、塑与彩的关系方面，形成了自己独特的艺术风格，成为我国北方彩塑艺术的杰出代表。

"渔樵问答"塑造了劳动者的形象。渔夫、樵夫，路间寒暄，有问有答，形象逼真，神态自然传神。作者抓住了人物的言谈笑语、面部表情与衣着等生活细节，把人真的捏活了。

教胎儿学唱字母歌

准妈妈可以先教胎儿学习26个英文字母，等字母学完后就可以教胎儿唱字母歌《ABC》。

A B C D E F G
H I J K L M N
O P Q
R S T
U V W X Y Z
X Y Z
Now You See I Can Say My A B C

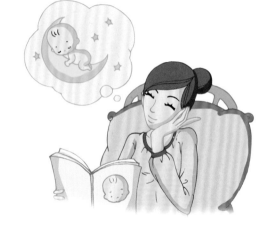

专家问答

问：子宫肌瘤对妊娠和分娩有影响吗？

答：子宫肌瘤患者若肌瘤小，特别是浆膜层小型肌瘤，一般不影响受孕。若肌瘤大压迫输卵管使之扭曲，影响精子进入输卵管，或使宫腔变形，妨碍受精卵着床则影响受孕。

子宫肌瘤合并妊娠的发生率占肌瘤患者的0.5%～1%。妊娠合并子宫肌瘤对妊娠、分娩均有影响。常见的影响有：1.黏膜下肌瘤妨碍受精卵着床或致早期流产。2.肌壁间肌瘤较大时使宫腔变形而易导致流产。3.妊娠期间血运丰富，肌瘤可明显增大，分娩后逐渐缩小。4.妊娠期间迅速增大的肌瘤血管破裂。可出现剧烈腹痛伴恶心、呕吐、发热，白细胞计数升高。5.较大肌瘤在妊娠期可使胎位异常，并发生胎儿宫内发育迟缓、胎盘低置或前置。6.分娩时，若阻塞产道，胎先露下降困难易造成难产。由于宫缩乏力可引起滞产。7.产后子宫的收缩乏力可致产后出血。

问：怀孕32周，胎动减少，原因是什么？

答：这种情况一般是不正常的。怀孕32周是胎儿活动频繁的时期，孕妇的感觉也会很明显。根据胎动的规律来监测胎儿情况。一般情况下胎动在每小时3次以上，12小时胎动在30次以上表明胎儿情况良好。如果少于20次，就意味着胎儿有宫内缺氧现象，10次以下说明胎儿有危险，需要去医院检查。

问：怀孕32周的孕妇可以提前分娩吗？

答：建议足月分娩，早产不仅对孕妇不好，对胎儿也不好。

问：怀孕32周，胎儿心跳每分钟150次，是不是胎儿缺氧呀？

答：正常。胎儿心跳每分钟120～160次，处于正常范围内，胎儿心跳和孕妇自身的心跳没有关系。可以吸氧看看，每天吸20分钟，连续吸一周，一周后去做一个胎心监护。

问：怀孕32周，不小心从椅子上摔倒，胎儿会不会有影响？

答：如果暂时自我感觉没有不适，那应该问题不大。建议近几天注意有没有腹痛、阴道流血、胎动减少等症状，如有，就要及时到医院就诊了。

问：怀孕后是不是睡得越多越好？

答：孕妇不能过于贪睡，否则容易引起体内热量蓄积。只有那些有先兆流产、先兆早产、胎盘位置异常以及医生建议进行保胎治疗者，才被限制活动，最好在床上休息。

问：生殖器疱疹会不会遗传？

答：生殖器疱疹不是遗传性疾病，不会遗传给胎儿，请放心。

怀孕9个月
怀孕33周 （225～231天）

母婴变化

准妈妈的变化

怀孕33周 体重增加10～12千克

这个时期，腹部的变化特别明显，又鼓又硬，使得肚脐都凸露出来。这时排尿次数会增多，而且有排尿不净的感觉。随着分娩期临近，准妈妈的性欲也明显下降。在孕晚期，提倡以轻柔的爱抚表达夫妻间的爱意。

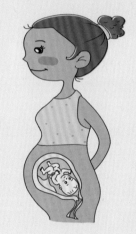

胎儿的变化

怀孕33周 从头部到臀部长约30厘米，体重约2000克

羊水量达到了最高峰并将一直维持到分娩，本周胎儿迅速发育使头围大约增加了9.5毫米。现在胎儿没有多少活动空间了。

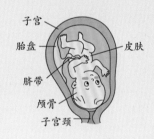

子宫
胎盘
皮肤
脐带
颅骨
子宫颈

生活指导

本周注意事项

生活计划	执行方案
谨防羊水早破	羊水随时都可能破，因此要做好羊水早破的准备。在分娩之前，应该多食用新鲜水果、粗粮、乳制品和蛋白质
留意有无异常出血症状	胎盘早期剥离或子宫颈闭锁不全会导致早产，如果出现异常出血等症状时，要马上去医院检查
要注意出行安全	随着体重的增加，身体会越来越沉重，准妈妈要减少独自上街的次数和时间

要以良好的心态面对分娩

准妈妈在分娩前学会调适自己的心理和情绪很重要，可以和丈夫寻找一些轻松浪漫的话题，以一个良好的心态去面对分娩。

开始确定产后护理的人选

一般来说，从娘家、婆家、亲戚中挑选一位具有产后护理经验的人，拜托其进行产后护理的情况比较普遍。最近，利用月子中心或请产后护理员上门服务的情况也越来越多了。选择月子中心时，要仔细比较环境设施、服务质量等，尽量多向曾经在该中心享受过服务的人了解其服务水准。

准妈妈要注意出行安全

准妈妈随着体重的增加，身体会越来越沉重。临近分娩，准妈妈要减少独自上街的次数和时间，在购买日常生活用品时最好选择附近的商店，避开高峰期。

及时进行臀位的矫正

进入孕晚期，胎儿的头会转向骨盆为分娩做准备，如果方向相反，基本上无法顺产，因为如果胎儿腿部先娩出，头部后娩出，会有窒息的危险；还可能由于呼吸困难而引发后遗症。为防止倒产，进行矫正是为了能顺产而进行的第一个任务。如果现在方向不对，还是有时间来进行矫正的。

臀位的矫正姿势

1.把被子或是坐垫摞起来，垫在准妈妈腰部下方，仰卧后双腿屈膝。

2.抬起臀部，保持此姿势。

3.习惯后逐渐延长坚持的时间，并随时进行此种训练。

不要进行性生活

在孕晚期，由于精神上的疲劳和不安以及胎动、睡眠姿势受限等因素，准妈妈可能会经常失眠。遇到这种情况，准妈妈不必为此烦恼，失眠时看一会儿书，让心态保持平和自然能够入睡了。这个时期，为预防胎盘早破、感染和早产，性生活是被严格禁止的。

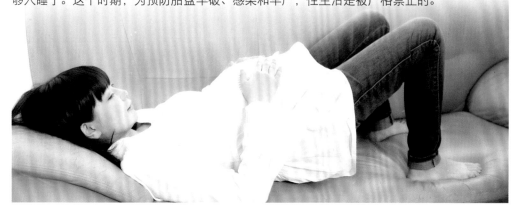

饮食营养

营养重点

营养全面、合理搭配为饮食原则	
重点补充	**适量补充**
蛋白质	复合维生素、铁、钙

营养需求

孕33周胎儿的营养需求达到了最高峰，准妈妈需要摄入大量的蛋白质、维生素C、叶酸、B族维生素、铁质和钙质，每天大约需要200毫克的钙用于胎儿的骨骼发育。这时胎儿的骨骼、肌肉和肺部发育正日趋成熟，应合理饮食，适当运动。多吃含纤维丰富的食物，预防便秘。

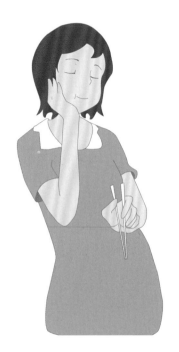

吃什么、怎么吃

准妈妈每天需要摄入的营养包括：

1.每天食用多种蔬菜和适量水果以满足维生素和矿物质的需要。

2.每天食用谷物类食品，以提供能量，谷物食品包括：馒头、米饭、面条、面包等。

3.每天食用低脂或脱脂的乳制品。如：牛奶、酸奶、奶酪或其他乳制品。乳制品能为准妈妈和胎儿提供骨骼和牙齿所需的钙，同时也是维生素A、维生素D、B族维生素和蛋白质的重要来源。

饮食专家建议

1.准妈妈每日所需的蛋白质总量比未孕女性要多10克，因此每日需要摄入60克蛋白质。

2.每天至少需要400毫克叶酸，叶酸在孕早期可以预防胎儿神经管畸形，孕晚期可以预防准妈妈贫血。

3.每天需要30毫克的铁，是未怀孕女性所需的两倍。

4.每天需要1000毫克的钙。

5.每天至少要喝约2升的水。

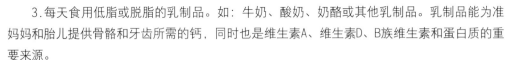

准妈妈的参考餐单

用餐时间	食物名称
早餐	地瓜粥1碗，鸡蛋1个，五香毛豆
加餐	牛奶1杯，面包1片
午餐	米饭1碗，丝瓜炒虾仁，糖醋小排骨
加餐	葡萄10粒，松子仁10个
晚餐	玉米煎饼，菊香芦笋牛肉，回锅洋芋

孕33周菜谱

海米菠菜粥

原料 大米300克，海米50克，菠菜、盐各适量。

制作步骤

① 将大米洗净，海米泡水，菠菜洗净焯烫后切段。
② 锅中加适量水煮沸，放入大米和海米一起熬煮成粥，待粥熟后再放入菠菜段略煮，最后加适量盐调味即可。

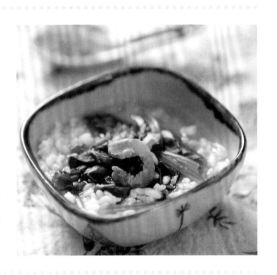

鱼肉馄饨

原料 鱼肉300克，干淀粉300克，猪肉馅儿350克，盐、绍酒、绿叶菜、葱花、鸡油各适量。

制作步骤

① 将鱼肉剁成膏，加盐拌匀，做成18个鱼丸；砧板上放干淀粉，把鱼丸放在干淀粉里滚动，用擀面杖做成直径7厘米的馄饨皮。
② 将猪肉馅儿做成18个馅儿心，用鱼肉馄饨皮卷好捏牢。
③ 旺火烧锅，放入清水烧沸，下馄饨用小火烧到馄饨浮上水面5分钟，即可捞出。
④ 在汤中加盐和绍酒，烧沸后放入绿叶菜，倒入盛有馄饨的碗中，撒葱花，淋鸡油即可食用。

同步胎教

欣赏《水上音乐》

《水上音乐》是著名的英籍德国作曲家亨德尔所作。它以优美的旋律、轻巧的节奏而流传于世。全部组曲演奏时间长达1小时，目前已很少演奏它的全部，现在常常被演奏的是《G大调第一圆号组曲》。准妈妈可以在疲劳时听听这首名曲，它可以消除疲劳。

音乐中碧波荡漾的泰晤士河呈现在眼前，朴实优美，又富有韵味。音乐虚实结合，意境幽远，明快的节奏和清晰的旋律线条，具有豪爽自信的气质，而中间部分则柔美抒情。在曲目的最后，又给人一种坦然自若，逍遥自在的感觉。这首巴洛克风格的乐曲特别适合准妈妈在疲劳时听，它能使准妈妈尽快消除疲乏，充分体验轻松柔美的音乐境界。

调节情绪

有的准妈妈到了这一周就开始紧张了，对分娩充满了期待也充满了担心。这时准妈妈要学会调节自己的情绪，如果觉得紧张可读一些笑话来调节情绪。

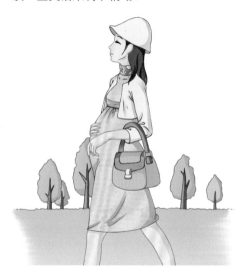

给宝宝准备衣服

现在是该给宝宝准备衣服的时候了，准妈妈可以一边准备一边想象自己的宝宝穿上后是什么样子，还可以让准爸爸一同前往去挑选。挑选时可以给胎儿介绍他出生后要用到的一些用品，如奶瓶等。在给胎儿挑衣服时也可以跟胎儿交流，给胎儿讲你给他选择的是什么颜色的衣服。

教胎儿认识"心"字

首先，制作一些卡片，把需要认识的字制成颜色鲜艳的卡片，卡片上的字要采用鲜艳的颜色。教胎儿认字时，准妈妈应全神贯注，两眼平视卡片上的文字，一边念，一边用手沿着字的轮廓反复描画，并告诉胎儿这个字的意思是什么。比如这个"心"字，准妈妈可以给胎儿讲，心本来是指人的一种器官——心脏。习惯上指思想的器官和思想情况、感情等。妈妈就是用"心"来爱你的。

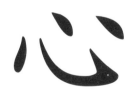

教胎儿认识"心"形

这周我们教胎儿认识心形，利用鲜艳的颜色在纸上画一个大大的心形，然后在脑中描绘心形是什么样的，如果家中有心形的抱枕或心形的糖果盒可以拿给宝宝看。准妈妈还可以给胎儿讲解一下心形代表爱。

专家问答

问：怀孕33周，血色素108克，需要补铁吗？

答：血色素100克以下才需要药物治疗。如果现在没有很明显的心慌、气短、头晕症状，只需要饮食补充就可以了。

问：孕晚期要多运动，请问每天什么时间是孕妇运动的最佳时间？

答：清晨运动最好，早上7点半到9点。每次运动15～30分钟，体质好的孕妇运动的时间可以长一点。

问：越到临近分娩的时候，越是感觉心里很乱，怎么办？

答：很多孕妇产前都会准备分娩用品、休产假、办理证件等，其实为这些事忙碌只会增加你的不良情绪。你可以做一些让自己感觉愉快的事情，比如看看小说、尝尝美食、散散步，这样有利于缓解你的紧张情绪。至于产前的忙碌可以交给家人。

问：我肚子越来越大了，还有两个月就要分娩了，请问这个时期还能过性生活吗？

答：孕晚期有早产或细菌感染的危险，所以夫妻同房时要特别小心。在怀孕35周之前，可以进行适度的性生活，但在怀孕35周以后，最好不要进行性生活。

问：总是感觉心里不踏实，吃点什么东西能缓解呢？

答：B族维生素是最好的减压剂，临床实验证明，B族维生素确实可以让人心情更放松。当准妈妈情绪紧张时，可适当补充含B族维生素的食物，如胚芽米、糙米、全麦面包、酵母、深色蔬菜、低脂牛奶、豆浆、鸡蛋、菠菜、番茄等。

问：我快要生了，但是丈夫总是不上心，我该怎么办？

答：与丈夫倾诉自己的感觉，以得到丈夫的体谅。这个时候作为丈夫要给予妻子充分的理解，主动承担家务，多陪伴妻子，让她安心顺利地度过难熬的孕晚期。

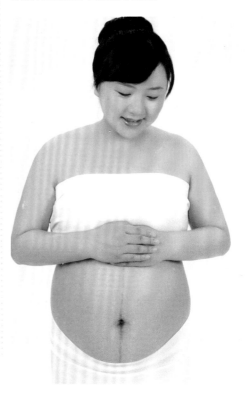

怀孕9个月
怀孕34周 （232～238天）

母婴变化

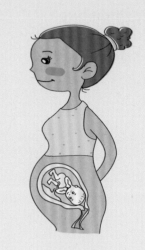

准妈妈的变化

怀孕34周 准妈妈会感受到胎儿下坠

每次产前检查都要测量血压和化验尿液。准妈妈可能注意到手上的戒指紧了，或者手脚肿胀，这是因为液体积留所致，但如果紧身的衣服限制了血液流动，情况会变得更糟。

胎儿的变化

怀孕34周 从头部到臀部长约32厘米，体重约2250克

胎儿的免疫系统正在发育以抵御轻微的感染。胎儿现在太大了，已经不能漂浮在羊水里了，他的运动较以前粗大而缓慢。

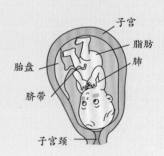

子宫
脂肪
肺
胎盘
脐带
子宫颈

生活指导

本周注意事项

生活计划	执行方案
调整心态	离分娩剩下将近一个月的时间了，这时应当尽量保持平和的心态，同时要保持充分的睡眠和休息
要戒除盲目备物的心理	准妈妈在临产前就应该为宝宝准备物品，但也不要盲目地备物
做好分娩的准备	必须时刻做好分娩的准备，正常的准妈妈一般不需提前入院，出现产前迹象时入院即可。有异常情况时，应立即入院
多吃含纤维多的蔬菜	随着腹部的膨大，消化功能继续减退，更加容易引起便秘。应多吃些薯类、海藻类及含纤维多的蔬菜

第七次产检

怀孕34周，建议准妈妈做一次详细的超声波检查，以评估胎儿当时的体重及发育状况（例如，罹患子痫前症的胎儿，看起来都会较为娇小），并预估胎儿至足月分娩时的体重。

一旦发现胎儿体重不足，准妈妈就应多补充一些营养素；若发现胎儿过重，准妈妈在饮食上就要稍加控制，以免日后需要剖宫产，或在分娩过程中出现难产情况。

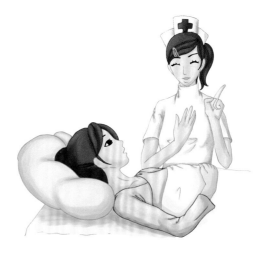

了解分娩过程

在这个即将分娩的时刻，每一位准妈妈都应该提前了解分娩过程的几个阶段，让准妈妈在分娩的不同阶段做好相应的配合工作。准妈妈只有在分娩前做好准备工作，才能最大限度地将自己的身体和心情调整到最佳状态。

分娩过程主要分为下面几个阶段	
第一阶段	本阶段是分娩过程中时间最长的阶段，需要14～16个小时。此阶段要等到子宫口直径扩大到约10厘米时，胎儿才能通过产道。所以第一阶段准妈妈会感觉到腹部发胀、发硬直到间断性腹痛。本阶段的前8小时中进展缓慢，宫缩是每隔5分钟持续30秒。宫口开大的速度就会明显加快，大约4小时后，宫口能完全开口。这时准妈妈应屏住呼吸，放松心情，医生会定时检查产妇的血压、检查宫缩情况，准妈妈应排出全部尿液，避免影响胎儿头部下降。当胎儿头部大部分进入骨盆处，准备降至骨盆中间时，准妈妈应尽力配合医生，时刻告知医生自己的身体情况
第二阶段	此阶段时间比较短，需要1～2个小时。此阶段宫缩每2～3分钟持续40～50秒，但宫缩疼痛减轻，此时准妈妈的宫口完全开口，胎儿的头部正逐渐挤到骨盆最下端，随之将进入产道。而准妈妈需屏住呼吸，平卧在产床上，两腿分开，两手握紧床边的扶手，听从助产士或者医生的指挥。但准妈妈注意不要大声喊叫，以免消耗过多的体力。当胎儿已露出身体的一部分时，要听从医生或者助产士的指示，此时不可屏气，要大口哈气，但不可用力过猛，以免引起会阴撕裂，使自己遭受更大的伤痛
第三阶段	这个阶段是从胎儿娩出到胎盘娩出为止，大概需要15分钟。由于婴儿出生后子宫会缩小，不久伴随着轻微的腹痛，准妈妈的胎盘从子宫壁剥离并娩出。随后子宫会迅速收缩，变得坚硬

饮食营养

营养重点

营养全面、合理搭配为饮食原则	
重点补充	适量补充
铁、钙	复合维生素、膳食纤维

营养需求

本周饮食原则为：食品多样化、量适当、质量高、易消化、低盐、低脂。这段时间的饮食卫生尤其重要，因为此期随时可能分娩，如果因饮食不当造成准妈妈出现其他疾病，都会影响分娩和产后妈妈及宝宝的健康。

吃什么、怎么吃

孕34周时，胎儿的体重增长很快，是胎儿生长发育较快的时期，各种营养的需求量也相应增大。这一时期，准妈妈需要补气、养血、滋阴，所以营养一定要跟得上。

如果营养不足，准妈妈往往会出现贫血、水肿、高血压等并发症。如水肿、高血压等症状发生，可以用食物加以改善，如吃些红豆粥、冬瓜汤、鲤鱼汤等少盐、利尿的食物。如血蛋白低，可多吃些蛋黄、猪肝、红豆、油酥、菠菜等含铁量高的食物。

饮食专家建议

最有效的防治孕期便秘的食物有：

1.玉米：玉米是粗粮中的保健佳品。其膳食纤维含量很高，能刺激胃肠蠕动，加速粪便排泄，对孕期便秘大有好处。

2.黄豆：黄豆的营养价值很高，又被称为"豆中之王""田中之肉"，它含有非常优质的蛋白质和丰富的膳食纤维，有利于胎儿的发育，并促进准妈妈的新陈代谢。同时，丰富的膳食纤维能通肠利便，有效改善便秘。

3.草莓：草莓营养丰富，含有多种人体必需的维生素、矿物质、蛋白质、有机酸、果胶等营养物质，其中的胡萝卜素有明目养肝的功效。最主要的是其所含果胶和膳食纤维可以助消化、通大便，对胃肠不适有滋补调理作用。

4.地瓜：地瓜富含利于胎儿发育的多种营养成分，同时其所含的食物纤维能有效刺激消化液分泌和胃肠蠕动，促进排便。

5.酸奶：酸奶营养丰富，它含有新鲜牛奶的全部营养，其中的乳酸、醋酸等有机酸，能刺激胃液分泌，抑制有害菌生长，帮助清理肠道。

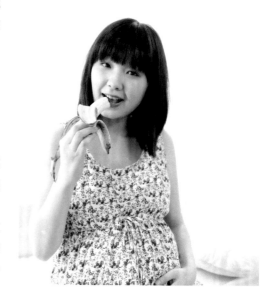

准妈妈的参考餐单

用餐时间	食物名称
早餐	手擀面1碗，拌黄瓜，莴笋炒木耳
加餐	牛奶1杯，苹果1个
午餐	米饭1碗，酱焖带鱼，蚝油杏鲍菇
加餐	茄梨1个，草莓5个
晚餐	黑米发糕，番茄鸡翅，韭菜炒鱿鱼

孕34周菜谱

冬瓜鲤鱼汤

原料　冬瓜200克，鲤鱼1尾，生姜、绍酒、枸杞、植物油、盐、胡椒粉各适量。

制作步骤

① 将冬瓜去皮、去子切成丝；鲤鱼处理干净；生姜切丝。

② 锅内下油烧热，投入鲤鱼，用小火煮透，下入姜丝，倒入绍酒，注入清汤，煮至汤质发白。

③ 加入冬瓜丝、枸杞，调入盐、胡椒粉，续煮7分钟即可食用。

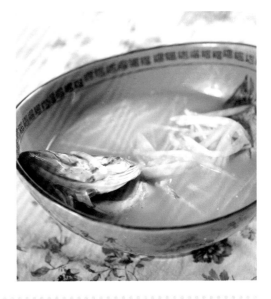

海苔牛肉

原料　牛肉400克，芝麻、麻油、盐、鸡精、海苔各适量。

制作步骤

① 牛肉洗净，整块放入锅内加水小火烧至酥，捞起冷却切片。

② 将牛肉片放入容器内，加芝麻、麻油、盐、鸡精调味，拌匀后装盘。

③ 在牛肉片上撒上撕碎的海苔即可。

219

同步胎教

给宝宝取正式名

现在应该给宝宝取大名了，准妈妈应该跟准爸爸一起商量给宝宝取一个大名。给宝宝取名字没有什么具体的规则，但一定要用方言和普通话都反复念一下，只要朗朗上口就行了。取好以后就跟宝宝讲讲你们为什么要给他取这么一个名字，寄托了怎样的美好愿望。

翻看前面写的孕期日记

准妈妈还在坚持写孕期日记吗？一定要坚持写。准妈妈不妨多多翻看前面写的孕期日记，回味其中的甜蜜，比如第一次感觉到胎动是什么时候，当时你的心情如何等。

欣赏《有香有色》

《有香有色》是齐白石老人中后期的佳作，其所绘的山石、花卉、草虫相互映衬，生动有趣，真正体现了齐派风格。在浓墨的山石映衬下，色彩鲜明的花草分外显眼，底部的蚱蜢活灵活现。充分显示了白石老人对民间艺术的成功借鉴。童心未泯的白石老人，怀着对生活的美好向往，将大自然生命的跃动与情趣展现得淋漓尽致。无论就布局章法，还是笔墨气韵而言，都堪称佳作。

为什么齐白石笔下的蚱蜢如此生动呢？据说齐白石小时候，家里很穷。他八岁就给人家放牛、砍柴，他经常用木棍在地上画画。后来，他当了木匠，白天干活，晚上在昏暗的油灯下学画。齐白石家里种着许多花草，招来许多小昆虫，水缸里还养着鱼和虾，他每天仔细地观察它们。他要画蚱蜢，就跟在一只蚱蜢后面满院子跑，一直到看清蚱蜢跳跃时双腿的动作为止。别人劝他把蚱蜢拴住再看，他说拴上绳子蚱蜢不舒服，动作不自然，那就画不准了。勤于观察和刻苦练习使得齐白石获得了很大成功，他的画深受各国人民的喜爱。

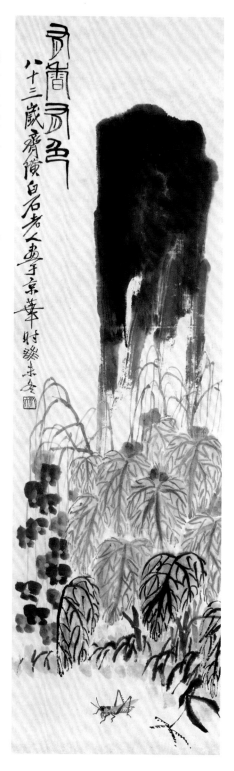

专家问答

Q 怀孕34周吃补血药好不好，对胎儿有影响吗？

A 怀孕34周吃补血药是可以的，补血就是补充微量元素，对胎儿很有好处。至于吃哪种补血药，最好听听医生的意见。

Q 怀孕34周，医生说胎儿偏小，能不能打氨基酸补充营养？

A 胎儿偏小，可以吃些氨基酸片。注意定期检查，如情况未见改善，则应住院养胎。

Q 怀孕34周，肚子一阵一阵发硬，是宫缩吗？

A 是假宫缩，一般发生在孕晚期，此时的宫缩是没有规律的，只有当宫缩在10～15分钟发生一次的时候，才是真正的临产。

Q 请问怀孕34周时胎动的次数一般是多少啊？

A 在正常的情况下，胎动每天约30～40次。不过，在24小时内，胎动的次数并非是固定不变的。一般来讲，每天上午，在8～12点时胎动较均匀，以后逐渐减少；下午2～3点时，胎动最少；到了晚上8～11点时，胎动次数最多。

Q 怀孕34周了，最近这段时间老是梦到自己分娩，不知道是什么原因？

A 建议放松精神，做好围产期检查，如无异常情况，应安心等待预产期的到来。

Q 怀孕34周了，医生说我腹形大，可能与原先太瘦了有关系，我想知道对胎儿有影响吗？

A 想知道对胎儿是否有影响，不能只从表面上看腹部大小，身材瘦小或者子宫前位的人腹部都会很明显，建议去医院做进一步检查。

Q 怀孕34周，小腹酸胀，阴道有少量流血，怎么办？

A 怀孕34周感到小腹酸胀，阴道有少量流血，考虑有先兆早产的可能。如果阴道出血量少，建议严密观察，适当休息，减少活动，放松心情，感觉不适要及时到医院就诊。

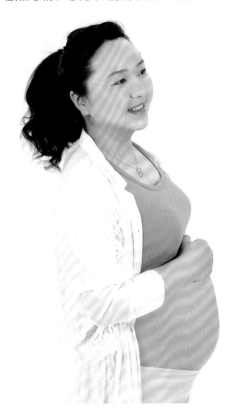

怀孕9个月
怀孕35周 （239～245天）

母婴变化

准妈妈的变化

怀孕35周　子宫底高度增加到约35厘米，体重会增加11～13千克

孕激素、松弛素分泌及胎儿的体重作用会引起骨盆连接部扩张，为分娩做准备。准妈妈可能会出现骨盆连接部位不舒服的现象。

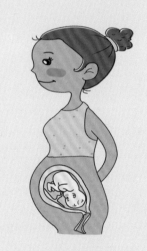

胎儿的变化

怀孕35周　胎儿从头部到臀部长约33厘米，体重约2500克

这时出生的胎儿，99%能存活下来。中枢神经系统正在发育成熟，消化系统基本发育完毕，肺通常也完全发育成熟，如果胎儿在这个时间早产的话，很少会发生呼吸问题。

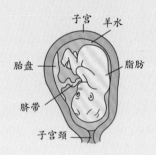

生活指导

本周注意事项

生活计划	执行方案
消除产前的紧张情绪	如果准妈妈对分娩感到紧张，可以听听柔和的音乐，看看书或杂志，或者为小婴儿准备些物品
预防后期异常	坚持计数胎动，胎动每12小时在30次左右为正常，如果胎动过少（少于20次预示可能缺氧，少于10次有生命危险），则应及时上医院就诊
预防便秘	多吃富含粗纤维的食物，如芹菜、苹果、桃子、燕麦、玉米、糙米、全麦面包，并摄取足够的水分，养成每天固定时间排便的习惯

分娩呼吸法

1.胸部呼吸法

应用时间：第一产程开始阶段（子宫口开2~3厘米）

练习方法：盘腿坐好，由鼻孔深吸一口气，将气吸到胸部，再用嘴巴吐气。呼吸速度要保持平稳，吸入量与呼出量保持相等。随着子宫的收缩就开始吸二、三、四，吐二、三、四……反复进行，直到阵痛停止。

2.浅而慢的加速呼吸

应用时间：第一产程中间阶段（子宫口开4~7厘米）

练习方法：眼睛注意某一点，身体完全放松。由鼻孔吸气，口吐气，吸入及吐出气量相等。随子宫的收缩增强而加速呼吸，随子宫的收缩减慢而减缓呼吸，阵痛停止时恢复正常呼吸。

3.浅式呼吸法

应用时间：第一产程末尾阶段（子宫口开8~10厘米）

练习方法：微张开嘴呼吸，连续做4~6次快速短促吸气，再大力吐气，就像发出"嘻嘻嘻"的声音一样，子宫收缩时开始"嘻嘻嘻嘻吐……"。这一过程刚开始练习时持续45秒，之后慢慢加长到一次90秒。

4.吹蜡烛式呼吸法

应用时间：第一产程最后阶段（子宫口开8~10厘米）

练习方法：第一产程的最后，虽然准妈妈会有想用力的感觉，但是这时医生是不许用力的。此时，在阵痛开始时，准妈妈先深吸一口气，接着短而有力地吐气，可以先浅吐4次，接着吐出所有的气，像吹蜡烛一样。

5.用力推式呼吸法

应用时间：第二产程（子宫口即将开到宝宝头部）

练习方法：子宫口即将开到宝宝头部时，助产士要求准妈妈用力。在妊娠36周的时候，每晚临睡前可以练习3~5次。仰卧，双腿横向打开，吸气，憋住气向下腹部用力；一边换气一边想象把胎儿顶出来。

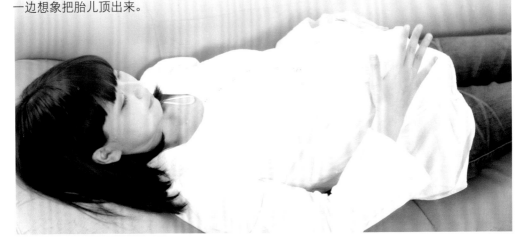

饮食营养

营养重点

营养全面、合理搭配为饮食原则	
重点补充	适量补充
蛋白质	复合维生素、铁

营养需求

准妈妈的饮食中要包含多种不同的植物性蛋白质，可以使氨基酸的组成更趋于完全。例如，谷类与豆类加以调配，像胚芽米配黄豆煮成饭；豆类与核果类或种子类一起食用，也可以互相弥补各自的不足。

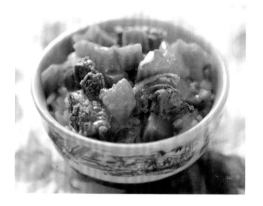

吃什么、怎么吃

日常饮食中有很多食物看似平常，其实对准妈妈具有非常好的保健作用。

1.蜂蜜——促进睡眠并预防便秘。

在天然食品中，大脑神经元所需要的能量在蜂蜜中含量最高，睡前饮上一杯蜂蜜水，可改善睡眠质量。

2.鱼类——避免胎儿脑发育不良。

鱼体中含有的DHA在胎儿的脑细胞膜形成中起着重要作用。准妈妈一周内至少吃1～2次鱼，以吸收足够的DHA，满足胎儿的脑发育需求，而且有助于降低早产的可能性。

3.黄豆芽——促进胎儿组织器官建造。

黄豆芽中富含胎儿所必需的蛋白质，还可在准妈妈体内进行储备，以供应分娩时的消耗及产后泌乳，同时可预防产后出血、便秘，提高母乳质量。

4.鸡蛋——促进胎儿的大脑发育。

鸡蛋营养成分全面而均衡，尤其是蛋黄中的胆碱被称为"记忆素"，对胎儿的大脑发育非常有益。所以，鸡蛋也是准妈妈的理想食物。每天3～4个为宜，不可多吃。

5.冬瓜和西瓜——帮助消除下肢水肿。

冬瓜性寒味甘，水分丰富，可以止渴利尿。西瓜具有清热解毒、利尿消肿的作用，准妈妈经常食用能帮助消除下肢水肿。

6.南瓜——防治妊娠水肿和妊娠高血压综合征。

准妈妈食用南瓜，不仅能促进胎儿的脑细胞发育，增强其活力，还可防治妊娠水肿和妊娠高血压综合征等并发症。

7.葵花子——降低流产的危险性。

葵花子里富含维生素E，而维生素E能够促进脑垂体前叶促性腺分泌细胞功能，增加卵巢机能，增强黄体酮的作用。

饮食专家建议

准妈妈每天可以安排5～6餐，要注意营养均衡。如果上一餐你只吃了主食和牛奶，下一餐就要吃些肉类、蔬菜和水果。

准妈妈的参考餐单

用餐时间	食物名称
早餐	牛奶1杯，鸡蛋1个，土豆酱饭包，醋拌芹菜
加餐	橙子1个，樱桃10个
午餐	椒盐馒头片，葱爆羊肉，香椿炒鸡蛋
加餐	苹果1个，饼干2块
晚餐	糖三角2个，香酥炸肉，西蓝花鲜贝

孕35周菜谱

牛肉粥

原料　大米100克，牛肉50克，葱段、姜块、盐各适量。

制作步骤

① 洗净牛肉，剁成肉末，待用。

② 将大米淘洗干净。

③ 将锅置火上，倒入开水烧沸，放入葱段、姜块、牛肉末，煮沸后捞出葱段、姜块，撇去浮沫，倒入大米，煮成粥，用盐调味即成。

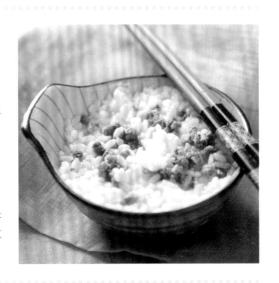

五豆红枣豆浆

原料　黄豆20克，黑豆9克，青豆9克，豌豆9克，花生米9克，红枣13克，清水适量。

制作步骤

① 将黄豆、黑豆、青豆、豌豆、花生米一起浸泡6~16个小时，备用。

② 将红枣洗净去核。

③ 将红枣和浸泡好的五豆装入豆浆机中，按规定的比例加入清水，接通电源十几分钟，五豆红枣豆浆就做好了。

同步胎教

给胎儿介绍家庭成员

宝宝就要出生了，准妈妈可以利用照片给胎儿介绍家庭里的成员，以便胎儿更早地熟悉他们。

准妈妈可以指着照片上的人一个一个地给宝宝讲："这是爷爷，爷爷就是爸爸的爸爸……"准妈妈可以反复地给胎儿介绍，还可以给胎儿讲讲这些家庭成员是如何期待他的到来，如何地喜爱他。

教胎儿简单的算术题

准妈妈可以教胎儿做几道简单的算术题来进行数学胎教，如1+1=2之类的。准妈妈可以借助实物来加深胎儿的印象，比如准妈妈可以找两个苹果，在说1时就拿一个出来，然后再拿一个出来放在第一个的旁边，告诉胎儿1个苹果加1个苹果就等于2个苹果。

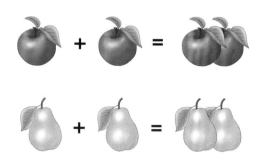

给胎儿讲一则哲理故事

有个渔人有着一流的捕鱼技术，被人们称为"渔王"。"渔王"年老时却非常苦恼，因为他的三个儿子的渔技都很平庸。

于是常向人诉说："我捕鱼的技术这么好，我的儿子们为什么这么差？我教授他们捕鱼技术，从最基本的东西教起，告诉他们怎样织网最容易捕捉到鱼，怎样划船最不会惊动鱼。我长年辛苦总结出来的经验，都毫无保留地传授给了他们。"

一位路人听了他的诉说后问："你一直手把手地教他们吗？"

"是的，为了让他们得到一流的捕鱼技术，为了让他们少走弯路，我一直让他们跟着我学。"路人说："这样说来，你的错误就很明显了。你只传授给了他们技术，却没传授给他们教训。"

教胎儿认识"人"字

准妈妈两眼平视卡片上的文字，一边念，一边用手沿着字的轮廓反复描画，并告诉胎儿"人"字的意思。

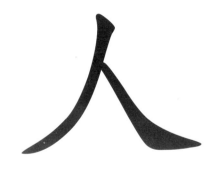

教胎儿认识桃花

唐代诗人白居易在《大林寺桃花》中写道："人间四月芳菲尽，山寺桃花始盛开。长恨春归无觅处，不知转入此中来。"

桃花是中国传统的园林花木，其树态优美，枝干扶疏，花朵丰腴，色彩艳丽，为早春重要观花树种。桃的果实是著名的水果；桃核可以榨油；其枝、叶、果、根俱能入药；桃木细密坚硬，可供雕刻用。

诗中同时道出了山地气候与平原气候的差异，山地垂直气候与诗歌形象地反映了气温随海拔高度增加而递减，山中花期比平原要延迟20～30天。

专家问答

问：怀孕35周可以分娩吗？

答： 怀孕满28周不满37周，称早产；怀孕满37周不满42周为足月产。

问：怀孕35周阴道有血流出，走路时经常宫缩伴下坠感，是要分娩了吗？

答： 这种情况是阴道见红了，预示不久将要临产，称为临产先兆。如是出血量超过平时的月经量，称为妊娠晚期出血，见于前置胎盘、胎盘早剥，要立即赶往医院处理。

问：怀孕35周，阴道有血性分泌物是怎么回事？

答： 你的情况可能是早产，血性分泌物也可能与感染有关。建议到医院进行全面检查，密切观察胎儿的胎心和胎动。

问：怀孕35周了，明显感觉胎动减弱，正常吗？

答： 孕晚期应该注意的是胎动次数，而不是胎动的强弱。因为在孕晚期，胎儿的增大使得子宫没有多余的位置让其活动，因此，胎动减弱是正常现象。正常情况下一天之中早、中、晚三次胎动的平均值为5～10次，少于5次视为不正常。

问：怀孕35周了，怎么知道胎儿入没入盆？

答： 要做B超才能确定。如果你感觉腰酸或者有下坠感，好像要排大小便的感觉那就是入盆了。

问：怀孕35周了，白带黄黄的，有点发绿，还带有臭味是怎么回事？

答： 白带发黄、带绿色、有臭味，考虑是阴道炎，建议到医院做个白带常规检查，确诊后给予相应的治疗。

问：怀孕35周，如果孕妇不感觉到饿，胎儿就不会缺少营养，这种说法对吗？

答： 不一定。经常吃些没有营养的食物也不会感觉到饿。

问：怀孕35周了，请问吃桃和荔枝好吗？

答： 桃是可以的。荔枝尽量少吃，吃多了会上火。

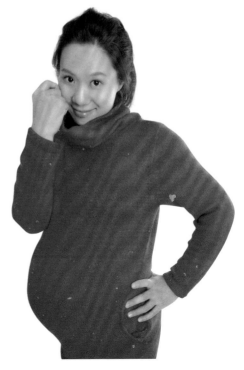

怀孕9个月
怀孕36周 （246～252天）

母婴变化

准妈妈的变化

怀孕36周　体重增加量达到最大，感觉胎动明显减少

从现在直到分娩为止，最好每周做一次产前检查。这些检查包括B型链球菌抗体检测。发现睡觉时做梦增多，而且梦境都非常生动。

胎儿的变化

怀孕36周　胎儿从头部到臀部长约33厘米，体重约2750克

子宫的空间越来越小，现在准妈妈肯定注意到了胎儿的运动发生了变化。因为受到限制，他四处扭动的次数减少，但运动通常更有力、更明显。

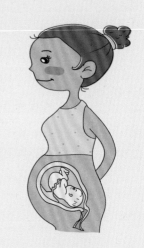

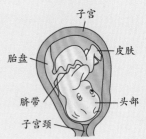

子宫
皮肤
胎盘
脐带
头部
子宫颈

生活指导

本周注意事项

生活计划	执行方案
注意休息	保持充分的休息，同时保持规律的生活节奏，这在孕晚期非常重要。做家务时，如果觉得疲劳，就应该马上休息
每天要有一定的运动	准妈妈不要整天躺着静养或者坐着不动，每天除了适当的休息以外，还必须有一定的运动时间
了解临产征兆	了解什么是宫缩、见红、破水，该如何处理等知识，因为现在准妈妈随时可能临产

第八次产检

从36周开始，准妈妈越来越接近分娩日期，此时所做的产检，以每周检查1次为原则，并持续监测胎儿的情况。此阶段的准妈妈，可开始准备一些分娩用的物品，以免分娩当天太过匆忙，手忙脚乱。由于此时期已临近分娩，为了避免早产的发生，准妈妈应减少或避免性生活。

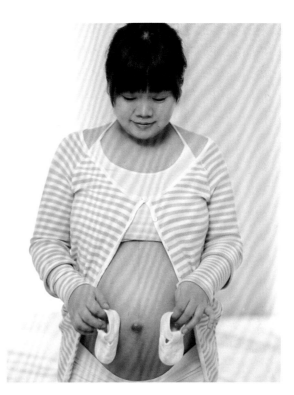

准妈妈应知道的"临产信号"

本周准妈妈和准爸爸要时刻注意临产前的信号，准妈妈要留心观察自己身体上的感觉，如果出现下面几个临产信号，就意味着宝宝要出生了。

需注意的临产信号	
子宫底部下坠	准妈妈若出现子宫下部下坠严重，而且饥饿感增加，对食物特别感兴趣，胃部的受挤压感明显缓解，这是由于胎儿已经向子宫下端移动，正在为出生做好准备
腹部规律性阵痛	这种信号是临盆前重要的标志。准妈妈会感觉到有规律的阵痛和子宫收缩，这种宫缩大约每6分钟1次，每次持续30秒以上，若准妈妈发现自己的宫缩并不是规律性的，且持续时间并不长，这便不是真正分娩前的征兆
尿频	准妈妈如果发现尿频严重，这可能是胎儿即将诞生的信号之一，因为胎儿逐渐地向子宫下端移动，所以子宫下部会受到胎儿体重的压迫，使得准妈妈常常感到腰酸背痛，并伴随尿频的现象
见红	准妈妈的阴道突然分泌血性分泌物，此现象被称为"见红"。此现象通常发生在分娩前24～38小时，它是由宫颈内口附近的胎膜与子宫壁分开使毛细血管破裂以至出血的过程，如发现出血量增大，这可能是难产的前兆，应及时去医院检查
破水	破水是羊膜破裂后从阴道中流出的现象。正常情况下，阴道是在子宫口开大的时候才会有破水情况发生。一旦发生破水，准妈妈应尽量减少活动，迅速赶往医院进行分娩

饮食营养

营养重点

营养全面、合理搭配为饮食原则	
重点补充	**适量补充**
复合维生素	铁、钙

营养需求

孕36周，须确保维生素、铁、钙摄取充足。在水溶性维生素中，以硫胺素最为重要。此时如果硫胺素不足，易引起呕吐、倦怠、体乏，还可影响分娩时子宫收缩，使产程延长，造成分娩困难。另外，胎儿肝脏以每天5毫克的速度储存铁，直到存储量达300~400毫克。此时铁摄入不足，可影响胎儿体内铁的存储，准妈妈产后也易患缺铁性贫血。妊娠全过程都需要补充钙，但胎儿体内的钙一半以上是在怀孕最后2个月储存的。如9个孕月里钙的摄入量不足，胎儿就要动用母体骨骼中的钙，致使准妈妈发生软骨病。

此外在孕36周，请继续控制盐的摄取量，以减轻水肿症状。

吃什么、怎么吃

孕36周每日膳食构成。

1. 米、面等主食350~450克。
2. 鸡蛋1~2个。
3. 禽、畜、鱼肉200克。
4. 动物肝脏50克。
5. 豆类及其制品50~100克。
6. 新鲜蔬菜500~750克。
7. 时令水果100克。
8. 乳类250~500克。
9. 植物油30克。

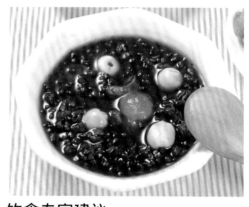

饮食专家建议

孕晚期膳食要科学调配，合理烹饪。

我们平时的食品可分为四类：谷物类、动物类、蔬果类、乳及乳制品类。这些食物可提供人体所需的各种营养素。准妈妈每日要均衡摄取上述四大类食物，不可挑食偏食，除了对饮食进行合理的调配以外，掌握正确的烹饪方法也很重要。

1. 淘米时，搓洗要轻，减少用水量和淘米次数。

2. 做面食的时候尽量用蒸、烙的方法，少用炸。

3. 蔬菜越新鲜越好，清洗前可用清水先浸泡1~2小时，先洗后切，切完立即下锅，急火快炒。

4. 蛋类要煮熟后再吃。

5. 炖排骨汤或鱼汤时，可加少量醋，这会使汤中所含的钙更易被人体吸收。

准妈妈的参考餐单

用餐时间	食物名称
早餐	虾肉芦笋小馄饨，番茄烧豆腐
加餐	牛奶1杯，橘子1个
午餐	米饭1碗，红咖喱鲜虾豆腐，宫保鸡丁
加餐	苹果1个，香蕉1个
晚餐	黄瓜丝鸡蛋饼，葱烧海参，五香时蔬煲

孕36周菜谱

鲫鱼炖蛋

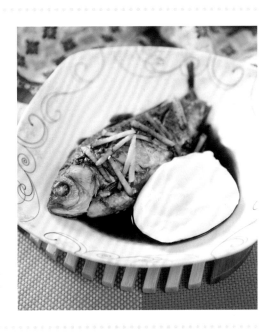

原料　鲫鱼1尾，鸡蛋1个，精盐1小匙，植物油3小匙，姜丝5克。

制作步骤

1. 将鲫鱼去鳞、鳃、内脏，用清水洗干净，在鱼身两侧片几道斜刀花。
2. 煲置火上，放入适量清水，大火烧开，下鲫鱼及精盐适量，烧1分钟左右，连汤盛入碗内，待用。
3. 鸡蛋磕入碗内，加清水、精盐搅打均匀，上笼蒸至凝固取出，随即将鲫鱼放上，浇入煮鱼原汤，撒上姜丝，淋上植物油，再放蒸笼里，上火蒸5~10分钟，即可食用。

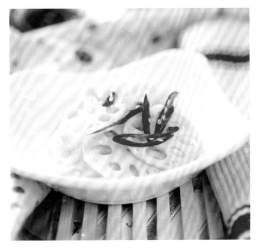

红椒拌藕片

原料　莲藕1根，红椒2个，白糖、芝麻油、姜、香醋及盐各适量。

制作步骤

1. 将莲藕切成薄片；红椒去子、去蒂、切丝；姜切丝。
2. 将莲藕片、红椒清洗干净，直接装入一个器皿中，放盐并加凉开水将其泡软，取出后装盘。
3. 把白糖、香醋及姜丝一起撒在藕片和红椒丝上，略腌一会儿，淋上芝麻油即成。

同步胎教

想象胎儿的模样

意念从某种意义上来说就是想象力，想象力每个人都有，准妈妈可以运用这种力量，将美好的愿望、祝愿传递给胎儿。准妈妈可以反复在心中勾勒出胎儿的形象。细细地想，什么样的眼睛、什么样的鼻子、什么样的嘴巴。

教胎儿关于太阳的知识

太阳是距离地球最近的恒星，是太阳系的中心天体。太阳系质量的99.87%都集中在太阳。太阳系中的八大行星、小行星、流星、彗星、外海王星天体以及星际尘埃等，都围绕着太阳运行（公转）。太阳给地球光和热，给了地球四季，给了地球生命，没有太阳的光照，就没有地球上众多的生命，动物、植物都依靠着太阳生活。

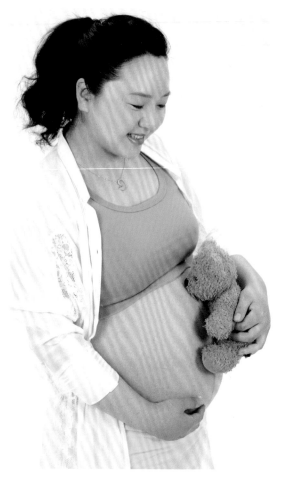

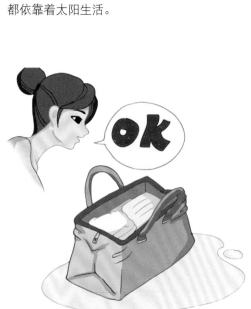

准备待产包

准妈妈最迟在这一周就应该将待产包准备好，做好随时去医院分娩的准备。待产包需要准备些什么东西呢？可以多问问分娩过的妈妈或已选好的分娩医院的医生，然后列出清单，以便整理。很多医院会提供部分母婴用品，所以最好事先向分娩医院了解一下，以免准备过多。不要担心自己准备的东西不够，其实，就算到时候缺一两样让家人临时准备也来得及。最好向刚刚分娩的新妈妈请教，如果是同一家医院分娩的更好，不要完全依照婆婆、妈妈的意见准备，时代不同差别也很大。

专家问答

问： 怀孕36周，胎儿的头围应该是多少？

答： 怀孕36周，胎儿头围的正常值应在32.5厘米左右。

问： 怀孕36周了，还没有分泌初乳怎么办？

答： 每个人都存在个体差异。有些人在肚子隆起时就开始分泌初乳了，但有些人要到宝宝出生后1～2天才开始分泌。

问： 怀孕36周了，还需要额外补充营养吗？

答： 孕妇奶粉可以不喝了，钙片还要继续吃。最主要的还是从食物中摄取足够的营养。

问： 怀孕36周，胎儿头朝上，脐带绕颈1周，对宝宝有危险吗？

答： 脐带绕颈1周是很正常的，注意监测胎动，胎动比平常少或者太频繁都要马上去医院，以防胎儿缺氧。胎儿头朝上属于胎位异常，如果胎儿在分娩前不能转为头位，则需要实施剖宫产手术进行分娩。

问： 怀孕36周羊水过多怎么办？

答： 羊水过多的处理取决于胎儿有无畸形、孕周及孕妇自觉症状严重程度。如果仅仅是羊水过多，而其他项目检查都正常，就不用太担心。

问： 怀孕36周了，才知道患有巨细胞贫血症，这样对胎儿有危害吗？

答： 症状严重的话可能会使胎儿的发育受到影响，这要看你的贫血程度。建议到医院做进一步检查。

问： 怀孕36周了，孕期没怎么喝牛奶，对胎儿会有什么影响呢？

答： 如果日常的饮食营养跟得上，能够满足孕妇和胎儿的需要，不出现贫血、抽筋、胎儿发育迟缓及胎动不良等情况，即说明没有影响。

问： 羊水少需要入院吗？

答： 你要格外注意了，不要在这个时期大意。羊水少会引起很多意想不到的意外和危害，建议入院观察。

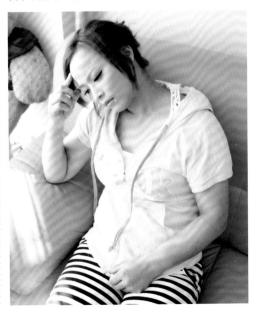

怀孕10个月
怀孕37周（253～259天）

母婴变化

准妈妈的变化

怀孕37周 经常感到子宫收缩，子宫口变软

随着预产期的临近，准妈妈下腹部经常出现收缩或疼痛，甚至会产生阵痛的错觉。疼痛不规则时，这种疼痛并非阵痛，而是身体为适应分娩时的阵痛而出现的正常现象。

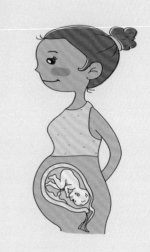

胎儿的变化

怀孕37周 胎儿从头部到臀部长约34厘米，体重约2950克

现在胎儿足月了，也就是说，他随时可以出生。如三维超声扫描所示，胎儿看起来像个新生儿。如果胎儿是臀先露，医生现在可能会使用体外胎位倒转术。

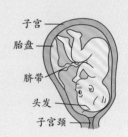

子宫 —
胎盘 —
脐带 —
头发 —
子宫颈 —

生活指导

本周注意事项

生活计划	执行方案
随时做好入院准备	密切关注自己身体的变化，是否有临产征兆，同时熟悉产程，了解每一个阶段的身体变化，做到心中有数
控制体重	按自身体质合理搭配营养，防止过食，避免胎儿体重过重
避免独自外出	接近分娩时，应避免独自外出。如果不得不一个人外出时，应该把行踪告诉家人

第九次产检

第九次产检，内容同第八次基本相同。280天的孕期就要结束了，准妈妈这个时期要特别注意"见红"等临产征兆，还要密切关注胎动。由于胎动越来越频繁，准妈妈宜随时注意胎儿及自身的情况，以免胎儿提前出生。

怎样应对急产

"急产"并不是所有的准妈妈都会遇到的，如果遇到这种情况时，我们应怎样处理呢？我们可以提前了解关于急产的相关知识，这有利于保证母婴的生命安全。正常情况，分娩时经过三个过程，此过程需要大约十几个小时。若准妈妈分娩过快，初产时间还不足三个小时，这种情况就被称为"急产"。

"急产"通常是因为子宫收缩过强、过频，以及胎儿较小、骨盆过宽或者骨盆底部过松引起的。急产对产妇和胎儿都有极大的伤害。

急产的危害	
一方面	在分娩过程中，倘若子宫收缩比较快，新生儿就会突然降临，这种情况下容易导致准妈妈的会阴撕裂，甚至发生子宫或者阴道裂伤，此外，准妈妈还有可能一时出血不止或者产期感染
另一方面	由于时间急促，子宫的收缩就会变得比较强烈，且过于频繁，使胎儿不能忍受子宫内壁的挤压而缺氧。更为严重的是，胎儿在产道中吸入黏液和羊水而窒息，遇到这种情况，如果不能及时抢救，就会危及生命。如果发生急产，而身边又无接生人员，这可能会使胎儿发生外伤或者骨折。所以当准妈妈发生急产时应沉着冷静，机智地做好接生工作，以保证胎儿的生命安全

如果发生急产，首先应考虑避风保暖。准妈妈可以将塑料布或者干净卫生的衣服垫在臀下，然后将双腿屈曲并向外侧分开，清洗外阴，再将干净的毛巾折叠好托住阴部以帮助胎儿头部娩出。切勿用不卫生的器具，否则将可能造成产妇感染。

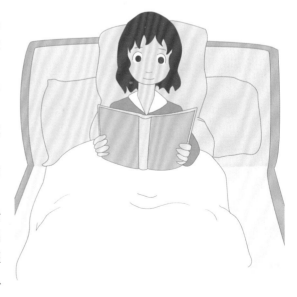

胎儿出生后，应用消过毒的工具剪断脐带，若没有工具，可以用绳扎住，稍后将孕妇和婴儿一同送往医院。待胎盘娩出后检查是否出现会阴撕裂或者出血不止，如有异常情况应及时送往医院。同时要特别注意保暖以及防风，以防患上破伤风。

饮食营养

营养重点

营养全面、合理搭配为饮食原则	
重点补充	**适量补充**
铁、维生素D、钙	锌

营养需求

孕37周，必须稍加限制碳水化合物的摄取，以免胎儿过大。现在，你要吃一些有补益作用的膳食，这样可以更好地蓄积能量，迎接宝宝的到来。还可以吃一些淡水鱼，有促进乳汁分泌的作用，为宝宝储备营养充足的初乳。

吃什么、怎么吃

想顺产的准妈妈，总的饮食原则就是合理营养，控制体重。准妈妈很重视饮食营养，如果暴饮暴食，不注意控制体重，营养补充过多、脂肪摄入过多就会造成腹中胎儿发育过大，分娩时就不容易顺利通过产道。

如果胎儿体重超过4千克，就被医学上称为巨大儿，准妈妈的难产率就会大大增加。如果在分娩前的检查中医生预测胎儿体重超过4千克，一般就会建议准妈妈以剖宫产方式分娩。

为了控制新生儿的体重，在妊娠期间，准妈妈应多吃新鲜蔬菜和含蛋白质丰富的食物，少吃含碳水化合物、脂肪量高的食品，如甜品、油炸食品、甜饮料、水果等。最理想的怀孕体重在孕早期（1～3个月）增加2千克，孕中期（3～6个月）或孕晚期（7～9个月）各增加5千克，前后共12千克左右为宜。如果整个孕期增加20千克以上，就有可能使胎儿过大。

饮食专家建议

补锌有助于顺产。准妈妈每天摄取的锌越多，其顺产的机会越大，反之，准妈妈剖宫产或借助产钳的机会就会增加。

对于大多数准妈妈来说，通过食物补充锌是最有效也是最安全的。因此，准妈妈在日常饮食中一定要注意补充锌元素。

准妈妈可以经常吃些动物肝脏、肉、蛋、鱼以及粗粮、干豆，这些都是含锌比较丰富的食物。另外，像核桃、瓜子、花生都是含锌较多的小零食，每天最好都吃些，这样能起到较好的补锌作用。

还有一种水果是锌非常好的来源。那就是苹果，它不仅富含锌等微量元素，还富含脂质、碳水化合物、多种维生素等营养成分，尤其是细纤维含量高，有助于胎儿大脑皮层边缘部海马区的发育，同时也对胎儿后天的记忆力有帮助。准妈妈每天吃1～2个苹果，就可以满足当日锌的需要量。

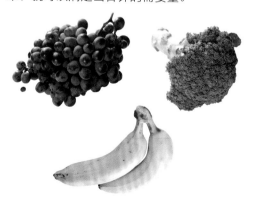

准妈妈的参考餐单

用餐时间	食物名称
早餐	肉酱意大利面，胡萝卜炒鸡蛋，椒盐小土豆
加餐	牛奶1杯，栗子5个
午餐	米饭1碗，清蒸桂鱼，青椒土豆片
加餐	苹果1个，桃子1个
晚餐	鸡蛋酱拌面条，凉拌蕨菜，火爆猪肝

孕37周菜谱

清汤慈笋

原料 鲜慈笋400克，桑叶、盐、胡椒粉、料酒各适量。

制作步骤

1. 鲜慈笋切下老根，剥去壳，削去内皮，切成极薄的片；桑叶洗净。
2. 将鲜慈笋片倒入锅内，加入桑叶、清水煮一会儿，捞在凉水内，拣出桑叶。
3. 烧开清汤，加入盐、胡椒粉、料酒调好味，下入笋片，烧开撇去浮沫即可。

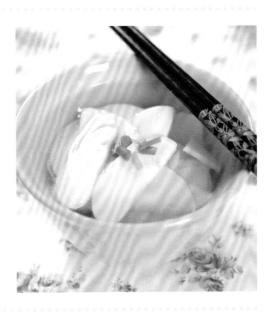

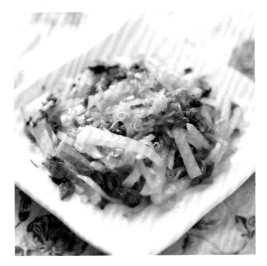

虾皮烩萝卜

原料 白萝卜400克，水发粉丝100克，鸡汤、植物油、盐、香菜末各适量。

制作步骤

1. 将白萝卜洗净，切成丝；水发粉丝切成段。
2. 锅中放油烧热，放入虾皮煎炒至虾皮油亮、发出香味时放入白萝卜丝翻炒，再加入鸡汤和粉丝段，汤汁烧开后加盐，撒上香菜末即可出锅。

同步胎教

给胎儿讲述你期待的心情

准妈妈和准爸爸应该给胎儿讲述你们期待他到来的心情。你们都为他准备了些什么，你们是如何地爱他。

宝贝，我期待着你的到来，虽然你还很骄傲地躲在我肚子里。你知道吗？你是这世上最美的天使送给我的礼物，世上的一切珍奇都没法和你相比。你的眉毛是天上的一弯新月，你的眼睛是最闪亮的星星。

虽然我们还未曾谋面，但你却一直都在我心里最温暖的地方。

宝贝，我期待着你的到来。

给胎儿讲一则动物故事

每一个妈妈都是非常地喜爱和关心自己的宝宝的，动物妈妈们也不例外。这里推荐准妈妈给胎儿讲一则袋鼠妈妈的故事。

刚出生的小袋鼠只有2厘米长，耳目紧闭，后肢被一层透明的胎膜包裹着。袋鼠妈妈仰躺着身子，尾巴从两腿之间伸出来，用舌头从尾巴根部向着育儿袋方向，舔出了一条潮湿的"小路"。小袋鼠虽然又聋又瞎，可它凭着本能，沿着母袋鼠舔出来的"小路"，左右摇晃，直到艰难地爬进母亲育儿袋里。

小袋鼠长到7个月大，才会短暂地从育儿袋里爬出，感受外面的世界。每天清晨，袋鼠妈妈带着孩子沐浴着阳光。小袋鼠异常调皮，在妈妈的腹袋里吃完奶后就钻出来透气儿。育儿袋像橡皮袋似的，极富弹性，能自如地拉开、合拢，小家伙出出进进非常方便。袋鼠妈妈一边低头吃草，一边警觉地观察四周，有时也会慈爱地帮孩子梳理毛发。小袋鼠扑闪着长睫毛，驱赶苍蝇，温驯地倚在妈妈身上撒娇。

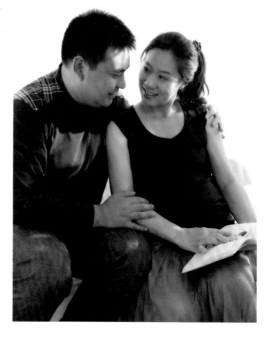

袋鼠岛看似宁静，危险却无处不在。经常，天空中忽然掠过一只楔尾鹰的影子，它展开宽2米的黑色双翼盘旋。与生俱来的危机感，让小袋鼠哧溜一下钻回母亲的"避风港"，只露出亮晶晶的大眼睛，不安地望着外面的世界。

小袋鼠一天天长大，育儿袋再也容纳不下它。它只好搬到外面生活，但依旧会将头钻到育儿袋里去吃奶，直到三四岁发育成熟后，才离开母亲独自生活……

专家问答

问：孕妇中暑怎么办？

答：孕妇中暑防大于治，主要防范措施有：

1.注意个人卫生，经常用温水擦洗。衣着应凉爽宽大，孕妇最好选择真丝或棉织的衣料做贴身的衣裤，衣着宜宽松，文胸和腰带不宜束缚过紧。

2.合理调配饮食，为了保证母体和胎儿的营养，孕妇在夏天要保持食欲，多吃新鲜蔬菜，多吃新鲜豆制品。另外，要注意少吃油腻的食物。妊娠期下肢若无明显水肿可喝一些含盐的饮料，以补充出汗损失的盐分。此外，也不宜多食冷饮。孕妇从高温中走入冷气较足的房间，不宜待得过久，防止腹部受凉。乘凉时最好不要坐在风口，使用风扇时不要直吹，风速宜缓和或将电扇摇头。

3.保证睡眠休息，天热体力消耗较多，晚间又常因蚊子叮咬等因素休息不好，孕妇就更容易感到疲劳，所以要有一定时间的午睡，并注意工间休息。心情愉快舒畅。天热心情烦躁不安，这种情绪也会干扰子宫内胎儿生长的环境。相反，心胸舒畅则能缓和酷热的不良刺激，有利于胎儿生长环境的安定平稳。

4.孕妇中暑会出现胸闷、头晕、身体发热等症状，这时应让孕妇立即离开高温环境，到通风较好的凉爽处休息。迅速采取急救，解开孕妇衣服，多饮些淡盐水、仁丹、解暑片等，短时间内即可好转。若出现高热、昏迷、抽搐等症状的时候，应让患者侧卧、头向后仰，保证呼吸道畅通。在呼叫救护车的同时，可用湿毛巾或用30%～50%的酒精擦浴前胸、后背等处。

问：怀孕37周，胎位不正怎么办？

答：怀孕37周胎位不正考虑矫正的希望不大，建议做剖宫产准备。

问：怀孕37周，经常感到宫缩是怎么回事？

答：如果宫缩的时间越来越长，间隔时间越来越短，那就是快临产了，孕37周时，允许有不规律的假性宫缩。

问：怀孕37周，每隔几分钟就感到肚子很紧很硬，还有点痛，这正常吗？

答：一般到了孕晚期，很多人都会感觉到一日数次的腹痛和腹部发紧，这又叫假临产。这是因为子宫在不规律地收缩，是在为临产做准备。

问：怀孕37周，腹泻怎么办？

答：一定要多喝水，防止脱水。另外，可吃些苹果，苹果中所含的鞣酸、有机酸有收敛作用，加上果酸和纤维可吸收细菌和毒素，因而有止泻作用。

问：孕妇能不能打狂犬疫苗？

答：能。狂犬病是致死性疾病，所以被动物咬抓伤一定要接种狂犬疫苗。狂犬疫苗安全性好，对胎儿没有影响，所以孕妇接种狂犬疫苗不受影响，也必须接种。

怀孕10个月
怀孕38周 （260～266天）

母婴变化

准妈妈的变化

怀孕38周 有时候会出现假性产前宫缩

在孕晚期，分娩来临的焦虑、睡眠不足、渴望结束怀孕等多种情绪混杂到一起，使一些准妈妈陷入抑郁。如果有这种感觉，要将感受告诉医生，尽量停止工作。

胎儿的变化

怀孕38周 胎儿从头部到臀部长约35厘米，体重约3100克

胎儿发育成熟了，随时准备出生。胎盘开始老化，给胎儿提供必需品的角色正在结束使命。它转运营养物质的效率降低，开始出现血块和钙化斑。

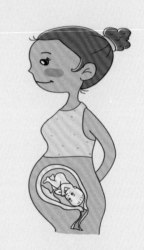

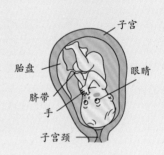

子宫

胎盘

眼睛

脐带

手

子宫颈

生活指导

本周注意事项

生活计划	执行方案
及早安排	还在坚持工作的准妈妈要让上司知道你的预产期，与同事做好工作交接。确认住院必需的证件已放在包内，并把放置包的位置告诉家人。确认到医院的最佳路线和乘坐的交通工具，并找一条备用的路线
尽量穿舒适的衣服	平时尽量穿宽松的衣服和鞋子。有空时多坐在沙发上休息，休息时把腿放在柔软的垫子上
多进行足浴	经常揉搓腿部和足部，经常用温热的水来进行足浴，都是减轻下肢水肿的好方法

随时做好分娩准备

从38周开始，胎位开始固定，胎头已经下来，并卡在骨盆腔内，此时准妈妈应有随时分娩的准备。有的准妈妈到了42周以后，仍没有分娩迹象，就应考虑让医师使用催产素。

维持规律的生活

准妈妈在孕晚期应避免独自外出

身体疲劳时容易造成提前分娩，而且由于很难保证刚好在预产期分娩，所以临近分娩时，应该避免独自外出。最好与丈夫或周围的人一起外出。如果不得不一个人外出，应该把自己的行踪告诉家人。

分娩前，准妈妈更应防止过食

临近分娩时，胎儿会下移，子宫对胃的压迫相对减轻，胃部变得舒服，食欲自然会旺盛起来。另外，上班族准妈妈，此时也会因为从公司申请到了产假而心情愉快，所以这时候很容易放松警惕而过食。分娩之前尽量不要吃太多，保持规律的生活，注意控制体重。

准妈妈应准备好紧急联系电话

要建立紧急联络网，这样无论何时出现意外，都可以采取适当的措施。除了医院的联系方式外，还有丈夫、娘家、婆家、月子中心的联系方式也要一目了然地罗列出来。这样，万一出现意外情况，就可以及时寻求帮助，不至于手忙脚乱。

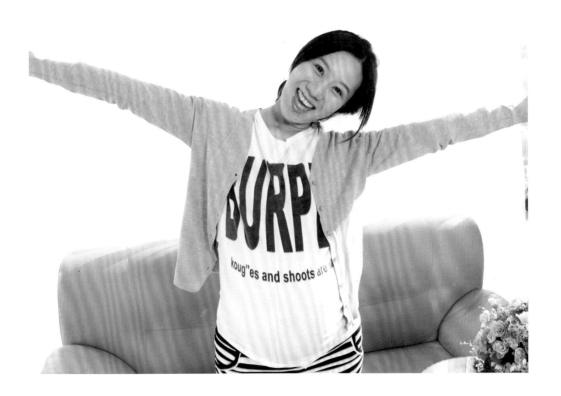

饮食营养

营养重点

营养全面、合理搭配为饮食原则	
重点补充	**适量补充**
蛋白质、膳食纤维	复合维生素

营养需求

本周可以频繁地吃东西，但每次要少吃，还要吃得有营养。用水、牛奶和果汁来保持体内水分。

尽量避免食用影响情绪的食物，如咖啡、油炸食物，尤其是食品中的饱和脂肪酸会改变体内的激素分泌，造成许多不适。

吃什么、怎么吃

分娩是一项重体力活，产妇的身体、精神都经历着巨大的能量消耗。其实，分娩前期的饮食很重要，饮食安排得当，除了补充身体的需要外，还能增加产力，促进产程的发展，帮助产妇顺利分娩。

在第一产程中，由于时间比较长，产妇睡眠、休息、饮食都会由于阵痛而受到影响，为了确保有足够的体力完成分娩，产妇应尽量进食。食物以半流质或软烂的食物为主，如鸡蛋挂面、蛋糕、面包、粥等。快进入第二产程时，由于子宫收缩频繁，疼痛加剧，消耗增加，此时产妇应尽量在宫缩间歇摄入一些果汁、藕粉、红糖水等流质食物，以补充体力，帮助胎儿顺利娩出。

分娩期的食物，应该选择能够快速消化、吸收的高糖或淀粉类食物，以快速补充体力。不宜吃油腻、蛋白质过多、需花太久时间消化的食物。

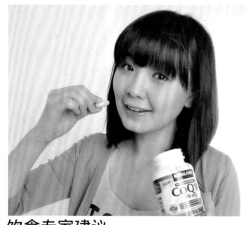

饮食专家建议

增加产力小偏方：

优质羊肉350克，红枣100克，15～20克黄芪，15～20克当归加1000毫升水一起煮，在煮成500毫升后，倒出汤汁，分成两碗，加入红糖。在临产前三天开始早晚服用。这个方法能够增加产妇的体力，有助于顺利分娩，同时还有安神、消除疲劳的作用。

医生分析：

民间有分娩时吃桂圆鸡蛋或桂圆汤增力气、补气血的习俗，其实是缺乏科学依据的。桂圆进入胃内，被消化、吸收有一个过程，不能在半小时内马上见效，起不到补充体力的作用。从中医角度来看，桂圆安胎，抑制子宫收缩，会减慢分娩过程，还有可能造成产后出血，所以分娩时不宜吃桂圆。

准妈妈的参考餐单

用餐时间	食物名称
早餐	牛奶1杯，鸡蛋1个，三明治1个
加餐	大枣5个，核桃仁2个
午餐	素馅包子3个，八宝粥1碗，鸡丝拌海蜇
加餐	橘子1个，葡萄10粒
晚餐	米饭1碗，红烧鱼头，杏鲍菇扣西蓝花

孕38周菜谱

粉葛猪骨汤

原料　山药300克，红枣200克，猪骨250克，陈皮、盐各适量。

制作步骤

1　山药去皮洗净，切段；红枣（去核）洗净；陈皮浸软。

2　猪骨洗净、斩块，与粉葛、红枣、陈皮一起放入锅内，加清水适量，大火煮沸后，小火煲3小时，加盐调味即可。

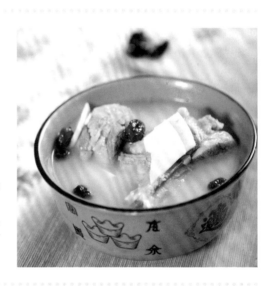

爆炒鸡杂

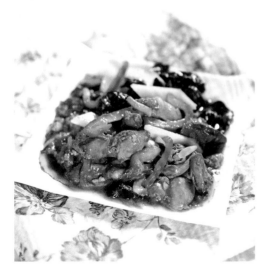

原料　鸡肾、鸡肝、鸡心、鸡肠、莴苣各100克，酱油、盐、白糖、醋、淀粉、葱姜丝、红椒、植物油各适量。

制作步骤

1　将鸡肾、鸡肝、鸡心、鸡肠翻洗干净；鸡肾去筋切片，鸡肝、鸡心切片，鸡肠用沸水汆一下，切长段；莴苣切成马耳朵状。

2　把酱油、盐、白糖、醋、淀粉调成芡汁，红椒切成马耳朵状。

3　锅内放油烧到五成热时，放鸡杂炒散断生，再加入莴苣、葱姜丝、红椒，炒出香味，然后烹入芡汁，起锅盛盘。

同步胎教

教胎儿认识蓝色

准妈妈在这一周可以教胎儿认识一种颜色——蓝色，然后在脑中描绘蓝色是什么样的，可以举例，如大海是蓝色的，天空是蓝色的，有些外国小朋友的眼睛也是蓝色的。

蓝色是三原色中的一种，在这三种原色中它的波长最短。碧蓝是最冷的色彩。蓝色非常纯净，通常让人联想到海洋、天空、水、宇宙。纯净的蓝色表现出一种美丽、冷静、理智、安详与广阔。

欣赏《蓝色多瑙河圆舞曲》

《蓝色多瑙河圆舞曲》是小约翰·施特劳斯的作品。德国诗人卡尔·贝克提献给维也纳城的诗句——在多瑙河旁，美丽的蓝色多瑙河启发了施特劳斯。他在半年左右的时间里创作了这首振奋人心、鼓舞士气的曲子。这首曲子受到了全世界人民的喜爱，在每年元旦维也纳举行的"新年音乐会"上，它都是保留曲目。

《蓝色多瑙河》是一首典型的奥地利圆舞曲结构的曲子。由序奏、五首圆舞曲、尾声组成。

小提琴的颤音开始了长长的序奏。音量并不高，仿佛是清晨多瑙河在白雾笼罩下泛着细微的涟漪，又仿佛是朝阳冲破了地平线冉冉升起，昭示着新一天开始了，一切都是那么的安宁。接下来就是五首圆舞曲了。第一首音乐十分明快，呈现出勃勃的生机，展现了多瑙河畔的人们翩翩起舞、陶醉在大自然中的情景。第二支圆舞曲节奏感十分的强烈，具有明显的回旋感，犹如起伏的波浪，层层推进。描写了南阿尔卑斯山下的小姑娘穿着鹅绒舞裙欢快跳舞的场景。第三支圆舞曲，由对比鲜明的两种音乐素材构成。一种是优雅，另一种是奔放，两者犹如冰与火的交融。在第四支圆舞曲中，同样采用了对比的手法，两种不同感情的融合表达了一种深深的陶醉在大自然怀抱中的愉快心情。第五支圆舞曲是整部乐曲的高潮。它采用顿挫跳跃的节奏，炽热欢腾，华丽辉煌，进一步表现了春回大地的美好景象。它的尾声有两种，一种是合唱型尾声，接在第五圆舞曲之后，很短。另一种是管弦乐曲尾声，较长，依次再现了第三圆舞曲、第四圆舞曲及第一圆舞曲的主题，最后结束在热烈欢腾的狂欢气氛之中。

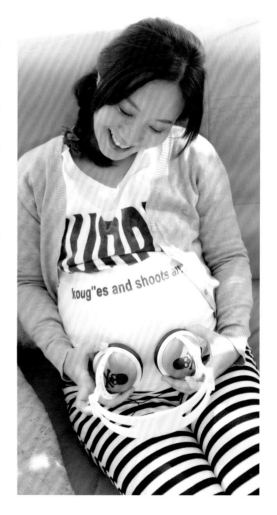

专家问答

问：怀孕38周，脐带绕颈1周，还有可能再绕更多吗？

答：这种情况不需要太担心，有很多准妈妈孕晚期都会有脐带绕颈的情况发生。脐带绕颈的发生率为20%～25%，其中绕颈1周发生率为89%。怀孕38周脐带绕颈1周，一般不会增多，建议严密监测胎动情况。

问：怀孕38周，有耻骨疼痛，可以提前进行剖宫产吗？

答：孕晚期由于胎头入盆，盆腔的坠胀感加重，出现耻骨疼痛属于正常现象。是否需要剖宫产手术，有其手术指征，建议详细咨询产科医生。

问：怀孕38周，泌尿系统感染怎么办？

答：多饮水、多排尿，利用尿液的冲刷作用可以在很大程度上辅助疾病恢复。

问：为了减轻顺产时的疼痛，可以用腹式深呼吸法吗？

答：可以。也可以吸氧。

问：我快到预产期了，但并发了真菌性阴道炎，没有治疗，请问我该选择什么样的分娩方式好？

答：要看炎症程度及有无并发其他病原体的感染。炎症程度较轻的话可以顺产，等产后再治疗；较重则需要在医生的指导下进行治疗，炎症消除后可以顺产；如果炎症未经治疗，则胎儿在分娩过程中可能感染真菌，这样就会增加剖宫产的概率。

问：请问总产程不足多少小时称为急产？

答：整个分娩过程，从阵痛开始到分娩结束，不应少于3小时。不足这个时间的，就属于急产。

问：过敏会不会遗传给胎儿？

答：过敏性疾病的发生与遗传有关。虽然科学家还没有发现遗传究竟是如何引起过敏的，但是过敏的遗传倾向却被多次研究所证实。这是一组最新研究数据：父母都无过敏，孩子患过敏的可能性为10%～15%。父母之一有过敏，孩子患过敏的可能性为20%～40%。父母皆有过敏，孩子患过敏的可能性为40%～60%。父母有相同的过敏症状，孩子患过敏的可能性为60%～80%。当然，这些数据也不是完全绝对的，会因个体差异不同患上过敏症的机会也有所不同，最重要的还是要远离过敏源，给宝宝一个良好的生活环境。

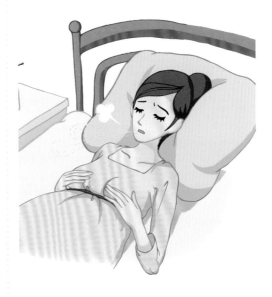

怀孕10个月
怀孕39周 （267～273天）

母婴变化

准妈妈的变化

怀孕39周　子宫底高度有36～40厘米，达到最大值

由于子宫占据了骨盆和腹部的大部分空间，准妈妈会感到非常不舒服。建议产前检查时与医生探讨所有疑虑。

胎儿的变化

怀孕39周　胎儿从头部到臀部长约36厘米，体重约3250克

胎儿准备出生的时候大部分胎毛已经褪去。他将胎毛连同其他分泌物吞进去，储存在肠道中。这将刺激胎儿的肠蠕动，排出称为胎粪的黑色大便。

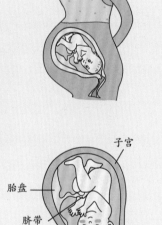

子宫

胎盘

脐带

头发

子宫颈

颅骨

生活指导

本周注意事项

生活计划	执行方案
出现阵痛时不要慌张	突然出现阵痛时容易慌张，所以要事先了解住院的过程。电话机旁边要贴上用大字写的医院电话号码。为了能随时保持联系，要重新确认家人手机号码和紧急联络处的电话号码
避免一个人在外边走得太远	因随时都有可能破水、阵痛而分娩，所以准妈妈应避免独自外出、出远门或长时间在外
注意个人卫生	若出现破水或见红等分娩征兆，就不能再进行洗浴，所以在此之前最好每天淋浴，特别要注意外阴部的清洁，头发也要整理好

缓解阵痛的姿势

改变姿势有时能够有效地缓解阵痛，从以下介绍的姿势中产妇不妨积极地尝试，寻找自己感觉最舒服的姿势。

来回踱步

当阵痛尚不强烈的时候，活动一下身体会比一直躺在床上舒服，下床在医院内走走或许还能调节一下情绪。

把体重负荷压在墙上

将双臂伸直压着墙壁，把所有的体重压在墙壁上，由于此姿势是站立的方式，因此有帮助胎儿降落的效果。

膝胸卧姿

采取俯卧姿势，两手臂贴于床面，脸侧贴于地面，双膝弯曲跪着与大腿成垂直状，注意臀部应抬高，胸部与肩部尽量贴于床垫，双腿分开与肩同宽，以避免腹壁肌肉受到压力，此种姿势可促进骨盆腔的血液循环。

跨坐在椅子上

将两脚张开跨坐在椅子上有利于产道的扩张，同时还能减轻腰部的负担。可将身体略微前倾，把体重负荷在椅背上，注意不要用有轮子的椅子，也不要过度使力前倾，以免摔倒。

·小贴士·

丈夫的陪伴有利于妻子分娩时的情绪稳定，此时丈夫可以在妻子腰骨附近施以某种程度的强力，上下左右地进行按摩或用力压迫肛门，在指压背部及腰部时可使用拇指强力按压，而妻子可以配合丈夫的按摩，在放松时吸气、指压时吐气。

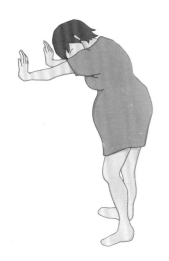
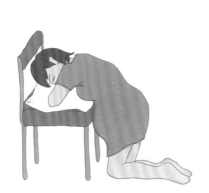
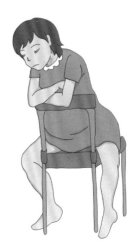

饮食营养

营养重点

营养全面、合理搭配为饮食原则	
重点补充	**适量补充**
蛋白质、碳水化合物	脂肪、复合维生素、矿物质

营养需求

为了储备分娩时消耗的能量，准妈妈应该多吃富含蛋白质、糖类等能量较高的食品。还要注意食物口味清淡、易于消化。蜂蜜是糖类物质的精品，准妈妈食用后能有效预防和改善妊娠高血压综合征、妊娠贫血、妊娠合并肝炎、痔疮、便秘以及失眠等疾病，建议准妈妈适量食用。

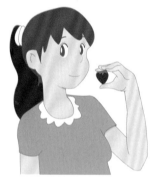

吃什么、怎么吃

饮食要平衡，适当增加一些副食品的种类及数量。提倡吃鸡蛋，每天1～2个。多吃蔬菜水果、动物肝脏、海带等，以补充维生素A、维生素C及钙、铁。多吃豆类、花生及芝麻等富含B族维生素、维生素C、铁和钙的食品。适当吃些粗粮，如糙米、小米、玉米等补充B族维生素。每日膳食要注意"两搭配，一注重"：两搭配——粗细粮搭配，荤素菜搭配；一注重——注重"早餐吃得好，午餐吃得饱，晚餐吃得少"。

饮食专家建议

素食的准妈妈必须吃肉吗？

素食的准妈妈一定要保证摄入的热量能满足分娩的需要。因为素食所能提供的热量明显要比肉类少。如果热量摄入不足，身体就会分解自身的蛋白质，从而影响准妈妈自身及胎儿的生长发育。同时，准妈妈还应注意食物的营养价值，多吃富含维生素、微量元素的新鲜蔬菜、豆类、干果、麦芽等。

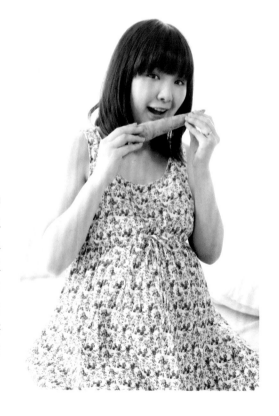

准妈妈的参考餐单

用餐时间	食物名称
早餐	韭菜合子2个，紫菜蛋花汤1碗
加餐	胡萝卜汁1杯，苹果1个
午餐	芸豆酱肉包2个，芝麻牛肉粒，红烧茄条
加餐	比萨1块，草莓5个
晚餐	米饭1碗，糖醋排骨，青笋炒蛋

孕39周菜谱

香杏美白茶

原料　鲜牛奶500毫升，杏仁粉15克，白糖少量。

制作步骤

1 将鲜牛奶倒入锅中。
2 加入白糖、杏仁粉，用小火慢慢煮开即可。

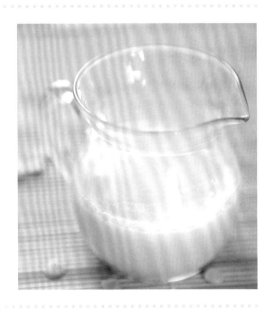

酱焖偏口鱼

原料　偏口鱼1尾，葱、姜、蒜、植物油、酱油、醋、豆瓣酱、白糖各适量。

制作步骤

1 偏口鱼洗净，去鳞及内脏，洗净控水，在鱼的两面打斜刀。
2 葱切段，姜切丝，蒜切片。
3 热锅下油，先放入偏口鱼煎至两面变色，再放入豆瓣酱、酱油、醋、白糖，加少许水，放入葱段、姜丝、蒜片，大火烧开转小火盖盖焖10分钟出锅即可。

同步胎教

欣赏《星月夜》

现在的胎儿几乎占满了整个子宫，越是临近分娩，准妈妈越是感到活动不便，身体不适。准妈妈可以静下心来读一首诗，也可以用心地感受一幅画，让胎儿和自己沉浸在欣赏艺术的快乐之中。

挣扎与奋斗的精神

《星月夜》是后印象主义画派代表人物文森特·威廉·凡高的油画名作。这幅画描绘了一个夸张变形与充满强烈震撼力的星空景象。那卷曲旋转巨大的星云，那一团团夸大了的星光，以及那一轮令人难以置信的橙黄色的明月，大约是画家在幻觉和晕眩中所见。对凡高来说，画中的图像都充满着象征的含义。

那轮从月食中走出来的月亮，暗示着某种神性，让人联想到凡高所乐于提起的一句雨果的话："上帝是月食中的灯塔。"而那巨大的、形如火焰的柏树，以及夜空中像飞过的卷龙一样的星云，也许象征着人类的挣扎与奋斗的精神。

色彩的奇妙作用

这幅画在凡高这里变成了一种深刻有力的呐喊，一种无法言表的精神的颤动。金黄色、深蓝色、橙色、绿色、紫色……画中的色彩都是凡高一生钟爱的颜色，它们在画中仿佛是一些凝固而孤独的圣者，象征着光辉、生命和永恒的神秘。

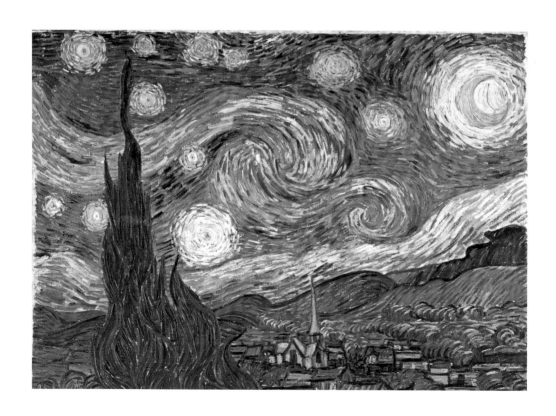

专家问答

问：分娩会不会需要很长时间？

答：分娩是一个非常复杂的过程，受着多种因素的影响，因此，分娩所用的时间也因人而异。一般来说，经产妇所用的时间较短，初产妇所用的时间长些。统计数据表明女性在分娩第一胎的时候平均需要12个小时，第二胎平均需要8.5个小时。但是这并不意味着女性在这十多个小时里要一直忍受没有间断的疼痛。每个人的情况也不尽相同。

分娩究竟需要多长时间因人而异，遗传因素也会起到一定的作用。因此，不妨询问母亲、姨妈和外祖母的分娩过程，提前做好心理准备。

有的产妇宫缩特别强，产程也明显地缩短，不到三小时就分娩完毕，称为"急产"。还有的产妇，因为年龄和精神因素，对分娩充满了畏惧，还没有正式临产，生活节奏就已经被打乱，吃不好，睡不好，结果消耗了体力，到正式临产时则疲乏无力，因而产程延长了，如果产程超过24小时则称为"滞产"。

问：怀孕39周，脐带绕颈1周，已入盆可以顺产吗？

答：怀孕39周，脐带绕颈1周，通常对胎儿无明显影响。胎儿已经入盆了，如其他方面正常，可以顺产。

问：怀孕39周，腰疼难忍正常吗？

答：腰痛、大腿根发胀、大腿抽筋，这些也是临产征兆。有的准妈妈步履艰难，耻骨部疼痛，这是因为胎儿的头部下降，压迫骨盆内神经而表现出的症状，这些都是正常的。

问：怀孕39周，预产期过了7天，胎盘钙化2级，请问该顺产还是剖宫产？

答：从医学角度讲都属于足月产，胎盘钙化2级说明胎盘已成熟，从你的描述看目前没有剖宫产指征。至于采取顺产还是剖宫产，取决于你自身的很多情况。

问：我怀孕39周了，这几天肚子一阵阵地疼，没有分泌物，腰很酸，是不是要生啊？

答：假临产是不规律的宫缩，而规律的宫缩就是真要临产了。鉴于你已经39周了，又出现了这些情况，建议住院待产。

问：有什么技巧可加速分娩的过程，减少分娩的痛苦呢？

答：有以下几种方法：由助产士陪伴产妇分娩；产妇可以选择舒缓的音乐帮助分娩；产妇自己调节呼吸的频率和节律。

问：怀孕39周了，还没有临产征兆，可以入院吗？

答：如果选择的医院可以提前入院，即使没有临产征兆，也可以在预产期前后1～2天入院。稍早入院待产，可以提前适应医院环境，还能避免过期妊娠的出现。

怀孕10个月
怀孕40周 （274～280天）

母婴变化

准妈妈的变化

怀孕40周 开始出现规律的阵痛，分娩开始

本周该分娩了，但只有约5%的胎儿按预产期（EDD）出生。多半胎儿在预前后两周内分娩。

胎儿的变化

怀孕40周 新生儿总长度通常为48～51厘米，体重约3500克

在这段时期准妈妈可能感觉不到他的活动。脐带长约51厘米，与胎儿从头到脚的长度差不多。

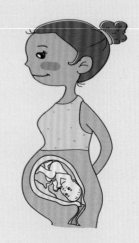

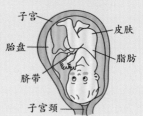

子宫
胎盘
脐带
皮肤
脂肪
子宫颈

生活指导

本周注意事项

生活计划	执行方案
调节心情	准妈妈应尽量做到心情放松，全身就会放松，配合医生的指导，为胎儿的顺利出生创造条件
分娩前洗一次澡	产前要记得洗一次澡。分娩时会排出很多汗，产后在身体恢复一段时间之后才可以用淋浴清洗
疲劳时注意休息	阵痛的时间间隔会逐渐变长，准妈妈可以利用这个时间间隙，在不疼痛的时候活动身体，比如下地走走等
调整心态	经常做深呼吸，积极地让自己的身体动起来，这样有利于分娩。要保持"什么时候分娩都可以"的心态，做好随时入院的心理准备，还要保持分娩的体力，保证分娩的顺利进行

新生儿的医学检查

在产房里

1.清除残留羊水。宝宝出生之后，他的第一声啼哭很重要，这说明他的肺已经开始工作了。产科医生会用器械吸宝宝的嘴巴和鼻腔，以清除残留在里面的黏液和羊水，从而确保鼻孔完全打开畅通地呼吸。接着，护士用毯子把宝宝抱起来放在你身上，让你们亲近一会儿，如果你是剖宫产，护士会把宝宝抱起来给你看。然后，宝宝被交给你丈夫。如果婴儿早产或是出现呼吸困难，就会立刻被送入新生儿特护病房，接受检查。如果婴儿体重超过4千克则要验血，因为过重的新生儿在出生后的几小时内有可能出现低血糖。

2.剪脐带。脐带通常在婴儿出生后几分钟内就会被剪掉。医生用钳子钳住脐带，如果父亲被允许进产房，那么这一光荣的使命就交给父亲来完成。医生有可能从脐带里抽取血样以供稍后检验。如果你愿意把脐带血捐献给血库，操作过程也就在此时进行。

3.Apgar评分。婴儿出生后1分钟以及5分钟之后需要分别接受一次阿氏评分，即对新生儿的肤色、心率、反射应激性、肌张力及呼吸力5项进行评分，以此来检查新生儿是否适应了从子宫到外部世界的转变。然后，护士会给宝宝称体重，量身长，并且检查有无疾病症状。

4.保护性措施。所有的新生儿都要注射维生素K，它是用来帮助血液凝结的，以免宝宝出血过多，因为新生儿的肝脏——分泌维生素K的器官还未发育成熟。此外，为了防止受感染，护士还会在新生儿的眼睛里抹上含有抗生素的药膏或药水。接下来，护士会给宝宝垫上尿布，包裹起来。如果你愿意的话，这时候就可以给宝宝喂奶了。尽量多抱抱宝宝，因为他刚一来到这个世界的时候对周围的环境都很警觉，而你正好趁此机会和他加深感情。

在产后恢复病房里

大约30分钟后，护士会把宝宝放在温暖的婴儿推车里送入婴儿室。如果医院允许母婴同室，他就会和你一起被送入产后恢复病房，在那里继续接受检查。

1.必要的统计。护士会用听诊器检查婴儿的心脏和肺部，给他测体温，并检查他是否有异常症状，如脊柱裂等。护士还会再次测量宝宝的身长、体重和头围，然后给他洗个温水澡。

2.第一次体格检查。在宝宝出生后24小时之内，儿科医生会对他进行检查。医生会把对宝宝的各种测量结果与你怀孕头几周内测得的数据进行比较，验证它们是否吻合。接下来，医生会听宝宝的胸腔，检测心杂音；听听宝宝的肚子，检查肠功能是否正常；看看宝宝的脑袋上有没有鼓包（大多数情况下，鼓包是没有伤害的）。医生还要检查宝宝的眼睛和生殖器，以及颚裂、锁骨骨折、胎记、髋部脱臼等情况。然后，在征得你的同意之后，护士会给宝宝打第一次疫防针，也就是乙肝疫苗。

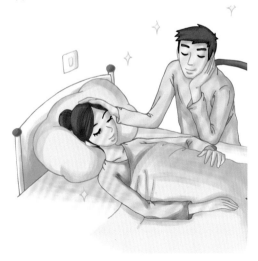

饮食营养

营养重点

营养全面、合理搭配为饮食原则	
重点补充	**适量补充**
蛋白质、钙、铁	复合维生素

营养需求

如果你准备母乳喂养，孕40周时就要保证每天摄入80~100克的蛋白质。产前可以常喝莲藕、红枣、章鱼干、绿豆、猪爪一起煲的汤。莲藕性平，健脾开胃，益血生肌；红枣性温，补脾合胃，益气生津。临产时还可以准备一些容易消化吸收、少渣、可口味鲜的食物，如面条鸡蛋汤、面条排骨汤、牛奶、酸奶、巧克力等食物，同时注意补充水分，让自己吃饱吃好，为分娩准备足够的能量。否则吃不好睡不好，紧张焦虑，容易导致疲劳，很可能引起宫缩乏力、难产、产后出血等危险情况。

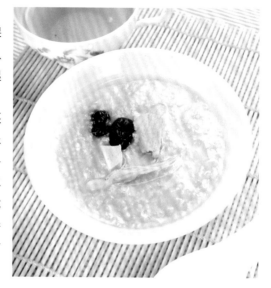

吃什么、怎么吃

由于此时产妇阵阵发作的宫缩痛，常影响产妇的胃口。饮食应以富于糖分、蛋白质、维生素、易消化的为好。根据产妇自己的爱好，可选择蛋糕、面汤、稀饭、肉粥、藕粉、点心、牛奶、果汁、苹果、西瓜、橘子、香蕉、巧克力等多样食物。

饮食专家建议

分娩后当天的饮食应稀、软、清淡，以补充水分、易消化为主。可以先喝一些热牛奶、粥等。牛奶不仅可以补充水分，还可以补充新妈妈特别需要的钙。粥类甜香可口，有益于脾胃，新妈妈在分娩当天不妨多喝一些。

小贴士

在分娩后的3~4天内，新妈妈不要急于进食炖汤类。此时排乳不十分畅通，过早喝汤会使乳汁大量分泌，乳房胀痛。随着身体和消化能力的慢慢恢复，排乳畅通后就可以多喝汤了。

准妈妈的参考餐单

用餐时间	食物名称
早餐	豆浆1杯，煎蛋1个，发面糖饼，醋熘白菜
加餐	点心1个，香蕉1个
午餐	米饭1碗，鱼香肝尖，土豆炖豆角
加餐	葡萄10个，草莓5个
晚餐	葱花火腿发面饼2张，清蒸黄花鱼，剁椒娃娃菜

孕40周菜谱

小米粥

原料 小米45克，红糖适量。

制作步骤 小米加水煮至米烂，加红糖。

> 小米中含有多种维生素、氨基酸、脂肪和碳水化合物，营养价值较高。一般粮食中不含有胡萝卜素，而每100克小米中胡萝卜素含量达0.12毫克，维生素B₁的含量也很高。对于产后气血亏损，体质虚弱的年轻妈妈有很好的补益作用。

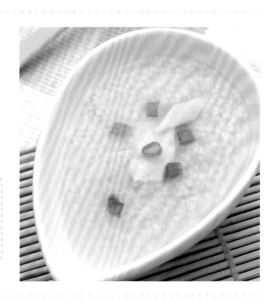

莲藕粥

原料 莲藕250克，大米100克。

制作步骤
① 先将莲藕刮净，切成薄片。
② 再将大米淘洗好，两者同下锅，用水煮成粥，煮熟即可食用。

> 莲藕中含有大量淀粉、维生素和矿物质。煮熟后能够健脾开胃，清除妈妈腹内积存的淤血。很适合刚分娩，身体虚弱，恶露未尽的新妈妈。

同步胎教

欣赏《小淘气》

《小淘气》是威廉·阿道夫·布格罗的作品，威廉·阿道夫·布格罗是法国19世纪上半叶至19世纪末法国学院艺术绘画的最重要人物。布格罗追求唯美主义，擅长创造美好、理想化的境界。布格罗的作品已经完全摆脱了古典主义手法的束缚，从生活出发，表达一种博爱的人性思想。他强调形式之美，关注母爱，善于运用幻想的方式，注重女性美感的塑造。因此，这种完美的风格吸引了大批艺术追随者，他一生获得多种殊荣，成为当时法国最著名的画家。

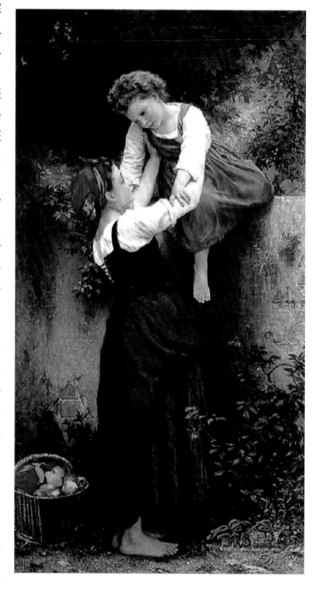

《小淘气》画面表现的是妈妈将孩子从栏杆上抱下来的一瞬间。孩子粉红的脸庞（在周围墨绿的浓荫中，这抹粉红让整个画面显得极其生动）正对着画面，像天使一般美丽；母亲把脸庞侧面留给观赏者，留下巨大的想象空间。母亲与孩子对视的那一瞬间，正是心灵的无声交流。尤其值得揣摩的是画面的背景。正是这浓密的绿荫，让母子与外面世界隔离开来，形成一个相对封闭的空间。这个空间，在这一时刻，只属于充溢着温情的母子俩……

别太在意宝宝的性别

每一个宝宝都是落入凡间的精灵，都是爸爸妈妈的小天使，所以不要特别去在意宝宝是男是女。

准爸爸在这一点上也要充分理解和支持孕妈妈，不要给孕妈妈施加太大的压力，要跟孕妈妈表明，无论是男是女都会非常地高兴，并喜爱他。

不要胡思乱想

准妈妈缺乏对分娩的直接体验，从电视、报刊等媒体上又耳闻目睹过其他人分娩时的痛苦经历，就容易胡思乱想。

其实畏惧的心理主要是准妈妈缺乏分娩知识造成的。有的准妈妈非常担心宝宝畸形，虽然做过多次检查，但仍然担心生出不健康的宝宝。生育本身就是存在风险的，在孕育宝宝之前，夫妻俩就应做好遇到各种困难的心理准备，并愿意为此负责。有很多畸形和先天性疾病都是可以治疗和纠正的，为此担心也解决不了任何问题。所以，用一颗宽容的心来迎接宝宝是你唯一正确的选择。

准妈妈由于行动不便，整天闭门在家里胡思乱想，注意力都集中到种种消极因素上，自己吓唬自己。其实完全可以与其他妈妈多交流一下，讨教一些经验，做一些有利健康的活动，这样不仅可以转移注意力，不知不觉中消除紧张情绪，而且还会变得快乐起来。

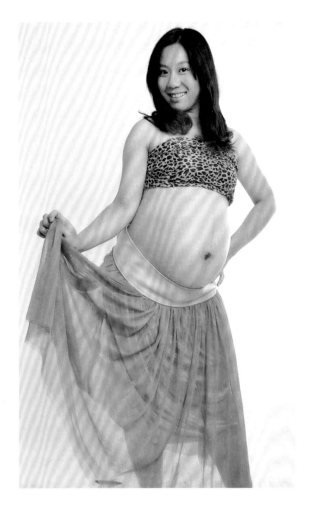

小便失禁了，怎么办

在孕晚期容易发生小便失禁的现象。这种症状大部分在产后都会恢复正常，但是要小心的是，若发生泌尿道感染，也可能出现类似症状。

以乐观的情绪迎接新生命的到来

准妈妈在这一周就要临产了，一定要保持乐观、积极向上的精神，要相信自己能够顺利地生下一个健康的宝宝。一旦分娩结束，孕期的所有不适也将随之结束。

所以准妈妈应该以愉快的心情去面对新的开始，迎接新生命的降临将是一件非常美妙的事情。

专家问答

问：顺产时第一产程和第二产程哪一段痛苦小一些？

答：因人而异，分娩时是很讲究用力方法的，肚子痛的时候用力，不痛的时候休息，预产期还有一个月左右的时候可以开始练习用力，到时会有帮助的。

问：怀孕40周，查出有卵巢囊肿，怎么办？

答：这期间最好不要用药，可选择剖宫产手术分娩，同时行卵巢囊肿剔除术。

问：产前为什么要排空大小便？

答：准妈妈临产时，医生都要提醒其排空膀胱。此时产妇如不排空大小便，使子宫周围挤压过紧，必然影响子宫收缩，使胎儿先露部受阻而难以下降，以致宫口迟迟不开，这就会使胎头在盆底较长时间地压迫膀胱和肛门括约肌，以致括约肌麻痹而导致产后尿潴留和产后大便困难等问题。另外，还可致产妇在分娩过程中不自主地将大便溢出。

问：怀孕40周发现羊水混浊，是不是必须剖宫产？

答：建议剖宫产，想顺产有点困难。

问：妻子分娩时准爸爸该怎么做？

答：转移妻子的注意力，鼓励她忍住疼痛，在阵痛间隙可以和她一起回忆以前可笑的生活事件，竭尽全力制造轻松气氛。在整个分娩过程中，通过对准妈妈不同身体部位的按摩，可以使准妈妈达到放松肌肉、缓解疼痛的效果。对于产程长的准妈妈，有时候需要强迫她进食，要准备好充足的水或点心，随时给她补充能量。丈夫在分娩过程中温柔地帮妻子擦干汗水，也是对准妈妈最好的关怀。

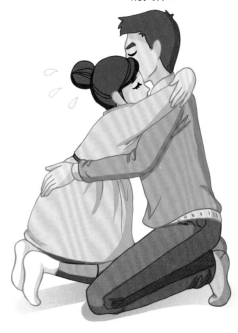

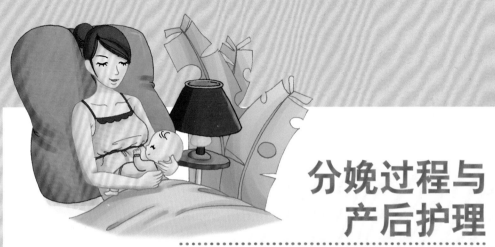

分娩过程与
产后护理

详细图解分娩过程及在家中的护理要点

就要分娩了，带什么去医院，又该注意什么？准妈妈难免会心里紧张，不知所措，其实大可不必，只要做好分娩前的准备工作，一定会顺利生下宝宝的。

分娩时的用力
半仰卧位的用力

　　分娩姿势有很多种，现在的大部分医院采用的是躺在产床上向上用力的仰卧位，这种姿势便于监视分娩的进程，紧急的时候方便进行会阴切开术和吸引分娩术等处置方法。但仰卧位分娩时会导致子宫压迫大静脉，引起产妇和胎儿的血液不通畅。

　　能克服这个缺点的是半仰卧位，产妇采取半仰卧位时，脚可以弯曲，背部仰起30度角，腹部能用上力，不会影响血液流通，还可以观察会阴部的状态，因此被作为新的分娩姿势。

视　线

　　不要看着天花板，扬起下巴也不好，要收起下巴。视线要放在肚脐周围。需注意的是，用力的时候不要闭上眼睛，这样会用不上力。

手和脚

　　用力的时候，双手要握紧，两腿岔开。大腿一旦合并，产道就会关闭，膝盖头要向外侧倾倒。

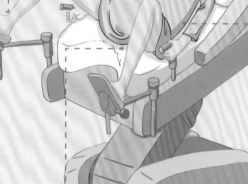

从后背到腰

　　在疼痛的时候用力，后背很容易弯曲。这样不容易用上力气。所以即使很痛，后背和腰也要贴在产床上，不要弯曲。

臀　部

　　腹部用力的时候，阴道周围也有按压的感觉。类似于排便的感觉。

侧卧位的用力

　　侧卧位通常是卧在左侧，子宫不会压迫大静脉，也不会引起母体血压下降，能给胎儿输送足够的营养和氧气。还能让会阴部放松，防止会阴部裂伤，向上用力呼吸都很舒服，也能减轻长时间阵痛带来的疲劳。缺点是胎儿头出来的时候必须支撑起一条腿。

感觉后背变成圆形

　　侧卧位的时候，后背弯成圆形可以缓解疼痛。另外如果能让陪护的丈夫或者护士进行按摩，会很舒服。

脚用力蹬是很有必要的

　　腹部用力的时候，阴道周围也有按压的感觉。类似于排便的感觉。

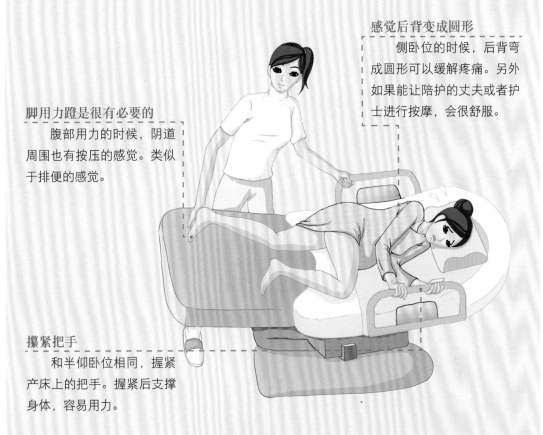

攥紧把手

　　和半仰卧位相同，握紧产床上的把手。握紧后支撑身体，容易用力。

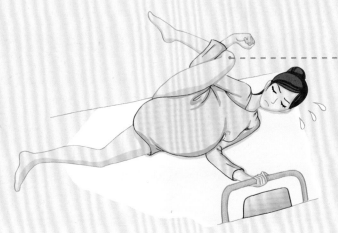

支撑起一条腿

　　会阴部打开后必须向上抬起一条腿。将举起的腿膝盖弯曲，拉到胸前位置。这时要听从助产士的指导，才会感到舒服。

顺产的进程

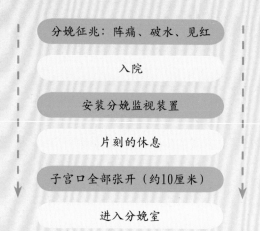

> 分娩征兆：阵痛、破水、见红
>
> 入院
>
> 安装分娩监视装置
>
> 片刻的休息
>
> 子宫口全部张开（约10厘米）
>
> 进入分娩室

分娩第一期

　　婴儿出生，大致可以划分为三个阶段。首先，从阵痛间隔缩短变为10分钟到子宫口全部打开，是第一期即开口期。出现1次/8～10分钟，持续30～60秒的规则阵痛，便意味着第一期的开始。在第一期中，子宫收缩每隔5～10分钟进行一次，每次持续30～60秒的被称作准备期，1次/2～4分钟，持续45～60秒收缩，痛感变得强烈的过程被称作进行期。在进行期时，会感到痛不可耐，甚至呼吸困难，但还是尽量在呼吸法辅助下进行深呼吸，放松身心，努力保持良好状态。阵痛变为1次/2～4分钟，持续45～60秒时，子宫的入口就已经完全打开了。

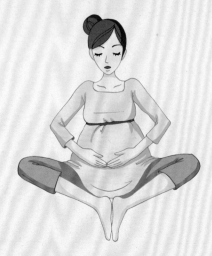

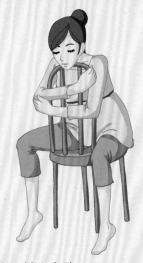

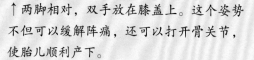
↑两脚相对，双手放在膝盖上。这个姿势不但可以缓解阵痛，还可以打开骨关节，使胎儿顺利产下。

↑像骑马一样坐在椅子上，两腿分开，双手抱住靠背，低头，可以缓解疼痛。

分娩第二期

　　子宫口张开到10厘米，直到宝宝从母体中完全娩出叫分娩第二期。随着阵痛的波动，弓起背来，收着上下颚，憋住气，在肛门处向外使劲。阵痛的波动缓和时，停止使劲，全身放松。宝宝的头出来后又缩了回去，这种状态叫做排临状态。再使一把力，会阴就会完全伸展，可以完全看到宝宝的头部，这叫做发露。在这时停止憋气使劲，换成浅浅、短短的呼吸。婴儿的头部完全露出后，两肩也会先后出来，然后就全身脱离母体了。

分娩第二期三阶段

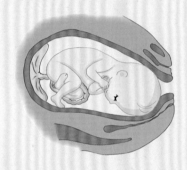

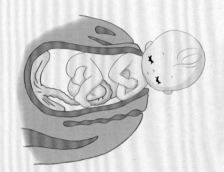

第一阶段：憋住气，使劲
　　顺其自然，想要使劲的时候再使劲。
　　向分娩的部位使劲，尽量长时间的使劲。

第二阶段：还有一点
　　发露后可以停止使劲了。
　　放松吧，可以轻轻张开口呼气了。

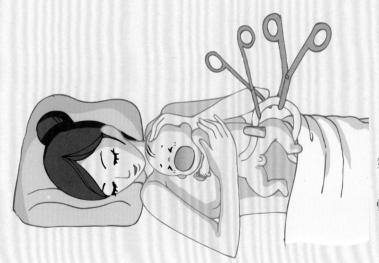

第三阶段：总算出生了
　　没有异常状况，要赶快把宝宝抱在妈妈怀里。

分娩第三期

　　宝宝出生后，阵痛的感觉一瞬间就消失了。几分钟后又出现轻微的阵痛。这是随着子宫的收缩，完成使命的胎盘向外排出。胎儿娩出后即可等待胎盘自然排出，可能会大量出血，医生基本都会采取辅助手段使胎盘更早地娩出。

宫缩痛、会阴部缝合

　　在胎儿产出之后，变大了的子宫就要恢复到之前的大小，开始了自然的收缩动作。这被称为"后续阵痛"，由于这个动作，也引起了胎盘的外露。这种后续阵痛存在着个体的差异，既有人感觉"跟分娩时的疼痛相比这根本不算什么"，也会有人说"真是出乎意料的疼痛"。无论怎样，后续阵痛在大多产妇中都有体现。对于会阴切开的产妇以及分娩时会阴撕裂的产妇，伤口需要进行缝合。虽然进行了麻醉处理，但有的人还是会感觉到丝丝的疼痛。

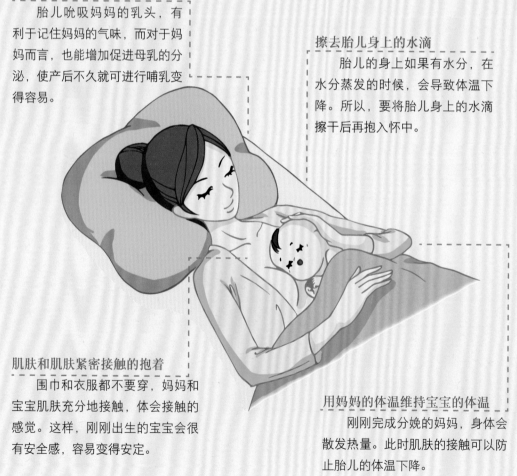

30分钟之内能够自然的哺乳

　　胎儿吮吸妈妈的乳头，有利于记住妈妈的气味，而对于妈妈而言，也能增加促进母乳的分泌，使产后不久就可进行哺乳变得容易。

擦去胎儿身上的水滴

　　胎儿的身上如果有水分，在水分蒸发的时候，会导致体温下降。所以，要将胎儿身上的水滴擦干后再抱入怀中。

肌肤和肌肤紧密接触的抱着

　　围巾和衣服都不要穿，妈妈和宝宝肌肤充分地接触，体会接触的感觉。这样，刚刚出生的宝宝会很有安全感，容易变得安定。

用妈妈的体温维持宝宝的体温

　　刚刚完成分娩的妈妈，身体会散发热量。此时肌肤的接触可以防止胎儿的体温下降。

简单了解剖宫产

什么是剖宫产

剖宫产就是经腹部切开子宫，将胎儿取出的分娩方式。这主要适用于胎儿过大、母亲骨盆狭窄或畸形、胎儿缺氧、母亲患有严重的妊娠高血压综合征等，可行剖宫产。剖宫产是处理难产的主要手段，但不被认为是最理想的分娩方式。

哪些准妈妈适合剖宫产

1.胎位不正
初产妇胎位不正时，应施以剖宫产手术。

2.胎儿窘迫
胎儿窘迫的原因很多，例如脐带绕颈、胎盘功能不良、吸入胎便，或是产妇本身有高血压、糖尿病、子痫前症等并发症。

3.骨盆狭窄
产妇如果有骨盆结构上的异常，比如小儿麻痹症、有骨盆骨折病史、身材过于娇小或侏儒症等，由于骨盆出口异常无法让胎儿顺利通过，故应该采取剖宫产。

4.产程迟滞
产程迟滞是指产程延长，通常宫颈扩张的时间因人而异，但初产妇的宫颈扩张时间平均比经产妇长，需14～16小时，超过20小时称为产程迟滞。

顺产与剖宫产的优缺点		
分娩方式	优　点	缺　点
顺产	1. 能很快下地活动 2. 下奶早 3. 更有利于产后的恢复 4. 可免受剖宫产手术带来的痛苦与弊端，如麻醉的风险、手术的出血及创伤、术后的肠胀气等 5. 使婴儿的肺部得到更好的锻炼	1. 顺产会有产前的阵痛 2. 产后会伤害会阴组织 3. 产后因子宫收缩不好而出血 4. 胎儿过重，易造成难产 5. 胎儿在子宫内发生意外，如脐带绕颈、打结或脱垂等现象 6. 产钳或真空吸引，会引起胎儿头部肿大
剖宫产	1. 在绝对不可能顺产时，施行剖宫产手术可以挽救母婴的生命 2. 免除准妈妈遭受阵痛之苦 3. 腹腔内如有其他疾病，可一并处理	1. 胎儿的生存能力有所削弱 2. 胎儿缺乏产道对感觉器官的挤压刺激，会出现感觉器官失调 3. 可能出现后遗症

顺产后如何护理

新妈妈继续在产房观察2小时

胎儿娩出后，助产士要给胎儿处理脐带、测量身长及头的各径线、称体重、在胎儿病历上打母亲拇指印和胎儿足印。分娩后，新妈妈要在产房内观察2小时，观察其是否会出血。每半小时按压子宫1次，以促进子宫收缩和观察出血情况。并且让孩子与母亲皮肤接触半小时以上，吸吮乳头。然后新妈妈才出产房，回病房休养。

回到病房后，新妈妈还需做什么

1.要调整好自己的心态。有些新妈妈看到自己的孩子会心花怒放，情绪高涨；还有一些新妈妈因孩子性别或孩子有不好情况时情绪低落，甚至沮丧，这都会影响子宫收缩，引起产后出血。

2.要好好休息。分娩是体力消耗较大的过程，新妈妈会感到疲倦，会不知不觉地睡意袭来，这时要抓紧时间休息，可闭目养神或打个盹儿，但不要熟睡，因为你还要照顾孩子，要给孩子喂初乳。

3.要进行母乳喂养。孩子出生后半小时内就要给孩子喂第一次母乳，同时跟孩子进行皮肤接触。这样有利于刺激乳腺分泌，对母亲子宫的恢复很有好处。

4.注意观察出血情况。分娩后2小时内在分娩室观察，此期间最易出血，所以特别要注意，分娩后2～24小时在病房观察，如仍有出血，你可自己按摩子宫，能减少出血。分娩当天会阴伤口和子宫收缩会引起疼痛，可采取仰卧位休息。

5.注意饮食。分娩过后会感到饥肠辘辘，可吃些不刺激又容易消化的食物。如红糖小米粥、红枣大米粥、鸡汤面条、鲫鱼汤面条、煮鸡蛋等。吃过食物后可美美地睡上一觉。

6.要及时大小便。顺产的新妈妈，分娩后4小时就要排尿，产后6小时需要再次排尿，24～48小时排大便。

7.尽早活动。产后就要在床上活动，如翻身、抬腿、收腹、提肛等，顺产8～12小时即可下床活动。

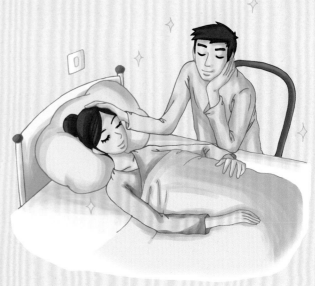

剖宫产后如何护理

剖宫产分娩后，因体质关系，有些准妈妈的瘢痕会越长越大，还会有瘙痒的困扰，处理上十分棘手。这种情况下手术后不久应该使用硅胶片，以减少蟹脚肿瘢痕疙瘩发生。由于手术伤口范围较大，皮肤的伤口在手术后5～7日即可拆线或去除皮肤夹，也有的医院进行可吸收线皮内缝合，不需拆线。但是，完全恢复的时间需要4～6个星期。

术后应该多翻身

产后宜多做翻身动作，促进麻痹的肠肌蠕动功能及早恢复，使肠道内的气体尽快排出。

保持腹部切口清洁

手术后2周内，要避免沾湿腹部的伤口，应该禁止全身的淋浴，而采用擦浴，在此之后可以淋浴，但恶露未排干净之前一定要禁止盆浴；伤口未愈合前请勿弄湿或弄脏，万一弄湿的话，必须立即擦干，并涂上优碘。每天冲洗外阴1～2次，注意不要让脏水进入阴道；伤口较平的人使用透气纸胶带，若是易过敏、瘢痕体质的新妈妈，则可按医师指示，使用硅胶。

尽量早下床活动

不要以伤口疼痛为借口逃避运动。只要体力允许，产后应该尽早下床活动，并逐渐增加活动量。这样，不仅可以增加肠蠕动的功能，促进子宫复位，而且还可避免发生肠粘连、血栓性静脉炎、下肢血栓的发生。下床时先行侧卧，以手支撑身体起床，避免直接用腹部力量坐起，影响伤口恢复。在咳嗽、笑、下床前，要用手及束腹带固定伤口部位。

要尽早顺畅排尿

在拔除尿管后，要多喝些水，稍有尿意就要试着去解小便。新妈妈第一次排尿可能会稍有不适，要多喝水，多解小便，慢慢就会适应。还要注意排尿一定要顺畅，如果一点点挤着尿就是膀胱功能还没恢复好，需要重新插尿管，在使膀胱功能恢复之后就可以顺利排尿了。

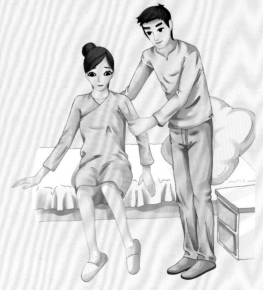

忌食胀气食物

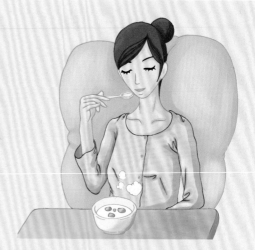

剖宫产术后约24小时，胃肠功能才会逐渐恢复，待胃肠功能恢复后，应该进食流食1天，如蛋汤、米汤，忌食牛奶、豆浆、蔗糖类甜食、水果等胀气食物。肠道气体排通后，改用半流质食物1～2天，如稀粥、汤面、馄饨等，然后再转为普通饮食。

躺着的姿势

术后回到病房的新妈妈需要头偏向一侧，去枕平卧。去枕平卧的原因是大多数剖宫产手术选用硬膜外麻醉方式，术后去枕平卧可以预防头痛；同时，平卧位头偏向一侧，还可以预防呕吐物的误吸。护士会将尿管引流袋及输液管妥善固定在合适的位置，并在新妈妈臀下垫好卫生巾，还会定时为新妈妈按摩子宫，观察子宫收缩和阴道流血情况。

腹部放置沙袋

有时护士会在新妈妈的腹部放置一个沙袋，这样做是为了减少腹部伤口的渗血。护士会按规定每隔一段时间为新妈妈测量血压，查看面色，测量脉搏和体温，每隔一段时间观察小便的颜色，尿量的多少，尿管是不是通畅等等，并将这些情况记录下来。

坚持补液

防止血液浓缩、血栓形成。新妈妈在分娩期内消耗多、进食少、血液浓缩，加之孕期血液呈高凝状，故易形成血栓，诱发肺栓塞，导致猝死。故术后三天内应常输液，补足水分。

及时哺乳

宝宝饿了，护士会把宝宝抱给妈妈，妈妈一定要将最珍贵的初乳喂给宝宝。这是值得回味的经历，留给宝宝也留给自己。宝宝的吸吮还可以促进子宫收缩，减少子宫出血，使伤口尽快复原。

产后新妈妈的身体调养

产后的生理变化有很多，在顺产方面，需要特别照顾的情况有恶露、排便、感染、乳房胀痛、产后痛与下床眩晕等。

产后恶露

产后恶露是胎盘的内膜组织，属于产后正常的现象，持续4～6周。因时间的不同，恶露的量和成分也会改变，医护人员往往通过观察恶露的性质、气味、量及持续时间来判断是否正常。若量多或恶露持续时间长且为脓性、有臭味，就是子宫腔内受到感染；如果伴有大量出血，子宫大而软，则显示子宫可能恢复不良。

产后恶露的护理要点
1 环形方向按摩腹部子宫位置，让恶露能够顺利排出
2 大、小便以后用温水冲洗会阴，擦拭时务必由前往后擦拭或直接按压拭干，勿来回擦拭
3 冲洗时水流不可太强或过于用力冲洗，建议采用卫生护垫，不宜用棉球，刚开始约1小时更换1次，之后2～3小时更换即可。更换卫生护垫时，由前往后拿掉，以防细菌污染阴道
4 手不要直接碰触会阴部位，以免感染

乳房胀痛

新妈妈会在产后第三天开始分泌乳汁，乳房在分泌乳汁之前，会比较肿胀饱满而有沉重下垂的感觉，如果一开始就哺喂母乳，很少会有乳胀。

乳房胀痛的护理要点
1 如果乳胀严重，乳头变硬，每次喂奶前应先热敷、按摩乳头，挤出一些奶水，使乳晕周围变软，方便孩子吸吮
2 如果孩子吃奶情况不理想，很可能是喂奶姿势不当，应该让他含住整个乳晕，而不是只含乳头部分
3 如果哺喂母乳后，仍感觉乳房胀痛，非常不适，可以使用吸奶器挤出过多的乳汁
4 在两餐喂奶间隔时间，可以用冷敷或冰敷来减轻疼痛
5 如果无法直接哺喂孩子，应该将奶水挤出，维持泌乳功能
6 如有乳头破皮或水疱，可在伤口涂抹乳汁；如破皮严重，可停喂1～2两次，但要挤出乳汁
7 要退奶的妈妈应该少吃鱼、汤汁，减少水分摄取，并可穿紧一点的胸罩，以免乳胀

产后感染

产后感染的原因除了母体产前贫血，主要还是因为在分娩过程中，产道、会阴伤口受到感染以及失血所导致，也有可能因为泌尿道或乳腺发炎等非分娩直接造成的发热感染。如果新妈妈会阴、阴道感染，除了发热之外，患部会有红肿、热痛，会阴缝合处可能出现脓性分泌物。如果是子宫内膜炎，患者除了会有子宫压痛感外，还会持续出现血性恶露和分泌物。如果是盆腔蜂窝组织炎，病人除了在下腹与阴道会有压痛外，阴道内侧有肿块，子宫会因附近的韧带、组织发炎而肿胀。

如果新妈妈感染泌尿道炎、肾盂肾炎，常会因为伤口疼痛而不敢小便而引起小便疼痛、尿频、血尿等不适。

产后感染的护理要点
1　注意伤口清洁，清洗会阴部时，可以在水中加碘
2　常下床行走可帮助肠胃蠕动，促进排便
3　产后24小时即可用热水坐浴，帮助血液循环。方法是准备一个澡盆，放半盆水，坐泡在水中，每天3～4次，每次10～15分钟，泡至伤口愈合为止。浸泡前后要先清洗会阴
4　如果有感染的情况，要以淋浴的方式洗澡
5　有尿意就立刻排出，以免憋尿加重感染

产后排尿

正常情况下，新妈妈在分娩后2～4小时会排尿。另外，由于利尿作用，在产后12～24小时排尿会大为增加。如果产后4小时仍没有排尿，就必须请医护人员协助解决，因为尿液滞留会增加泌尿道感染的机会，且涨满的膀胱也可能使子宫移位，影响子宫收缩，甚至造成子宫出血。产后排尿不顺的原因主要有两种：一是因为膀胱和尿道因分娩而受伤、水肿，新妈妈无法感觉膀胱满了；另一个原因则是会阴伤口疼痛及腹内压减少，造成小便困难或有解不干净的感觉。

产后排尿的护理要点
1　为了刺激排尿以及避免使用导尿管，让新妈妈每15～20分钟收缩和放松骨盆肌肉5次
2　下床排尿前，要先吃点东西才能恢复体力，以免晕倒在厕所
3　上厕所的时间如果较快，站起来的时候动作要慢，不要突然站起来
4　如果使用导尿管，卫生护垫要经常更换，3～4小时更换一次，同时清洗会阴部
5　多喝水

产后排便

新妈妈应该在产后2～3天内排便，但是由于黄体素影响肠肌松弛，或是腹内压力减小，很多新妈妈产后第一次排便的时间往往会延后，尤其是因为准备分娩而没有正常饮食的新妈妈，更容易造成排便不顺。

产后排便的护理要点
1　为了避免排便时用力过度，应多喝水，多吃新鲜水果，有条件的话要多吃全麦或糙米食品
2　常下床行走可帮助肠胃蠕动，促进排便
3　避免忍便或延迟排便的时间，以免导致便秘
4　避免咖啡、茶、辣椒、酒等刺激性食物
5　避免油腻的食物
6　如果有便秘情况，可根据医生指导使用口服泻药或软便药
7　排便之后，使用清水由前往后清洗干净

下床眩晕

分娩后应尽量卧床休息，除了极少数的初产妇因产道严重裂伤而必须卧床24小时外，顺产的妈妈在产后即可下床活动，但一定要注意安全。

下床眩晕的护理要点
1　为安全起见，新妈妈第一次下床，应有家属或护理人员陪伴协助，下床前先在床头坐5分钟，确定没有不舒服再起身
2　下床排便前，要先吃点东西恢复体力，以免晕倒在厕所
3　上厕所的时间如果较久，站起来动作要慢，不要突然站起来
4　如果新妈妈有头晕现象，要让她立刻坐下来，把头向前放低，在原地休息
5　给新妈妈喝点热水，观察她的脸色，等到血色恢复了，再回到床上

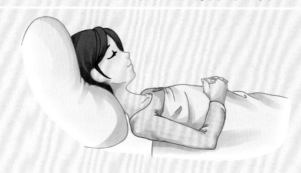